中医学现代科学基础

著作委员会名单

主　委　靳九成
副主委　靳　浩　刘晓燕　朱　胆
　　　　靳灵慧（云歌）　乔寅飞
委　员　罗文淇　赵　颖　靳元良
　　　　高铭泽　丹尼尔·靳

主审
孟庆云　董光璧

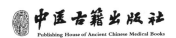

图书在版编目（CIP）数据

中医学现代科学基础 / 靳九成等著 . —北京：中医古籍出版社，2022.3
ISBN 978-7-5152-2214-1

Ⅰ.①中… Ⅱ.①靳… Ⅲ.①中医学 Ⅳ.①R2

中国版本图书馆 CIP 数据核字（2021）第 115805 号

中医学现代科学基础

靳九成　等著

责任编辑	张　磊
封面设计	韩博玥
出版发行	中医古籍出版社
社　　址	北京市东城区东直门内南小街 16 号（100700）
电　　话	010-64089446（总编室）　010-64002949（发行部）
网　　址	www.zhongyiguji.com.cn
印　　刷	宝蕾元仁浩（天津）印刷有限公司
开　　本	710mm×1000mm　1/16
印　　张	22.5　彩插 0.5
字　　数	400 千字
版　　次	2022 年 3 月第 1 版　2022 年 3 月第 1 次印刷
书　　号	ISBN 978-7-5152-2214-1
定　　价	86.00 元

题贺九成书

天人合一现代版

董光璧 戊戌秋

（董光璧先生系中国科学院研究员，国际易学联合会前会长）

弘扬中华文化
发扬平乐骨精髓
创造中医未来

郭宪章
二〇一四年又月

（郭宪章主任医师，全国中医名师，中华中医药学会整脊分会总顾问，中华平乐正骨协会名誉会长，世界中医骨科联合会资深主席，美国国际中医研究院名誉院长兼终身教授）

科学解读千古玄机
推动中医学现代化

八旬国学学者 廖墨香教授 岁次己亥

（廖墨香教授系国际国学、易学泰斗）

作者发现天人合一六规律,开启七曜生命历法,填补了中医学时标空白;创新五行生克新模式,揭示五曜纳音五行玄机,开创四柱个性人未病学等,对中医学基础理论科学化、现代化具有奠基性意义。

闫志安

癸巳年仲秋

(闫志安研究员系《中华中医药杂志社》社长)

耐三十载寂寞
破千百年玄机

恭贺九成兄几耗伏半生心力不畏艰难
耐得住寂寞问老庄索易经探古中医
学精要终手破解了万千年之宇内玄机
不唯功在当代更将垂惠于万年
湖南师大文学院退休教授、前中国
当代文学学会常务理事、湖南文学学会理
事、当代文学学会会长、影评学会副会长
八〇叟 舒其惠 己亥孟春 敬题

（舒其惠教授系湖南师范大学文学院研究生导师，曾任中国新文学学会常务理事，湖南文学学会理事，湖南当代文学学会会长，湖南影评学会副会长）

中醫學現代科學基礎

任国瑞奉题

（任国瑞研究员系湖南省地方文献研究所所长，湖南省炎黄文化研究会会长）

内容简介

习近平总书记说"道法自然，天人合一，是中华文明内在的生存理念"，"中医药学是中国古代科学的瑰宝，也是打开中华文明宝库的钥匙"，要"注重用现代科学解读中医药学原理"，"传承精华，守正创新"。"天"是大宇宙，"人"是小宇宙，中医学"以天验人"，司外揣内，中医学中围绕"天人合一"有许多唯象性的核心论断，如阴阳、五行、五行对应五星、天干地支、干支历法、天干正五行（甲属木……）、天干天五行（五运，甲又属土……）、地支正五行（寅属木……）、地支天五行（六气，寅又属相火……）、六气正化对化、纳音五行、个性人出生天时决定先天体质论等，都是先哲们端出来的，千百年来中医学界一直是知其当然，不知其所以然。按习近平总书记最新要求，学界要积极推进科研和创新，用现代科学解读知其当然为所以然，促进中医学的现代化。本书出版正当其时。

20世纪下半叶，国家杰出贡献科学家、两院资深院士钱学森教授指出"天人合一命题是关于人天关系的精辟概括和最高境界"，倡导以马克思主义哲学为指导研究天人合一，推进中医学的现代化。笔者1990年受钱老和著名中医哲学家、中南大学湘雅医学院黄建平教授之邀，30年来以马克思主义哲学为指导，依现代天文物理学、宇宙生物学、生物进化论、现代最新医学成果等，加盟研究中医学的人天关系，在《科学》（中文版）、《大自然探索》、《中国医药学报》、《中华中医药杂志》、《中国中医基础医学杂志》、《湖南中医药大学学报》等期刊上发表论文近40篇，并在2013年于山西科技出版社出版专著《生命（医易）百年历》，首次提出现代天人作用机制、模型，中医学阴阳论模型和六曜论平气预测疠气模型，发现了7个天人规律。历法是天人关系的中枢，前4个天人规律将中医学岁气历（只有年）送进了科学殿堂，并完善为年、月、日、时生命历法，确立其能反映日、月、水、金、火、木、土七曜对人体的影响，破解了《内经》六十干支历，并指出历代官方认可的干支农历（即老万年历）的千年失误。提出阴阳五行的科学新定位和本征五行概念，发现天人第 5 规律——五行生克新模式，首次指出七曜每个曜都有自己的本征五行，《内经》"五行对应五星"论的千年谬误；首次破解了五运、六气及其正化对化的天文学背景，运气加临论平气模式的千年失误。2019 年提出六曜论平气 + "刚柔失守""三年化疫"判据预测疠气模型，2019 年提前成功预测到己亥（2019）年为疠气年，后由新冠疫情所应验；2020 年再结合《娄景书》疫情 60 年周期性预测辨证，发现天人第 6 规律——一个六十甲子至少有癸未（2003 年）、癸巳（2013 年）、己亥（2019 年）、乙卯（2035 年）、癸亥（2043 年）、丙子（2056 年）等 6 个疠气年，下一个疠气年是乙卯年。2000 年发现天人第 7 规律——自然顺产儿择时出生，力求其出生天时阴阳五行与其先天体质阴阳五行一致，以求最大成活率，为中医学个性人先天体质预测研究提供了现代科学依据，填补了中医体质学个性人先天体质空白。上述成果不仅破解了中医学原有基础理论知其当然不知其所以然的千古之谜，还创新发展了中医学基础理论。

本著作集上述研究成果分五编 13 章，由浅入深系统阐述。第一编 1—2 章阐述现代天人作用机制、模型和中医学阴阳论模型，第二编 3—6 章阐述前 4 个天人规律及其应用，第三编 7—9 章阐述第 5 天人规律，第四编 10—12 章阐述第 6 天人规律，第五编 13 章阐述第 7 天人规律，创建了中医学现代科学基础，将有力地推进中医学现代化，处海内外领先水平。此专著可作为中医学专业、中华优秀传统文化专业高级学者参考书。

著者简介

靳九成（1937— ），河南省西峡市人，1958年毕业于武汉大学物理系，即任教于湖南大学。物理学科教授，湖南大学物理与微电子科学学院前院长等。主要从事物理学、材料表面科学、天文学领域教学、科研和指导硕士、博士生工作。国内外发表学术论文180余篇，出版专著5部，获得4项国家发明专利，1项美国专利，2项国家实用新型专利，研制成功2项原始创新国家标准（2010年）。先后获国家机械委（1987年）、国家教委（1991年）、国家机械电子部（1993年）、国家机械局（1998年）科技进步奖，2012年获中国工业防腐蚀技术协会技术发明奖，2013年获中国老年创新发明推介会优秀项目奖。1991年国家机械电子工业部授予"有突出贡献专家"称号（图1），1992年起享受国务院特殊津贴（图2）。

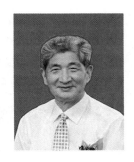

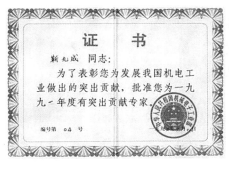

图1

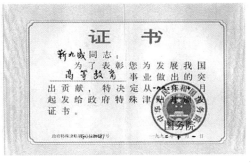

图2

20世纪下半叶，两院资深院士钱学森教授指出"天人合一命题是关于人天关系的精辟概括和最高境界"，倡导以马克思主义哲学为指导研究天人合一，推进中医学现代化。1990年受钱老和著名中医哲学家、中南大学湘雅医学院黄建平教授之邀，30年来以马克思主义哲学为指导，依现代天文物理学、宇宙生物学、生物进化论、现代最新医学成果等加盟研究人天关系，在《科学》(Scientific American 中文版)、《大自然探索》、《中国医药学报》、《中华中医药杂志》、《中国中医基础医学杂志》、《中华医药》、《湖南中医药大学学报》等期刊上发表论文近40篇，2013年于山西科技出版社出版专著《生命（医易）百年历》(图3)，首次提出了现代天人三大作用机制、模型，中医学阴阳论模型和六曜论平气预测疠气模型，发现了7个天人规律，提前成功预测到己亥（2019）年为疠气年，创建了中医学现代科学基础，积极推进中医学现代化。2016年中国中医科学院中医基础理论研究所学术周（图4）、2018年全国《内经》师资培训班均邀请做讲座（图5），2018年被银川国际易学大会授予"国际易学泰斗"称号（图6）。

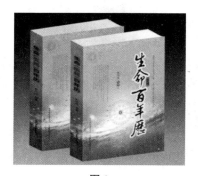

图 3

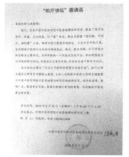

图 4

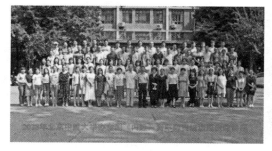

图 5

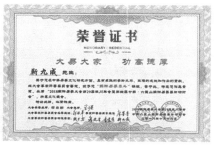

图 6

现任中国临床医学哲学研究会副会长，中国人天观研究会副理事长，世界中医药学会联合会亚健康专委会常务理事，湖南省炎黄文化研究会顾问及易学与国医研究院名誉院长，湖南省中医药文化研究基地客座教授，青岛大学医学院附属烟台毓璜顶医院客座教授，中直中国国学研究院荣誉院长，澳门中医学研究会名誉会长,中国人才库国学文化专业考评专家委副主任及专任教授(图7),JYPC全国职业资格考试认证中心易学与堪舆学专业考评专家委主任,中国管理科学研究院职教研究中心易学与医易会通专业考评专家委主任等。2010年与胞弟高国建创建河南西峡市南凹医易道经院并任首任院长(图8)。

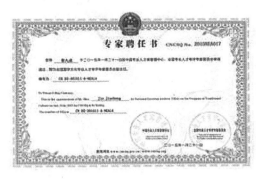
图7

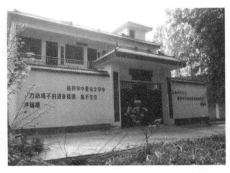
图8

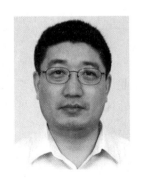

靳浩(1970—),河南省西峡市人。1991年毕业于湖南大学应用物理系,1994年清华大学材料学科硕士毕业,后到湖南大学任讲师。1995年起先后获全奖,到日本丰桥技术科技大学、美国罗切斯特大学和美国麻省理工学院留学,攻读材料、机械工程、系统工程与管理,取得硕士学位。历任教授级高工,美国AvinMeritor公司总工、国际部主任;美国Kimberly-Clark Corporation国际部行政主管。现任全球5大制药集团之一法国Sanofi美国人工智能营销高级主管。

1994年起,参与湖南大学国家技术标准研究,获得3项国家发明专利,1项美国专利,2项国家实用新型专利;参与制定GB/T26105-2010《防锈油防锈性能试验多电极电化学法》和GB/T26109-2010《水基防锈液防锈性能试验多电极电化学法》2项国家标准。2012年获中国工业防腐蚀技术协会技术发明奖。

近十多年来参与天人合一研究,发文10多篇,发现天人第2、第5规律,首次指出干支农历的千年失误,提出中医学阴阳论模型,参与研究疠气预测,发现天人第6规律等。

刘晓燕（1975— ），女，河北省石家庄人，汉族。医学博士，北京中医药大学教授，主任医师，博士生导师。全国第四批中医优秀人才。中华中医药学会中医基础理论专业委员会常务委员，青年委员会副主任委员；中华运气协会常务理事；中华中医药学会五运六气研究专家协作组专家；北京中医药学会五运六气专业委员会常务委员；中国中医药信息学会干支象数医学研究分会常务理事；北京中西医结合学会中医基础专业委员会委员。长期从事中医"天人相应"方面的教学和科研工作。在北京中医药大学主讲《中医基础理论》和《五运六气专题讲座》（研究生）。主持国家重点研发计划中医药研发专项课题1项，国家自然科学基金项目2项，北京市自然科学基金项目1项，获中华中医药学会自然科学二等奖1次。在国内核心期刊发表科研论文100余篇，并发表多篇SCI收录论文。近年参与研究疠气预测等，发现天人第6规律，任中国管理科学研究院职教研究中心易学与医易会通专业考评专家委副主任。

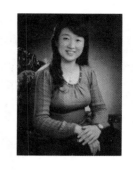

朱胆（1941— ），湖南临湘市人，汉族。1966年毕业于中国人民大学国际政治系。1968年分配到建设部援外局，后被派往大三线建设单位，长期从事理论宣传、思想政治教育工作。1973年起从事兼职司法工作近20年，担任人民调解员、人民陪审员、人民律师及法律顾问处处长等职。1985—2001年在深圳、珠海、海南等特区工作，任法律顾问、地产公司常务副总经理、中外合资装饰公司常务副总经理、中建五局海南建筑公司总经理等职。1988年被评为高级讲师，曾任某单位基层党支部书记、党总支书记、党委书记。20世纪90年代开始从事人体生命科学研究。退休后，任某民营企业总裁、董事长、名誉董事长。现从事国学国医传统文化的研究，创办国学国医大讲堂，任堂主；参与创办国学国医岳麓论坛，任组委会常务副主席；现任湖南省炎黄文化研究会常务副会长。

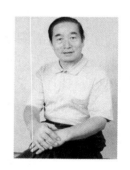

序

中华文化的核心是"天人合一"。中华科学文化中围绕"天人合一"有许多唯象性核心结论,诸如阴阳说,五行说,七曜为"天"、天干地支、干支阴阳、六十甲子,六十甲子纪元,干支农历(即老万年历),六十干支历,岁气历,天干正五行,天干天五行(五运),地支正五行,地支天五行(六气),六气的正化对化,纳音五行说,先天体质说等。近百年来东西方文化发生了激烈的碰撞,不少实证学者把这些唯象性的千古之谜核心论断斥为"迷信""伪科学""阴阳五行没有理论根据",要"取消中医"等,其中不乏高级精英,中华科学文化备受责难。

20世纪下半叶,"国家杰出贡献科学家""两弹一星元勋""两院资深院士"钱学森教授,从大战略高度倡导以马克思主义哲学为指导研究天人合一,推进中医学的现代化。湖南大学靳九成教授受钱老和我之邀,近二十多年来以马克思主义哲学为指导,依现代天文物理学、宇宙生物学、生物进化论、现代最新医学成果等,加盟研究中医学天人合一,在《科学》(Scientific American 中文版)、《大自然探索》、《中国中医药学报》、《中华中医药杂志》、《湖南中医药大学学报》、《湖南中医杂志》等期刊上发表论文二十余篇,发现了六个天人规律,揭示了阴阳、五行、天干地支、六十甲子、《内经》岁气历、六十干支历、五运六气、纳音五行等的背后玄机;指出干支农历(老万年历)的千年谬误,为生命科学开启了日、月、金、木、水、火、土七曜生命历法,填补了中医学时标空白;揭示七曜的每曜都有自己的本征五行,指出"五行对应五星"论断的谬误;指出五行常生常克模式的局限性,发展了五行生克新模式;揭示先天体质预测的科学性,开辟了中医学个性人未病学新领域。专著《中医学现代科学基础》的出版问世,对中医学基础理论的科学化、现代化具有奠基性的意义。

黄建平 2014年暑序
辛已92岁

（黄建平系中南大学湘雅医学院资深研究员，图书馆原馆长，著名中医哲学家，钱学森院士领军的中国临床医学哲学研究会会长，著有《中医学方法论》等。钱学森院士为《中医学方法论》写序，此书修订再版6次，被译成英文、韩文，影响海内外。黄老一直鼓励本著写作出版，这是黄老去世前1个月为未完稿写的序）

目 录

绪论：中医学面临的挑战与发展、引领之路 ················· 1
  1. 中医学的基本理念——天人合一 ·················· 1
  2. 中医学的唯象玄机 ··························· 2
  3. 当代中医学面临的挑战与发展、引领之路 ·············· 5
  4. 笔者等首次提出现代天人作用机制、模型，中医学阴阳论模型和
     六曜论平气预测疠气模型，发现 7 个天人规律，创建中医学现代
     科学基础 ································ 6
  参考文献 ···································· 7

第一编
现代天人作用机制、模型和中医学阴阳论模型

第 1 章　现代天文物理学基础 ························ 13
  1.1 地球和宇宙 ······························· 13
    1.1.1 地球概述 ···························· 13
    1.1.2 宇宙或"天" ·························· 15
  1.2 八十八个（恒）星座 ··························· 16
    1.2.1 八十八个星座和黄道十二（十三）宫 ·············· 16
    1.2.2 从夜晚星座观察图认识北斗七星及黄道十二（十三）宫 ····· 16
  1.3 利用北斗七星和黄道十二（十三）宫参考系观察日、月、行星运动
     ······································ 18
    1.3.1 利用北斗七星观察地球的周日自转运动，太阳日、恒星日、
       太阴日 ······························ 18
    1.3.2 利用黄道十二（十三）宫观察地球绕太阳的公转运动 ······ 19
  1.4 太阳系的组成，行星、月球的运动 ···················· 22

1.4.1 太阳系的组成 ··· 22
1.4.2 八大行星公转运动的三特性 ····································· 23
1.4.3 月球运动，恒星月、近点月、朔望月，近朔月会合周期 ······ 23

1.5 太阳的视运动 ··· 25
1.5.1 太阳周日视运动、公转视运动 ··································· 25
1.5.2 地心黄道坐标系，太阳公转视运动规律 ························ 25

1.6 天球，天球十二（十三）宫，天球太阳黄道视运动 ················ 25
1.6.1 天球、天轴、天赤道、赤道坐标系 ······························ 26
1.6.2 天球黄道十二（十三）宫 ··· 26
1.6.3 天球太阳黄道视运动，黄道，北黄极和南黄极 ················ 28
1.6.4 黄道坐标系 ·· 28

1.7 由天球定二十四个节气、回归年、真太阳日 ·························· 28
1.7.1 春分点与秋分点，夏至与冬至，回归年，平均回归年 ········ 28
1.7.2 二十四个节气 ··· 29
1.7.3 天球太阳周日视运动，太阳日，真太阳日 ····················· 29

1.8 天球廿八宿参考系 ··· 30
附录 1.1　八十八个星座表 ·· 32
附录 1.2　南天夜晚星座图 ·· 33
附录 1.3　地轴进动与岁差 ·· 33
参考文献 ··· 34

第2章　现代天人作用机制、模型和中医学阴阳论模型 ················ 35
2.1 现代天人三大作用机制 ··· 35
2.1.1 牛顿万有引力定律及引潮力 ····································· 35
2.1.2 高温物体的辐射规律 ·· 36
2.1.3 高温物体的照度规律——高温物体在另一物体的照度随两者之间距离的平方成反比 ··· 37
2.1.4 天体高能粒子流的辐照规律——与距离的平方成反比 ······ 38

2.2 太阳和太阳系行星对地、对人影响的基本比较 ····················· 39
2.3 月球对地、对人的影响 ··· 40
2.3.1 月球引潮力为宇宙诸天体之最 ··································· 40
2.3.2 月球引潮力对人体生命的重要影响 ···························· 41

2.4 七曜对地、对人引力和引潮力的估算 ······························· 41

2.5 恒星的亮度、星等，廿八宿星等 ………………………………… 43
　　2.5.1 恒星的亮度、星等 ………………………………………… 44
　　2.5.2 廿八宿星等和引潮力 ……………………………………… 45
2.6 地球公转时夜晚恒星座对地球的照度和引潮力 …………………… 45
　　2.6.1 地球公转时夜晚88个恒星座对地球照度和引潮力变化简化为
　　　　　廿八宿 ………………………………………………………… 45
　　2.6.2 地球公转时夜晚遇到的最亮和最大引潮力宿星 …………… 45
2.7 天人作用现代"天"模型——廿八宿背景下的七曜，中医学
　　阴阳论模型 …………………………………………………………… 46
　　2.7.1 五曜为何是太阳系"天"模型不可或缺的天体 …………… 46
　　2.7.2 天人作用现代"天"模型——廿八宿背景下的七曜 ……… 48
　　2.7.3 中医学天人合一阴阳论模型 ………………………………… 48
附录2.1　天体引潮力规律 ……………………………………………………… 49
　　附录2.1.1　引潮力形成潮汐 ………………………………………… 49
　　附录2.1.2　证明引潮力规律：天体对地的引潮力与天体的质量成正比，
　　　　　　　而与它距地心的距离的立方成反比 ……………………… 50
附录2.2　日、月对地面上人体的引潮力估算 ………………………………… 51
　　附录2.2.1　太阳对地面上人体的引潮力估算 ……………………… 51
　　附录2.2.2　月球对地面上人体的引潮力估算 ……………………… 51
参考文献 …………………………………………………………………………… 51

第二编
4个天人规律发现，将《内经》岁气历、六十干支历送进科学殿堂，建立七曜干支生命历法，将成为中医学的标准历法，指出历代官方认可的干支农历（即老万年历）的千年失误

第3章　时间计量与天文历法基础 …………………………………………… 55
3.1 真太阳时与平太阳时 ………………………………………………… 55
　　3.1.1 真太阳时、真太阳日 ………………………………………… 55
　　3.1.2 平太阳时 ……………………………………………………… 56
　　3.1.3 真平时差 η "8字图" ………………………………………… 56
3.2 地方（平）时与地方真太阳时 ……………………………………… 57
　　3.2.1 地方（平）时与地标时差 Δ …………………………………… 57

3.2.2 地方真太阳时 ·· 58
3.3 历法及其分类 ·· 58
　　3.3.1 历法的定义和要素 ··· 58
　　3.3.2 历法的分类，生命历法 ··· 58
3.4 公（阳、格里）历 ·· 59
　　3.4.1 儒略历—后儒略历—格里历的演化沿革 ····················· 59
　　3.4.2 公（阳、格里）历 ··· 60
3.5 农历 ··· 61
　　3.5.1 农历的年、月、时辰、年首 ·· 61
　　3.5.2 农历作研究历法的重大缺陷 ·· 61
3.6 干支农历（即老万年历） ··· 61
　　3.6.1 六十甲子，干支纪日、纪年沿革 ··································· 61
　　3.6.2 干支农历（即老万年历） ··· 62
3.7 研究历法——岁气历、易历、生命历 ··································· 64
　　3.7.1 岁气历 ··· 64
　　3.7.2 易历、医易历、生命历 ··· 64

附录 3.1　2009 年真太阳时与平太阳时之时差 η（2009 年中国天文年历）
　　··· 66

附录 3.2　我国主要城市地方（平）时与北京标准（平）时之地标
　　时差 Δ 表 ·· 68

参考文献 ··· 76

第 4 章　天人第 1 规律发现，破解七曜干支生命历、岁气历干支纪年玄机，七曜周年视运动特征，日、月二曜"天"模型的片面性 ············ 78

4.1 天人第 1 规律发现——破解七曜干支生命历、岁气历干支纪年玄机
　　·· 78
　　4.1.1 傅立勤 1986 年发现：月球近朔月会合周期与回归年会合周期
　　　　　为 60 年 ·· 78
　　4.1.2 "六十甲子"隐含三个周期性，傅立勤的发现还引不出六十
　　　　　甲子纪年来 ·· 82
　　4.1.3 靳九成等于 2001 年发现：水、金、火、木、土五曜分别有 10、5、
　　　　　2、12、30 年准周期性，结合近朔月有 4 年和 30 年周期性，
　　　　　从而七曜周年视运动具有六十甲子年轮回周期性 ··········· 83

4.1.4 天人第 1 规律发现 ·· 84
4.1.5 破解七曜生命历、岁气历天干、地支、干支阴阳、五运、六气
及其正化对化、六十甲子纪年之谜 ···················· 84

4.2 地心黄道坐标系中太阳、月球的周年视运动 87
4.2.1 太阳的周年视运动 ·· 88
4.2.2 月球的周年视运动 ·· 89

4.3 地心黄道坐标系中火星周年视运动的 2 年周期性特征 89
4.3.1 火星周年视运动方程 ··· 89
4.3.2 火星初位相 $\alpha_{0火}=0$ 情况的视运动轨迹 ················ 90
4.3.3 火星初位相 $\alpha_{0火}=\pi/5$ 情况的视运动轨迹 ············· 91
4.3.4 火星初位相 $\alpha_{0火}=-\pi/2$ 情况的视运动轨迹 ·········· 92
4.3.5 总结地心黄道坐标系中火星周年视运动的 2 年周期性特征 ··· 92

4.4 破解《内经》关于五曜"徐疾顺逆"和"逆""留""守""环"天象
··· 93

4.5 地心黄道坐标系中金星周年视运动的 5 年周期性特征 94
4.6 地心黄道坐标系中水星周年视运动的 10 年周期性特征 96
4.7 地心黄道坐标系中木星周年视运动的 12 年周期性特征 99
4.8 地心黄道坐标系中土星周年视运动的 30 年周期性特征 100
4.9 地心黄道坐标系中七曜周年视运动的 60 年周期性特征 101
4.9.1 地心黄道坐标系中七曜视运动轨迹 ···················· 101
4.9.2 太阳系行星视运动有可能引发异常天灾民病 ······· 103

4.10 日、月二曜"天"模型不能破解干支、干支纪年及五运六气 ··· 104
4.11 破解干支、干支纪年及五运六气的必备、充分和完备"天"模型
·· 108
4.11.1 要破解干支来源、干支纪年,日、月二曜"天"模型必须添加
水星、木星增至四曜 ··· 108
4.11.2 要破解干支分阴阳,四曜"天"模型必须添加火星为五曜 ··· 108
4.11.3 要进一步破解年干天五行(五运),五曜"天"模型还须添加
金星为六曜 ·· 109
4.11.4 要进一步破解年支正五行、年支天五行六气,六曜"天"模型
还须添加廿八宿背景 ·· 109
4.11.5 廿八宿背景下的日、月、水、金、火、木六曜是破解干支、
干支纪年及五运六气的必备和充分"天"模型 ·············· 109

4.11.6 廿八宿背景下的日、月、水、金、火、木、土七曜才是破解干支纪年及其特性的完备天文学背景 …… 109

参考文献 …… 110

第5章 天人第2规律发现，破解六十干支历、生命历干支纪日、纪时及纪月玄机，天人第3、第4规律发现——518400个四柱干支组显现规律，破解干支农历的失误 …… 112

5.1 靳九成等于2010年发现天人第2规律——水、金、火、木、土五曜分别具有10、5、2、12、30年'准周期性，朔望月、近点月分别具有30/365、30/392年'准周期性，太阳周日视运动及六曜视运动的精确共同会合周期为60年'（1年'=360日，60年'=21600日），从而可用六十甲子纪年'、纪日 …… 112

 5.1.1 六十甲子纪年' …… 112

 5.1.2 破解六十干支历 …… 116

 5.1.3 破解六十甲子纪日 …… 116

 5.1.4 发现天人第2规律：太阳周日视运动及六曜视运动的精确共同会合周期为60年'（1年'=360日），从而可用六十甲子纪年'、纪日 …… 116

5.2 破解生命（医易）历干支纪时、纪月的天文学背景 …… 116

 5.2.1 破解生命（医易）历干支纪时的天文学、气候学背景 …… 116

 5.2.2 破解生命（医易）历干支纪月的天文学背景 …… 116

5.3 破解生命（医易）历子时干与日干、头月干与年干的约束关系 …… 117

 5.3.1 破解子时干与日干的约束关系 …… 117

 5.3.2 破解头月干与年干的约束关系 …… 117

5.4 生命（医易）历四柱干支组体现天人合一有518 400种模式 …… 118

5.5 破解干支农历（即老万年历）的千年失误 …… 119

5.6 关于生命（医易）历年首的选择 …… 120

 5.6.1 日象年首、月象年首 …… 120

 5.6.2 气象年首 …… 121

 5.6.3 物候（或生化）年首 …… 121

5.7 靳九成等1999年发现天人第3规律——生命（医易）历518400个四柱干支组显现的基本规律，并为天文万年历所证实 …… 122

5.7.1 证明：生命（医易）历 518400 个四柱干支组历经 1 个六十甲子年显现约一半 …… 122

5.7.2 证明：生命（医易）历 518 400 个四柱干支组历经 2 个六十甲子 120 年显现约 3/4 …… 123

5.7.3 证明：生命（医易）历 518 400 个四柱干支组历经 3 个六十甲子 180 年可基本显现 …… 123

5.7.4 证明：生命（医易）历四柱干支组全部显现需经历 4 个六十甲子 240 年 …… 123

5.8 靳九成等 1999 年发现天人第 4 规律，并为天文万年历所证实 …… 125

5.8.1 证明：太阳周日、七曜周年视运动的会合周期是 240 年 …… 125

5.8.2 证明：生命（医易）历四柱干支组显现的轮回周期为 240 年 …… 125

5.9 应用生命（医易）历定人的出生时间要采用地方真太阳时 …… 126

5.10 生命（医易）历干支纪元表征七曜对地、对人体影响的近似性和局限性 …… 127

5.10.1 天人第 1、2、3、4 规律本身就有一定的近似性 …… 127

5.10.2 七曜干支生命历未计入廿八宿星系的影响 …… 128

5.10.3 天地不稳定性带来的局限性 …… 128

附录 5.1　十二支配十二时辰 …… 128

附录 5.2　日上起时表 …… 128

附录 5.3　年上起月表 …… 129

参考文献 …… 130

第 6 章 七曜干支生命历法的重大应用价值 …… 131

6.1 七曜干支生命历将成为中医学的标准历法 …… 131

6.1.1 中医学用历法建立国家标准的必要性 …… 131

6.1.2 中医学历法建立国家标准的紧迫性 …… 131

6.1.3 七曜干支生命历法能系统表述、演绎阴阳、五行、三阴三阳、五运六气、十二经脉、纳音五行消长等节律 …… 132

6.1.4 七曜干支生命历法能系统表述、演绎朔望月气血旺衰节律 …… 133

6.2 七曜生命历干支纪年帮助预测气象、洪旱灾荒之谜及其破解 …… 133

6.2.1 有关年干支预测气象、洪旱灾荒之谜报道 …… 133

6.2.2 破解年干支预测气象、洪旱灾荒之谜 …… 136

6.3 翁氏年干支预测地震 60 年周期公式之谜及其破解 …… 136

6.3.1 翁氏年干支预测地震60年周期公式之谜 …………… 136
6.3.2 破解年干支预测地震60年周期公式之谜 …………… 139
6.4 七曜干支生命历为国历回归中华奠定了理论基础 ………………… 141
6.4.1 国历历元西化不能不说是重大失误 …………………… 141
6.4.2 国历回归中华是时代的呼唤 …………………………… 142
6.4.3 生命历比公历更优秀是国历能回归中华的硬道理 …… 142
6.4.4 历元的实质就是民众心灵认同的最大公约数——可取黄帝诞辰元年 …………………………………………………… 143
6.5 七曜干支生命历是我国世界申遗的优秀选项 ……………………… 145
附录6.1 《娄景书》——娄景先生判定六十花甲荒旱疫病诗歌 …… 145
附录6.2 孙中山就任临时大总统后发布的《改历改元通电》及其概念质疑 ……………………………………………………… 151
附录6.3 每年纪念儒学鼻祖孔子的诞辰应在何日举行 ……………… 151
附6.3.1 孔子诞辰公历年、月、日的推定 ………………… 153
附6.3.2 孔子诞辰从儒略历到格里历的转换 ……………… 153
附6.3.3 孔子诞辰七曜干支生命历年干支、月干支的推定 … 153
附6.3.4 孔子诞辰纪念会每年应在何日召开 ……………… 154
参考文献 ……………………………………………………………… 155

第三编
阴阳、五行的新定位，中医学阴阳模型，七曜阴阳，天人第5规律发现——五行生克新模式

第7章 阴阳的新定位，中医学阴阳模型，日午照度归一太极图，日午归一照度四季和日照度昼夜阴阳消长可近似表征为正弦曲线和圆旋转归一极径 y 轴投影 ………………………………… 159
7.1 古代哲学阴阳学说 …………………………………………………… 159
7.2 古代哲学阴阳论遇到的世纪性难题 ………………………………… 160
7.3 新矛盾论的进展 ……………………………………………………… 161
7.3.1 矛盾的基本概念 ………………………………………… 161
7.3.2 新矛盾论 ………………………………………………… 162
7.4 古代哲学阴阳新定位，阴阳"和合"与矛盾"斗争性是绝对的"相悖佯谬的破解 ……………………………………………… 163

7.5 笔者首次提出中医学阴阳论模型 …… 164
7.6 日午圭表表影太极图与日午照度太极图 …… 165
7.6.1 日午圭表表影太极图的由来 …… 165
7.6.2 圭表仪座落纬度估算 …… 168
7.6.3 日午照度太极图 …… 168
7.7 日午气象太极图和日午物候生化太极图 …… 170
7.8 阳光昼夜阴阳太极图和月光周月阴阳太极图 …… 171
7.9 民间太极图之误，照度太极图替代之 …… 171
7.9.1 民间太极图表征日、月一气阴阳消长之误 …… 171
7.9.2 笔者推出照度太极图替代之 …… 172
7.10 "阴极必阳，阳极必阴""阴阳自和"，只能是稳定体内的消长规律 …… 173
7.11 日午归一照度四季和日归一照度昼夜阴阳消长可近似表征为直角坐标正弦曲线和圆旋转归一极径 y 轴投影 …… 174
7.11.1 太极图表征阴阳消长的局限性 …… 174
7.11.2 日午归一照度 ΔT 随时间的直角坐标阴阳消长图 …… 174
7.11.3 中华大地日午照度年周期阴阳消长可近似用正弦曲线 $\sin(\alpha-\pi/2)$ 表征 …… 174
7.11.4 日午照度年周期正弦曲线消长图也可表征为圆旋转极径归一 y 轴投影 …… 176
7.11.5 太阳照度日周期归一阴阳消长也可用圆旋转极径归一 y 轴投影近似模拟 …… 176
参考文献 …… 177

第 8 章 地心黄道坐标系中七曜电磁波、万有引力、引潮力对地、对人作用的阴阳周期性消长律 …… 178
8.1 地心黄道坐标系中日、月于地、于人引力（引潮力）的阴阳消长律特征 …… 179
8.1.1《内经》"朔望腠理开郄、贼风入深入浅"的启示 …… 179
8.1.2 太阳于地、于人引力（引潮力）阴阳周年消长律特征 …… 180
8.1.3 近点月于地、于人引力（引潮力）阴阳周月消长律特征 …… 181
8.1.4 推论：上述日、月于地、于人引力（引潮力）阴阳消长律特征结论，也适用于其阴阳周日消长特征。 …… 181

8.2 地心黄道坐标系中五曜万有引力对地、对人的作用矢径周期性消长律 ... 182
8.2.1 火星万有引力对地、对人作用矢径周期性消长方程及消长图 ... 182
8.2.2 木星万有引力对地、对人作用矢径周期性消长方程及消长图 ... 184
8.2.3 土星万有引力对地、对人作用矢径周期性消长方程及消长图 ... 184
8.2.4 水星万有引力对地、对人作用矢径周期性消长方程及消长图 ... 185
8.2.5 金星万有引力对地、对人作用矢径周期性消长方程及消长图 ... 187

8.3 地心黄道坐标系中五曜引潮力对地、对人的作用矢径周期性消长律及其阴阳周期性消长律 ... 188
8.3.1 火星引潮力对地、对人作用矢径周期性消长及其阴阳周期性消长 ... 188
8.3.2 木星引潮力对地、对人作用矢径周期性消长及其阴阳周期性消长 ... 190
8.3.3 土星引潮力对地、对人作用矢径周期性消长及其阴阳周期性消长 ... 192
8.3.4 水星引潮力对地、对人作用矢径周期性消长及其阴阳周期性消长 ... 193
8.3.5 金星引潮力对地、对人作用矢径周期性消长及其阴阳周期性消长 ... 195

参考文献 ... 197

第9章 五行的新定位，天人第5规律发现——太阳视运动对地、对人五行生克新模式和人体五脏五行生克新模式 ... 198
9.1 中医学五行说 ... 198
9.1.1 中医学五行说沿革 ... 198
9.1.2 五行取象比类、相应相通 ... 199
9.2 中医学五行说的局限性 ... 200
9.2.1 未阐明五行与阴阳的关系，五行的本质，它何以"行" ... 200
9.2.2 不能解释五脏正常生理功能间的10对互生关系 ... 201
9.2.3 不能解释病理情况下出现的常生两脏间互生、互克现象 ... 201
9.2.4 不能解释病理情况下出现的常克两脏间互克关系 ... 202
9.3 五行与阴阳的关系、五行本质的新定位 ... 203
9.3.1 五行与阴阳的关系，五行的本质 ... 203

9.3.2 五行间何以"行生"和"行克"判据 …………………… 204

9.4 太阳日午照度对地、对人阴阳年周期性消长的五行生克新模式 …………………… 205

9.4.1 太阳日午照度对地、对人阴阳年周期性消长的数学表述 …………………… 205

9.4.2 太阳日午照度对地、对人常生五行间有 5 对互生、4 对互克证明 …………………… 206

9.4.3 太阳日午照度对地、对人常克五行间有 5 对互克、3 对互生证明 …………………… 207

9.4.4 太阳日午照度对地、对人作用五行生克新模式——五行间有 8 对互生、9 对互克关系 …………………… 208

9.5 太阳、月球视运动引力对地、对人周期阴阳消长的五行生克模式——五行间有 10 对互生，10 对互克关系 …………………… 208

9.5.1 太阳引力对地、对人年周期阴阳消长的五行生克模式——五行间有 10 对互生、10 对互克关系 …………………… 208

9.5.2 推论 1：月球周月视运动引力对地、对人阴阳消长的五行生克模式——五行间有 10 对互生、10 对互克关系 …………………… 210

9.5.3 推论 2：上述日、月于地、于人引力的年、月周期阴阳消长五行生克模式结论，也使用于周日消长五行生克模式——五行间有 10 对互生、10 对互克关系 …………………… 210

9.6 靳九成等 2012 年发现天人第 5 规律——太阳视运动对地、对人的周年、周日五行生克新模式和人体五脏生克新模式 …………………… 210

9.6.1 太阳视运动对地、对人的周年、周日五行生克新模式——任两行间既可互生又可互克，五行间有 20 对互生、互克关系 …………………… 210

9.6.2 五行生克新模式中常生、常克的认定 …………………… 211

9.6.3 靳九成等 2012 年发现人体五脏生克新模式——任两脏间既可互生又可互克，五脏间出现 10 对互生、10 互克关系 …………………… 212

9.6.4 天人第 5 规律发现——太阳视运动对地、对人的周年、周日五行生克新模式和人体五脏生克新模式：任两行、两脏间既可互生又可互克，五行、五脏间出现 20 对互生互克关系 …………………… 212

参考文献 …………………… 213

第四编

七曜视运动的本征五行，《内经》"五行对应五星"的千年谬误；年支正五行、六气（天五行）及其正化对化千年玄机破解；纳音五行玄机破解；发展运气学提出六曜论平气，发现天人第6规律，提前成功预测出己亥（2019）年为疠气年，下一个疠气年为乙卯（2035）年

第10章　七曜视运动的本征五行特性，《内经》"五行对应五星"的千年谬误 ·· 217

10.1 地外火星周2年视运动的本征五行特性，干支阴阳特性之谜破解 ·· 219

  10.1.1 火星周2年视运动的本征五行特性 ·················· 219

  10.1.2 干支阴阳特性之谜破解 ···························· 221

10.2 地内水星周10年视运动的本征五行特性，天干正五行之谜破解 ·· 221

10.3 地内金星周5年视运动的本征五行特性，天干天五行之谜破解 ·· 224

10.4 地外土星周30年视运动的本征五行 ·················· 226

10.5 地外木星周12年视运动的本征五行 ·················· 227

10.6 七曜准周60年视运动的本征五行和三阴三阳五行模式 ······ 229

  10.6.1 七曜准周60年视运动的本征五行（12年/行）······ 229

  10.6.2 七曜准周60年视运动的三阴三阳五行（10年/行）·· 230

10.7 人体五脏周60年本征五行生克模式及十二经脉三阴三阳结构 ·· 231

  10.7.1 人体五脏周60年本征五行生克模式 ··············· 231

  10.7.2 人体十二经脉三阴三阳结构的天文学背景 ········· 231

10.8 《内经》的纲领性"五行对应五星"论谬误············ 232

  10.8.1 《内经》的纲领性"五行对应五星"论············· 232

  10.8.2 "五行对应五星"论自身的逻辑矛盾··············· 234

  10.8.3 "五行对应五星"论的谬误 ························ 234

参考文献 ·· 235

第11章　月支正五行，年支正五行、六气（天五行）及其正化对化的玄机破解，主年客气六步模式的新思考 ·················· 236

11.1 关于月支正五行 ··· 236
11.2 辰戌丑未月支五行属土的破解 ····································· 238
 11.2.1 破解四季月属土的突破口 ····································· 241
 11.2.2 五行的阴阳消长特征 ··· 242
 11.2.3 破解辰戌丑未月支五行属土 ··································· 243
11.3 破解辰戌丑未以外月支五行属性 ··································· 244
11.4 关于年支正五行玄机破解 ··· 244
 11.4.1 木星视运动可看成 P 绕地的类木公转运动与 J 绕 P 的类日视运动的复合运动 ······································· 244
 11.4.2 年支正五行的天文学背景破解 ································· 246
11.5 年支天五行（六气司天在泉）及其正化对化玄机破解——十二年支化出十二气 ··· 247
 11.5.1 各年支类日视运动因随类木牵连运动均有其五行，共有 12 年支五行气 ··· 248
 11.5.2 六气司天、在泉及其正化、对化的天文学背景破解 ············· 248
11.6 木星十二支气简化为主年客气六步模式合理性的质疑及新思考 ········ 250
 11.6.1 对《素问》及后世医家将木星十二支气简化为主年客气六步模式合理性的质疑 ··· 250
 11.6.2 木星十二支气简化为互为阴阳新六气之思考 ··················· 251
参考文献 ··· 251

第 12 章 纳音五行及其玄机破解，发展运气学提出六曜论平气，发现天人第 6 规律，提前成功预测到己亥（2019）年为疠气年，下一个疠气年为乙卯（2035）年 ··························· 253

12.1 关于纳音五行 ··· 253
12.2 纳音五行的天文学背景探讨 ······································· 254
 12.2.1 七曜视运动前半甲子 30 年的 15 个独立五行状态比拟为 15 个纳音五行 ··· 254
 12.2.2 七曜视运动后半甲子 30 年的 15 个独立五行状态比拟为另 15 个纳音五行，与前 15 个纳音五行互为阴阳 ······················ 261
12.3 关于干支纪年及其特性的必备、充分和完备"天"模型的再审视 ······ 261

12.4 纳音五行引入中医学的必要性 ································ 262
    12.4.1 月、土两曜的影响唯一在纳音五行中反映出来 ·········· 262
    12.4.2 纳音五行比七曜准周60年视运动本征五行和三阴三阳五行
          内涵更丰富细致 ··· 262
12.5 纳音五行的生克特性 ·· 262
12.6 六十甲子纳音五行的排列规律 ································· 265
12.7 运气学论平气的失误，六曜论平气 ··························· 266
    12.7.1 为何须六曜论平气 ····································· 266
    12.7.2 《素问》及后世医家论平气的失误 ················· 269
12.8 六曜论平气＋"刚柔失守""三年化疫"判据预测疬气，发现天人
    第6规律——一个六十甲子至少有6个疬气年，提前成功预测到己亥
    （2019）年为疬气年，下一个疬气年为乙卯（2035）年 ············· 270
    12.8.1 六曜论相对平气 ······································· 271
    12.8.2 疬气预测 ·· 276
    12.8.3 靳九成等发现天人第6规律——一个六十甲子至少有丙子、
          癸未、癸巳、己亥、乙卯、癸亥等6个疬气年，下一个疬气年
          为乙卯（2035）年 ······································· 276
    12.8.4 所谓"可能平气" ······································· 277
12.9 利用《娄景书》60年周期性进一步研判六曜论平气预测疬气的
    合理性 ·· 277
    12.9.1 《娄景书》60年周期性预测疫情年及其验证 ········· 277
    12.9.2 《娄景书》60年周期性预测对六曜论预测疬气合理性的研判 ··· 278
参考文献 ··· 280

第五编
中医学治未病与个性人体质学，天人第7规律发现，建立个性人先天体质未病学，填补了中医个性人先天体质学空白

第13章 中医学治未病与个性人体质学，天人第7规律发现，建立个性人先天体质未病学，填补了中医个性人先天体质学空白，纳音五行的补偏救弊 ········· 283

13.1 中医治未病与个性人体质学 ································· 283

13.1.1 中医治未病面临的挑战 ┄┄┄┄┄┄┄┄┄┄┄┄┄┄┄┄ 283

13.1.2 中医体质学目前的研究现状，个性人先天体质是空白 ┄┄ 283

13.1.3 靳九成等2000年发现天人第7规律，建立了个性人先天体质学现代科学基础，填补了中医学个性人先天体质空白 ┄┄ 284

13.2 个性人先天体质与医易会通 ┄┄┄┄┄┄┄┄┄┄┄┄┄┄┄┄ 285

13.2.1 医易会通是解决中医先天体质学不可或缺的战略力量 ┄┄ 285

13.2.2 四柱预测与个性人先天体质 ┄┄┄┄┄┄┄┄┄┄┄┄┄ 286

13.3 出生动因基础研究 ┄┄┄┄┄┄┄┄┄┄┄┄┄┄┄┄┄┄┄┄ 286

13.3.1 出生时间及生命历四柱干支表述 ┄┄┄┄┄┄┄┄┄┄ 287

13.3.2 出生分娩的动因是胎儿 ┄┄┄┄┄┄┄┄┄┄┄┄┄┄ 287

13.4 天人第7规律发现，奠定了四柱干支个性人先天体质学的现代科学基础，填补了中医学个性人先天体质空白 ┄┄┄┄┄┄┄┄ 290

13.4.1 人类胎儿选择环境出生是进化的自然选择 ┄┄┄┄┄┄ 290

13.4.2 天体对胎儿出生时间的影响表现为择时出生 ┄┄┄┄┄ 290

13.4.3 靳九成等2000年发现天人第7规律——自然顺产儿择时出生，力求其出生天时的阴阳五行与其先天体质阴阳五行模型相一致，以求最大成活率 ┄┄┄┄┄┄┄┄┄┄┄┄┄┄┄┄┄┄ 291

13.4.4 天人第7规律填补了中医个性人先天体质学空白，是对中医体质学的重要补充和创新发展 ┄┄┄┄┄┄┄┄┄┄┄┄ 291

13.5 对自然顺产新生儿四柱干支先天体质阴阳正五行计算模式合理性及五行在五季旺衰的认证 ┄┄┄┄┄┄┄┄┄┄┄┄┄┄ 292

13.5.1 独用天干正五行表述四柱天干的合理性 ┄┄┄┄┄┄┄ 292

13.5.2 四柱地支藏干表的基本合理性 ┄┄┄┄┄┄┄┄┄┄┄ 293

13.5.3 弱五行场在太阳强五行场背景下的旺衰 ┄┄┄┄┄┄┄ 294

13.6 自然顺产新生儿群体先天体质五行失调病研究及其意义 ┄┄ 294

13.6.1 新生儿先天体质阴阳正五行的计算 ┄┄┄┄┄┄┄┄┄ 294

13.6.2 先天体质正五行失调病的人群调查 ┄┄┄┄┄┄┄┄┄ 295

13.6.3 先天体质正五行失调病例的验证 ┄┄┄┄┄┄┄┄┄┄ 296

13.6.4 先天体质五行失调病预测的意义 ┄┄┄┄┄┄┄┄┄┄ 296

13.7 破解孟子"五百年必有王者兴"断语之谜 ┄┄┄┄┄┄┄┄ 297

13.8 纳音五行对四柱干支个性人先天体质学的"补偏救弊、酌盈剂虚" ┄┄┄┄┄┄┄┄┄┄┄┄┄┄┄┄┄┄┄┄┄┄┄┄┄┄┄ 297

13.8.1 新生儿四柱干支先天体质正五行计算模式的内在缺陷与纳音
五行的"补偏救弊、酌盈剂虚" ………………………………… 297
13.8.2 年、日柱纳音简捷预测先后天体质、性格信息 …………… 298
13.8.3 依四柱纳音五行间生克关系预测先天体质展望后天体质简则
…………………………………………………………………… 299
13.8.4 四柱纳音五行结合四柱地支三合局预测先天体质唯象展望
后天体质简则 ………………………………………………… 300
13.8.5 纳音五行结合流年纳音五行预测展望流年体质简则 ………… 301
附录表 13.1 年、日柱纳音简捷预测先后天体质、性格信息提取表
……………………………………………………………………… 302
参考文献 …………………………………………………………… 322
跋 …………………………………………………………………… 324
后记 ………………………………………………………………… 326
彩图 ………………………………………………………………… 329

绪论：中医学面临的挑战与发展、引领之路

1. 中医学的基本理念——天人合一

依现代科学，我们的宇宙起源于137亿～138亿年前（2013年欧洲空间局结论）的一次大爆炸，40亿～46亿年前形成了地球。"人生于地，悬命于天，天地合气，命之曰人"（《素问·宝命全形论》），人类是由地球上单细胞逐渐演化来的，"人"是"宇宙之人""宇宙之子"。"天"是个大宇宙，"人"是个小宇宙，必然是"人法地，地法天"。即使对人体内部脏腑，中医也是"以天验人"，司外揣内。道法自然，天人合一，是中华文明内在的生存理念。习近平说："中医药学是中国古代科学的瑰宝，也是打开中华文明宝库的钥匙。"天人合一已成为新时代的鲜明主题，也是中医学的基本理念。

需要特别指出的是，中国古代哲学派别林立，处在不同历史时期、不同领域、不同派别的学者，别看都使用"天人合一"或类似的术语，却有着不同的含义[1-4]，如表1所示。不注意这一点，往往会感到一头雾水，难以厘清。演化到当代，"天人合一"粗略地可分为三派：一是中国哲学的"天人合一"，向形而上发展，旨在建立人的意义世界，提升人的精神境界；二是天意神学派的"天人合一"，宣扬神就是天，为当代主流所扬弃，遁入宗教界；三是以国家杰出贡献科学家、两院资深院士钱学森教授所说："天人合一命题是关于人天关系的精辟概括和最高境界"（《钱学森书信选》），认为人与"天"是辩证对立统一关系，但"天"是矛盾主要方面，统摄着地和人，向形而下发展，包容《内经》中的"天人相应"和"天人感应"观，建立以阴阳、五行、干支、干支纪元、干支五行等为框架的天人有机宇宙模式，研究天象、气候、物候和人体的生理病理之间的关系，旨在揭示天人合一规律，探求人适应自然的和谐节律。这是当代"天人合一"范畴的定位。

表1 "天人合一"的演化

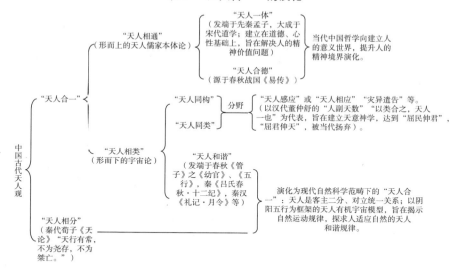

2. 中医学的唯象玄机

中医学天人合一观在古代概括为:"太虚寥廓,肇基化元,万物资始,五运终天,布气真灵,揔统坤元,九星悬朗,七曜周旋,曰阴曰阳,曰柔曰刚,幽显既位,寒暑弛张,生生化化,品物成章。"(《素问·天元纪大论》)认为宇宙中的元气是万物生化之本源,地球之外有北斗九(恒)星及黄道二十八宿悬朗,日、月、五星等七曜绕地周旋,尽管五星如何运动、对人体如何作用还很模糊,但经验唯象肯定是它们产生了自然界的天道阴阳和地道柔刚。

中医学有许多唯象性的核心论断,千百年来世人一直未能对其背后玄机给出现代科学的合理诠释。

阴阳、五行是中医学最基本的概念。"夫自古通天者,生之本,本于阴阳"(《素问·生气通天论》);"阴阳者,天地之道也,万物之纲纪,变化之父母,生杀之本也,神明之府也,治病必求于本"(《素问·阴阳应象大论》)。

如某教授主编的新世纪全国高等中医药优秀教材《中医基础理论》(中国中医药出版社,2007)中的阴阳学说,引用的实是古代哲学阴阳论,并不是中医学的阴阳论。因为二者主体不同,古代哲学阴阳论主体是宇宙,宇宙是一个巨系统;而中医学阴阳论主体应是人体,人体是宇宙的子系统,两论内涵是不同的。中医学的阴阳论是什么未讲,更未提它与当代矛盾论的区别与关系。这不是编者的疏忽，而是学界至今未能拿出中医学的阴阳论模型。

众所周知，五行学说对于中医学理论体系的建构具有决定性意义，统领着天人合一、内外相应的整体生命观，并成为藏象理论所应用的众多思维模型中最核心的思维模式（表2）。但前述教材全都是引用春秋战国某某说端出来的，现代没一句，且与阴阳论是各说各，两张皮，从不提五行与阴阳有无关系。五行的"生"和"克"也一样是端出来的，何谓"生"，何谓"克"，为何心（五行为火）肾（五行为水）能相济，五行为何又分阴阳等，没一句细说。

再如中医学围绕天人如何合一，天人作用机制是什么；"天"那么复杂如何简化，模型是什么；天干、地支来源，干支阴阳来源，十天干和十二地支相配本有120种组合，为何只有六十甲子，六十甲子为何能纪元？干支农历（俗称万年历）、"甲六复而终岁，三百六十日之法"历（《素问·六节藏象论》）、五运六气岁气历等的天文学背景是什么，全是空白。

再如运气学讲甲在天干正五行中属木，为什么在天干天五行（五运）中又属土。类似，寅在地支正五行中属木，而在地支天五行（六气）中又属相火，六气的正化对化，运气加临论平气，"五行对应五星"说，治未病个性人先天体质等等[5-7]，部分如表2、图1所示。学界都公认它们是中医学理论的核心，对后续病因学、病机学、传变学、藏象学、辨证论治学、体质学的形成和发展有巨大的影响，然而却不知其所以然。

表2 中医学的唯象阴阳五行基础理论构架

	木		火		土		金		水	
五行与阴阳	阳	阴	阳	阴	阳	阴	阳	阴	阳	阴
五行应五星	岁（木）星		荧惑（火）星		镇（土）星		太白（金）星		辰（水）星	
五脏五腑	胆	肝	小肠	心	胃	脾	大肠	肺	膀胱	肾
五官	目		舌		口		鼻		耳	
形体	筋		脉		肉		皮毛		骨	
情志	怒		喜		思		忧		恐	
五声	呼		笑		歌		哭		呻	
五季	春		夏		长夏		秋		冬	
天干正五行	甲	乙	丙	丁	戊	己	庚	辛	壬	癸

续表

天干天五行	壬丁 （木运）	戊癸 （火运）	甲己 （土运）	庚乙 （金运）	丙辛 （水运）
地支正五行（旺月、时辰）	寅 卯 （一二月）	午 巳 （四五月）	辰戌 丑未 （三六九十二四季月）	申 酉 （七八月）	子 亥 （十一一月）
地支天五行（六气正化对化）	巳 （厥阴风木对化） 亥 （厥阴风木正化）	子 （少阴君火对化） 午 （少阴君火正化） 寅 （少阳相火正化） 申 （少阳相火对化）	丑 （太阴湿土对化） 未 （太阴湿土正化）	卯 （阳明燥金对化） 酉 （阳明燥金正化）	辰 （太阳寒水对化） 戌 （太阳寒水正化）
纳音五行	戊辰 己巳 （大林木） 壬午 癸未 （杨柳木） 庚寅 辛卯 （松柏木） 戊戌 己亥 （平地木） 壬子 癸丑 （桑柘木） 庚申 辛酉 （石榴木）	丙寅 丁卯 （炉中火） 甲戌 乙亥 （山头火） 戊子 己丑 （霹雳火） 丙申 丁酉 （山下火） 甲辰 乙巳 （覆灯火） 戊午 己未 （天上火）	庚午 辛未 （路旁土） 戊寅 己卯 （城墙土） 丙戌 丁亥 （屋上土） 庚子 辛丑 （壁上土） 戊申 己酉 （大驿土） 丙辰 丁巳 （沙中土）	甲子 乙丑 （海中金） 壬申 癸酉 （剑锋金） 庚辰 辛巳 （白腊金） 甲午 乙未 （沙中金） 壬寅 癸卯 （金箔金） 庚戌 辛亥 （钗钏金）	丙子 丁丑 （涧下水） 甲申 乙酉 （井泉水） 壬辰 癸巳 （长流水） 丙午 丁未 （天河水） 甲寅 乙卯 （大溪水） 壬戌 癸亥 （大海水）

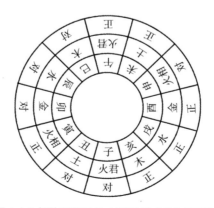

图1 六气的正化对化（张景岳《类经图翼》）

3. 当代中医学面临的挑战与发展、引领之路

"传统是创造未来的必要条件。在科学已经成为文明基础的时代,任何传统都要经受科学论证的考验"(董光璧)。百年来东西方文化产生了激烈的碰撞,不少实证学者把中医学这些唯象性的核心论断斥为"迷信""伪科学","阴阳五行没有理论根据""要取消中医"等,其中不乏高级精英(如梁启超、胡适、鲁迅、梁漱溟、傅斯年,以及当代某院士、教授等),中医学核心基础理论备受责难。

他们的责难固然有其片面性,但也不是空穴来风。上述那么多唯象论断,有些还是相互"矛盾"的,千百年来中医学界都未能说清,若现在没有制度保护,自然会随时批您"迷信""伪科学"没商量。

在中医学界内部,虽然对阴阳五行无争议,认为七篇大论运气学是中医学理论的核心,对后续病因学、病机学、传变学、藏象学、辨证论治学、体质学的形成和发展有巨大的影响,但对运气学岁气历认识却分歧很大。当代以王玉川、邢玉瑞教授为代表,认为史书上对西汉太初元年有3个不同的纪年干支记载,干支纪年起源于岁星纪年引起"岁星超辰"问题,否定岁气历的合理性,认为它只是一个干支符号,因而由此推演出来的后续理论和结论都应值得怀疑,实际上又回过头来否定了运气学。[7-8] 另一派以柯资能、顾植山教授为代表,发文引证经典论证说"干支纪年并不起源于岁星纪年,因而'岁星超辰'问题与纪年干支无关。这样就化解了五运六气学说中两个被人认为的致命矛盾",支持运气学[9]。至今两派谁也说服不了谁。

当代国家杰出贡献科学家、两院资深院士钱学森教授历来高度看好中医学,认为全世界"医学的前途是中医现代化",但也认为目前中医学尚属"经典意义的自然哲学""唯象理论","它必然包括一些猜测、臆想的东西",提出"不仅要知其当然,而且要能讲出其所以然。这才是真正的中医现代化"(《钱学森书信选》)。

中医学界面对这些挑战,是依靠制度保护我行我素,还是"传承精华,守正创新"?显然后者才是中医学的发展之路:注重用现代科学解读中医学唯象性的千古玄机,剔除糟粕,传承精华,创建中医学基础理论的现代科学体系,担负起引领世界医学发展重任。这是时代赋予中华民族的伟大历史使命。

百年来几代学者,如曾任中国科学院(简称中科院)院长的郭沫若(曾

著《甲骨文学研究·释干支》)、中科院院士翁文波[10]、天文学者郑文光[11]等都曾为破解干支、干支阴阳、干支历法等努力过,可惜未能成功,可见破解上述玄机意义之大,难度之艰。

4. 笔者等首次提出现代天人作用机制、模型,中医学阴阳论模型和六曜论平气预测疠气模型,发现7个天人规律,创建中医学现代科学基础

创新有三层含义:(1)本正确的结论,一直有争议,予以现代解读,指出其科学性,如阴阳、五行的新定位,干支、六十甲子纪元、五运六气、六气的正化对化、纳音五行的天文学背景等。(2)一直认为正确的结论,予以现代解读,甄别出局限性,如五行常生常克模式,提出五行生克新模式,发展五行理论。(3)一直认为正确的结论,予以现代解读,甄别出失误或谬误来,如干支农历(老万年历)、运气加临论平气的失误,《内经》"五行对应五星"的纲领性谬误等。

20世纪80年代,钱学森院士从大战略高度倡导以马克思主义哲学为指导,研究天人合一命题,推动中医学的现代化。

1990年笔者受钱老和著名中医哲学家、中南大学湘雅医学院黄建平教授之邀(见后记),近30年来以马克思主义哲学为指导,依现代天文物理学、宇宙生物学、生物进化论、现代最新医学成果等,加盟研究天人关系。1994—1998年笔者代表湖南大学牵头,联合湖南医科大学、湖南中医学院(今湖南中医药大学)、湖南省人民医院等单位完成湖南省计委"皮纹及出生时间预测疾病和天赋秉性研究"项目(图2),先后在《科学》(*Scientific American* 中文版)、《大自然探索》、《中国中医药学报》、《中华中医药杂志》、《中国中医基础医学杂志》、《科学研究月刊》、《中华医药》、《湖南中医药大学学报》、《湖南中医杂志》等期刊上发表论文近40篇,2013年出版专著《生命(医易)百年历》,首次提出现代天人作用机制、模型和中医学阴阳论模型、六曜论平气预测疠气模型,发现了7个天人规律。历法是天人关系的中枢,前4个天人规律将中医学岁气历(只有年)送进了科学殿堂,并完善发展为年、月、日、时生命历法,确立其能反映日、月、水、金、火、木、土七曜对人体的影响,破解了"甲六复而终岁,三百六十日之法"历(《素问·六节藏象论》),并指出历代官方认可的干支农历(即老万年历)的千年失误;提出阴阳五行的科学新定位,发现天人第5规律——五行生克新模式,破解了

心（火）肾（水）互济，母病及子、母不顾子、子病犯母、子盗母气等玄机；首次提出本征五行概念，指出七曜每个曜都有自己的本征五行，《内经》"五行对应五星"论存在纲领性千年谬误，首次破解了五运、六气及其正化对化的天文学背景，指出运气加临论平气模式的千年失误，首次提出"六曜论平气＋'刚柔失守''三年化疫'判据预测疠气模型"，2019年提前成功预测到己亥年为疠气年，后由新冠疫情所应验。2020年再结合《娄景书》疫情60年周期性预测研判，发现天人第6规律——一个六十甲子年至少有丙子、癸未、癸巳、己亥、乙卯、癸亥等6个疠气年。2000年依现代最新医学成果和生物进化论发现天人

图2 靳九成为首由湖南大学牵头承担湖南省计委项目"皮纹及出生时间预测疾病和天赋秉性研究"结题报告

第7规律——自然顺产儿择时出生，力求其出生天时阴阳五行与其先天体质阴阳五行一致，以求最大成活率，为中医学个性人先天体质论提供了现代科学依据，填补了中医体质学个性人先天体质空白。上述成果不仅破解了中医学原有基础理论诸多知其当然不知其所以然的千古之谜，还创新发展了中医学运气学理论。

本著集上述研究成果，分五编13章，由浅入深系统阐述（第一编阐述现代天人作用机制、模型和中医学阴阳论模型，第二编阐述前4个天人规律，第三编阐述第5天人规律，第四编阐述第6天人规律，第五编阐述第7天人规律），创建了中医学现代科学基础，将有力地推进中医学现代化，处海内外领先水平，终可告慰钱、黄二老在天之灵，为中华民族争光。

由于笔者水平有限，欢迎同仁批评指正！为了中医学的现代化，本书论述中若有冒犯之处，还望海涵！

参考文献

[1] 张岱年. 中国哲学大纲[M]. 南京：江苏教育出版社，2005.
[2] 张岱年. 中国哲学中"天人合一"思想剖析[J]. 北京大学学报，1985，(1):8-13.

［3］刘学智．儒道哲学阐释［M］．北京：中华书局，2002．

［4］周桂钿．中国传统哲学［M］．北京：北京师范大学出版社，2003．

［5］王琦，王树芬，周铭心，等．运气学说的研究与考察［M］．北京：知识出版社，1989．

［6］杨力．中医运气学［M］．北京：北京科学技术出版社，1995．

［7］邢玉瑞．运气学说的研究与评述［M］．北京：人民卫生出版社，2010．

［8］王玉川．运气探秘［M］．北京：华夏出版社，1993．

［9］柯资能，顾植山．五运六气研究中关于干支纪年若干问题的讨论［J］．中国中医基础医学杂志，2005，11（6）：412—413，417．

［10］翁文波，张清．天干地支纪历与预测［M］．北京：石油工业出版社，1993．

［11］郑文光．中国天文学源流［M］．北京：科学出版社，1978．

［12］杨旻卉，靳九成，李卫红，等．预测医学—新兴的综合医学分支学科［J］．湖南中医学院学报，1996，16（SI）：142-144．

［13］杨旻卉，吴卫群，靳九成，等．先天五行失调病及其预测初探［J］．湖南中医学院学报，1996，16（S1）：145-148．

［14］靳九成，杨旻卉，吴卫群，等．代表湖南大学牵头，联合湖南医科大学、湖南中医学院、湖南省人民医院等单位，完成湖南省发改委项目《皮纹及出生时间预测疾病和天赋秉性研究》结题报告（1994/1-1998/12）．

［15］靳九成，杨旻卉，吴卫群，等．胎历值岁运气综合病理定位预测研究［J］．湖南中医杂志，1999，15（6）：64，77．

［16］靳九成，杨旻卉，庞仪琴．医用历四柱干支显现的基本规律［J］．大自然探索，1999，18（3）：112—116；科学（Scientific American 中文版），1999，（6）：57-60．

［17］靳九成，彭再全，杨旻卉，等．出生时间的意义［J］．科学（Scientific American 中文版），2000，（6）：46-48．

［18］靳九成，彭再全，赵亚丽．运气学理论的天文学背景探讨［C］．//全国中医药科研与教学改革研讨会论文集．2004．

［19］靳九成，靳萍．通用医历法及其天人合一意义［J］．湖南中医杂志，2003，19(4)：1-3．

［20］靳九成，高志丽．完善生命历法的月球参数［J］．湖南中医杂志，2004，20（5）：1-2．

［21］靳九成，彭再全，赵亚丽．运气学理论的天文学背景探讨［J］．中国医药学报，2004，19（增刊）：200-204．

[22] 靳九成, 金世明, 黄建平, 等. 中医阴阳、五行学说的天文学背景探讨 [J]. 中华中医药杂志, 2008, 23 (9): 757-761.

[23] 靳九成. 破解干支纪年千古之谜 [J]. 科学研究月刊, 2009, (5): 66-67.

[24] 靳九成, 高国建, 靳浩, 等. 破解五运六气天文学千古之谜 [J]. 科学研究月刊, 2009, (9): 6-8.

[25] 靳九成, 高国建, 靳浩, 等. 易医历干支纪元的天文学背景 [J]. 中华中医药杂志, 2010, 25 (5): 651-654.

[26] 靳九成, 高国建, 靳浩, 等. 干支农历谬误与医易学时标 [J]. 科学研究月刊, 2010, (11): 82-84.

[27] 靳九成, 黄建平, 靳浩, 等. 七曜阴阳周期性消长特性探讨 [J]. 中华中医药杂志, 2011, 26 (12): 2800-2807.

[28] 靳九成, 郑陶, 黄建平, 等. 五行生克新模式探讨 [J]. 中华中医药杂志, 2012, 27 (8): 1998-2003.

[29] 靳九成, 靳浩, 朱胆, 等. 生命（医易）百年历 [M]. 太原: 山西科学技术出版社, 2013.

[30] 靳九成, 靳浩. 生命历法的文化学术意义 [J]. 市场论坛, 2013, (10): 99-102.

[31] 靳九成, 赵颖. 天人合一: 生命历法与健康预测模型研究 [M] // 叶峻主编. 人天观研究. 北京: 人民出版社, 2013: 228-240.

[32] 靳九成, 云歌, 黄建平, 等. 中医学用历法国家标准探讨 [J]. 中华中医药杂志, 2014, 29 (11): 3378-3384.

[33] 靳九成, 陈存富, 廖墨香, 等. 国历改革探讨 [M] // 曾荣禄. 科教兴国之二. 北京: 中国广播影视出版社, 2014: 134-140.

[34] 靳九成, 云歌, 靳浩, 等. 加快基础理论创新, 焕发中华科学文化软实力 [J]. 湖南年鉴·文献与人物, 2015, (5): 36-41.

[35] 靳九成, 任国瑞, 薛开伍, 等. 国历回归中华, 实现历法"中国梦" [J]. 湖南年鉴·文献与人物, 2016, (1): 45-47.

[36] 云歌, 靳九成, 靳义峰, 等. 月支正五行的天文学背景探讨 [J]. 中华中医药杂志, 2016, 31 (9): 3534-3539.

[37] 靳九成. 人类历法之巅: 中华七曜生命历 [J]. 湖南年鉴·文献与人物, 2016, (5): 43-44.

[38] 云歌, 靳九成, 靳浩, 等. 中医学的阴阳模型、阴阳分类与阳光一气阴阳太极图

[J]. 中华中医药杂志, 2017, 32（7）: 2962-2967.

［39］靳九成, 肖长江, 毛新志, 等. 医易会通, 多学科联合创新治未病［M］// 高新. 华夏英杰. 北京: 中国图书文化出版社, 2017: 126-128.

［40］靳九成, 谢雪姣, 云歌, 等. 纳音五行的天文学背景再探讨［J］. 中华医药, 2017,（4）: 69-72.

［41］靳九成, 龙奕文, 云歌, 等. 年支正五行、六气及其正化对化的天文学背景探讨［J］. 中国中医基础医学杂志, 2018, 24（12）: 1707-1711.

［42］罗文淇, 戴启迪, 靳九成. 二十八宿背景下的七曜才是破解干支纪年特性的完备天文学背景［J］. 中华中医药杂志, 2019, 34（4）: 1645-1649.

［43］靳九成, 刘康兴, 罗文淇. 试论《黄帝内经》"五行对应五星"谬误［J］. 中国中医基础医学杂志, 2019,25（7）: 932-936.

［44］乔寅飞, 靳九成, 罗文淇, 等. 六曜论平气与疠气预测［J］. 中华中医药杂志, 2020, 35（3）: 1107-1112.

［45］刘晓燕, 靳九成, 谢雪姣, 等. 摸准纳音: 下一个疠气年为乙卯年［J］. 中华中医药杂志, 2021, 36（4）: 1836-1841.

第一编

现代天人作用机制、模型和中医学阴阳论模型

"天人合一"讨论了几千年，从没人明确指出"天"到底指什么，天人如何合一。《内经》也只是笼统地说"九星悬朗，七曜周旋"为天，天人如何合一没一句，更谈不上天人关系模型问题。当代"天人合一"虽常见诸书章报端，这些核心问题也没人明确，成为述而不论的千古玄机。

众所周知，决定论在解决仅考虑万有引力作用的二体问题时，数学上是有精确解的，但一到三体问题会导致混沌不确定性就束手无策了，可想而知，面对亿万个天体的天人关系问题更是无奈。我们得另辟蹊径，发挥东西方文化的智慧优势，在现代科学指导下，采用整体、模糊、顿悟思维和还原、公理、逻辑思维并举，抓住主要矛盾，简化模型，才会有所发现、突破。

老子的"人法地，地法天，天法道，道法自然"(《道德经》)，就是我国古代天、地、人三要素宇宙模型，把人和地区分开来，把人地以外的宇宙称为天。古代已认识到"天变于上，物应于下"(《致富奇书广集》)，"人法地，地法天"，天比地大，天统摄着地和人类。作为抓住主要矛盾的第一步，我们将地、人简化为一主体，与地外宇宙客体相对应，形成天人对立统一关系来研讨。待天人规律找到后，下一步考虑到地球上不同经纬度地域时空差别个性化人的人天关系时，再将地域时空因素加进来，细化天地人关系。

为此就必须借助现代天文物理学知识，了解"天"到底指什么，日月星辰"天"相对于地球人类是如何运动、如何作用的；在此基础上再借助宇宙生物学和航天医学的知识，提出现代天人作用机制、模型和中医学阴阳论模型，作为后续发现7个天人规律的基础。

第1章 现代天文物理学基础

如前述，我们的宇宙是由137亿～138亿年前一次大爆炸演化来的。地球的演化历史约有46亿年，地球上从原始生物进化到现代人类至少要超过20亿年。人体的生命过程决定父母遗传基因和自然基因（或叫外部环境）。

人类通过数千年对地球和宇宙运动的观察、分析、研究、探索，已建立了现代天文物理学。本章首先介绍一些相关基础知识，也是中医学高端学者必备的功底。

1.1 地球和宇宙

1.1.1 地球概述

地球是人类的摇篮，人类生存的最密切的外部环境就是地球（图1.1），地球的一举一动都直接制约着人类的生存。

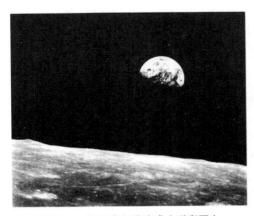

图1.1 从月球上看地球（附彩图）

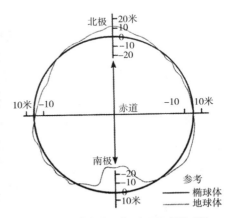

图1.2 地球水准面相对于参考椭球体表面的起伏

（1）地球的质量、大小和形状

地球质量约为 5.965×10^{24} kg，形状接近于一个数学上的旋转椭球体，赤

道半径 a=6378.140km，极半径 b=6356.755km，偏率 $f = \dfrac{a-b}{a} = \dfrac{1}{298.257} = 0.00335$，很小。三个美国地球物理学家以夸大的比例尺发表了一张图（图1.2），表示地球与参考椭球体的差别。在之后的讨论中，地球近似看作一个球体。

（2）地球的结构

地球的外部结构：由地表向外，依次为岩石圈、水圈、人与生物圈、大气圈、磁场圈、宇宙圈。

地球水圈：主要由海洋和地壳露出水面部分的陆地构成，其中约70.8%为海洋所覆盖，陆地面积约占29.2%。

地球大气圈：地球大气质量为 5.3×10^{18}kg，约占地球总质量的百万分之一。大气密度随高度按指数下降，其总质量的90%集中在地表15km高度以内。在2000km以上，大气极其稀薄，逐渐向星际空间过渡，没有明显的上界。

（3）地球磁场圈

地球是一个磁化球体，它类似一根巨大磁棒，有两个磁极，在地球和近地空间都产生磁场，称为磁场圈。连接南北磁极的地磁轴与地球自转轴有11°多的交角，如图1.3所示。两个磁极并不与地球自转轴与地表交点的地理南北极重合。

众所周知，太阳内部持续发生核反应，形成高温等离子体，不仅向外辐射阳光（电磁波），同时还辐射质子、电子、α粒子等高能粒子流（又称为太阳风），可以到达地球表面。人类得益于地球磁场和大气层的保护，才免受到其伤害。如图1.4所示：在大气层以外，地磁场与太阳风作用。在

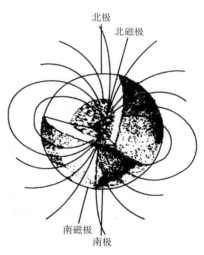

图1.3　地球偶极磁场圈

地球朝太阳的一面，地磁场减缓太阳风，在大约 $(6 \sim 10) \times 10^4$ km之外生成一个所谓"弓形激波阵面"，在地球背向太阳的一面，太阳风使地磁场畸变成长尾，太阳风的带电粒子被地磁场阻止在被称为"范艾伦辐射带"的地区，起着部分防卫高能粒子流作用，其余大部分带电粒子由大气层防卫。

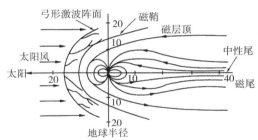 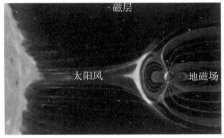

图 1.4　地磁场使太阳风偏离地球保护人类（附彩图）

1.1.2 宇宙或"天"

人类及生物生存的地球外环境统称为宇宙或"天"。与人类及生物最紧邻的环境是太阳系。太阳系又处在更大的银河系中（图 1.5～图 1.6）。银河系中有数以千亿计的恒星，称为恒星层次，太阳仅是其中一员。银河系外还有许许多多与银河系类似的庞大天体系统，称为河外星系，它们属于星系层次（图 1.7）。恒星系中的行星称为行星层次。这些层次与人尺度相差 26 个数量级，表 1.1 给出以光年为单位宇宙各层次的尺度数据（1 光年 = 光 1 年中走的距离 = $9.460\,530 \times 10^{12}$ km）。

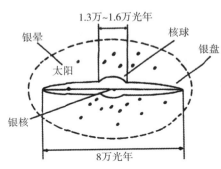 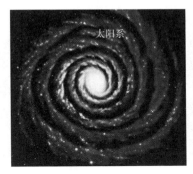

图 1.5　目前国际公认的银河系模型（附彩图）

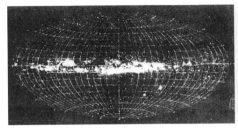 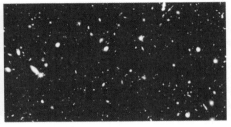

图 1.6　瑞典吕德天文台综合大量测量结果获得的银河系全景

图 1.7　哈勃望远镜 1995 年拍摄的在 100 亿～150 亿光年范围内的宇宙深处照片（附彩图）

表 1.1　人和天体、宇宙的尺度（1 光年 =9.46053×10¹²km）

人、天体或宇宙	人	地球直径	太阳直径	太阳系范围	最近的恒星距离	银河系尺度	较近星系距离	富星系团尺度	可测宇宙
尺度（光年）	2.0×10^{-16}	1.3×10^{-9}	1.47×10^{-7}	1.2×10^{-3}	4.3	10^5	10^6	10^7	1.5×10^{10}

1.2 八十八个（恒）星座[1-5]

1.2.1 八十八个星座和黄道十二（十三）宫

晴朗夜晚肉眼所能看到的满天繁星，除几颗行星外，几乎都是恒星。和太阳一样，恒星都会发光。由于地球自转，它们像太阳一样，每天东升西落。其实恒星并不"恒"，它们也在运动，相对位置也在变化，只是距离遥远，数千年内难以觉察。依照1929年国际天文学联合会确定的恒星座划分法，这些四面八方全天空的亿万个恒星共划分为88个星座，其中北天29个星座，南天47个星座，中间黄道12个星座。有关88个星座的中文名、符号列于附录1.1以供参考。古人以想象中的动物来命名黄道12个星座，又称黄道十二宫。黄道十二宫中文名（符号）为：天秤（Lib），天蝎（Sco），人马（Sgr），摩羯（Cap），宝瓶（Aqr），双鱼（Psc），白羊（Ari），金牛（Tau），双子（Gem），巨蟹（Cnc），狮子（Leo），室女（Vir）。按现代天文学对星座区域的划分，坐落在黄道面南北的星座不是12个，而是13个，即在天蝎和人马之间还多出一个蛇夫座（Oph）。参看图1.11，所以黄道有十三宫。

1.2.2 从夜晚星座观察图认识北斗七星及黄道十二（十三）宫

（1）认识北斗七星

人们夜晚向北天空能观察到的星座如图1.8所示。人们熟悉的北斗星即天枢（又名天蓬、贪狼，α）、天璇（又名天芮、巨门，β）、天玑（又名天冲、禄存，γ）、天权（又名天辅、文曲，δ）、玉衡（又名天禽、廉贞，ε）、开阳（又名天心、武曲，ζ）、瑶光（又名天柱、破军，η）等七星（古代还有左辅、右弼，合称九星，现在移走了，见图1.9）可在图1.8中找到。夜晚向南天空能观察到的星座如附录图1.1所示。

（2）认识黄道十二（十三）宫

春季夜晚沿黄道天空能观察到的星座如图1.10所示，巨蟹宫、狮子宫、室女宫、天秤宫从东北往西南一线排开。

夏季夜晚沿黄道天空能观察到的星座如图1.11所示，天秤宫、天蝎宫、蛇夫宫、人马宫、摩羯宫在南边一线排开。

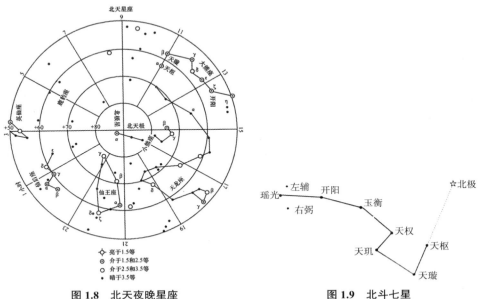

图1.8　北天夜晚星座

图1.9　北斗七星

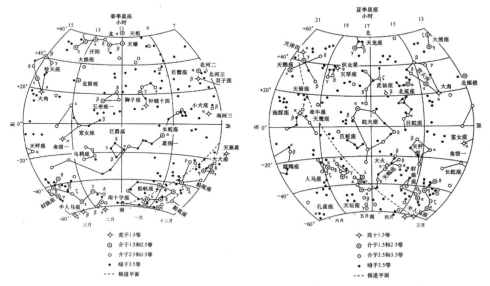

图1.10　春季夜晚星座

图1.11　夏季夜晚星座

秋季夜晚沿黄道天空能观察到的星座如图 1.12 所示，摩羯宫、宝瓶宫、双鱼宫、白羊宫从东南往西北一线排开。平时人们熟悉的春分点就落在双鱼宫下方。

冬季夜晚沿黄道天空能观察到的星座如图 1.13 所示，双鱼宫、白羊宫、金牛宫、双子宫从东往西北一线排开。

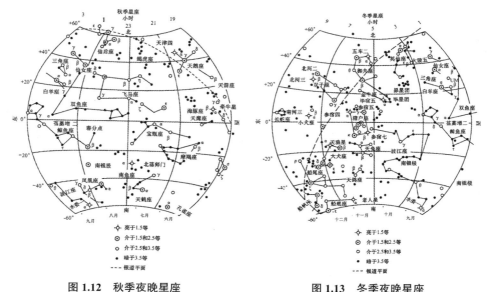

图 1.12　秋季夜晚星座　　　　　　图 1.13　冬季夜晚星座

88 个恒星座宫自然成为人们观察、研究日、月及行星运动的天然参考系。

1.3 利用北斗七星和黄道十二（十三）宫参考系观察日、月、行星运动

1.3.1 利用北斗七星观察地球的周日自转运动，太阳日、恒星日、太阴日

（1）地球自转，日、月、星辰周日视运动

人站在地球上，不觉得地球在自转，只看到日、月、星辰头一天从东方升起，沿西方落下，第二天又从东方升起，沿西方落下；晚上看到北斗七星绕北极星反时针旋转。如果用照相机对准北极星方向曝光 24 小时，从照片上就可以看到天空各恒星绕北斗星反时针旋转的轨迹（图 1.14），它们是一些相互平行的同心圈。根据这些观察就能判断地球相对于恒星座在自西向东自转，自转轴直指北斗星（仅差 1°），方向不变。日、月、星辰这种东升西落的运动

称为周日视运动，那些同心圈就是天体周日视运动的轨迹。

（2）太阳日、恒星日、太阴日

地球自转的周期统称为1日，依参考点的不同又可细分为恒星日、太阳日、太阴日。我们平时讲的1日就是选太阳作参考点，即太阳从头顶转到下一次头顶经历的时间称为太阳日，简称日。现代天文学发现，太阳日有点时快时慢，规定平均1日=24h。

若选某恒星作参考点，平均1恒星日=$23^h56^m4^s$。若选月球作参考点，平均1太阴日=24^h50^m。太阴日＞太阳日＞恒星日。后文若未特别指明，日就是指平均太阳日，1日=24h。地球自转与人体息息相关，有地球自转才有昼夜的交替、阴阳的消长、人体五脏六腑的阴阳消长，才有五行概念。

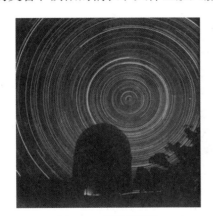

图1.14 周日视运动

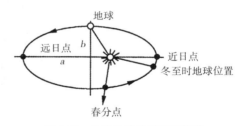

图1.15 地球公转的椭圆形轨道

1.3.2 利用黄道十二（十三）宫观察地球绕太阳的公转运动

（1）地球的公转运动

依现代天文学，地球除自转外还不停地自西向东绕太阳公转，公转轨道是椭圆形，太阳居椭圆轨道的一个焦点上（图1.15），半长轴a=149 597 870km，半短轴b=149 576 980km，公转轨道非常接近于圆形。目前约在公历1月4日地球通过近日点，距太阳147.1×10^6km，约7月初地球通过远日点，距太阳152.1×10^6km。

（2）黄道面，黄极轴，日心黄道坐标系

- 地球公转的轨道面称为黄道面。
- 黄道面的垂直轴称为地球的公转轴或黄极轴（参看图1.22 H'H）。

黄极轴与地球自转轴（参看图1.22 P'P）之间有23°26'的倾角，如图1.16

所示。

当地球公转到最右边春分处于春季时，人们晚上能看到巨蟹座、狮子座、室女座、天秤座，这正是图1.10展示的春季夜晚星座图；当地球公转到最北边对应夏至处于夏季时，晚上能看到天秤座、天蝎座、人马座、摩羯座，这正是图1.11展示的夏季夜晚星座图。当地球公转到最左边秋分处于秋季时，晚上能看到摩羯座、宝瓶座、双鱼座、白羊座，这正是图1.12展示的秋季夜晚星座图。当地球公转到最南边冬至处于冬季时，晚上能看到白羊座、金牛座、双子座，这正是图1.13展示的冬季夜晚星座图。

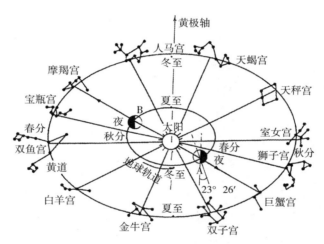

图1.16　黄道十二宫作为地球绕太阳公转运动的参考系示意图

- 日心黄道坐标系

为了描述地球的公转运动，可以太阳为原点，以黄道十三宫为参考系，在黄道面设置XY坐标，垂直于黄道面的黄极轴设置Z坐标（图1.16），这样的坐标系称为日心黄道坐标系。

（3）恒星年和回归年，岁差

地球的公转周期统称为1年，但依所选参考点的不同，又可细分为恒星年和回归年。

- 若选某恒星作参考点，1恒星年=365.256 4日。
- 若选黄道双鱼宫靠宝瓶宫的春分点作参考点，太阳两次通过春分点的时间间隔叫回归年，平均1回归年=365.242 2日。
- 回归年与恒星年1年差0.014 2日，称为岁差，这是由于地球不是标准球体，赤道带隆起（见图 1.2），自转轴进动造成春分点缓慢西移的结果，具体请看附录 1.3。在天人合一这种复杂系统中，往往忽略回归年与恒星年间的差别，后文若未特别指明，年就是指平均回归年，1（回归）年 =365.242 2 日。

（4）四季的成因，冬至和夏至

由于地球绕太阳公转运动轨道接近于圆，地球距太阳的距离差别不大，所以地球上冬去春来的四季气候变化主要不应由距太阳的远近引起，而应由地球的自转轴与公转轴之间有夹角（23°26′），并且自转轴直指北极星方向不变，致使地球绕太阳公转时太阳光辐射方向相对地球的入射角随公转变化引起。如当地球沿公转轨道转到太阳最北边（图 1.16）天蝎与人马宫之间时，阳光直射到北回归线上，如图 1.17 右所示，直射区单位面积上得到的光照热量最大，北半球为夏季，南半球为冬季，北半球这时称为夏至。当地球沿公转轨道转到太阳最南边金牛与双子宫之间时（图 1.16），阳光直射到南回归线上，如图 1.17 左所示，直射区单位面积上得到的光照热量最大，南半球为夏季，北半球为冬季，北半球这时称为冬至。当地球沿公转轨道从最北边转到最左边双鱼宫附近时，阳光直射到赤道上，北半球由夏季转为秋季，这时称秋分；当地球沿公转轨道从最南边转到最右边狮子与室女宫中间时，阳光又回扫到赤道上，北半球由冬季转为春季，这时称春分，出现了一年四季的阴阳交替。

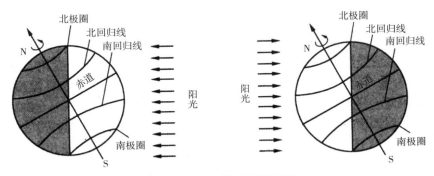

图 1.17　冬至与夏至的日照差别

四季阴阳的交替导致人体气血的阴阳消长。华夏版图大部分布在北温带和亚热带地域，因而关于天人关系的论述也主要以华夏大地为背景。

1.4 太阳系的组成，行星、月球的运动[1-5]

1.4.1 太阳系的组成

太阳系主要由太阳和水、金、地、火、木、土、天王、海王八大行星及其卫星（水、金无卫星），以谷神星为代表的小行星带，彗星，流星体，行星际物质所组成，如图1.18所示。太阳质量占整个太阳系总质量的99.86%。在太阳引力作用下，以黄道十三宫为参考系，八大行星绕太阳运动。以地球公转轨道为界，向圈内依次为金、水星，称为地内行星；向圈外依次为火、木、土、天王、海王星，称为地外行星，其基本天文学参数列于表1.2。行星公转方向均为顺行，与地球公转方向一致。行星运

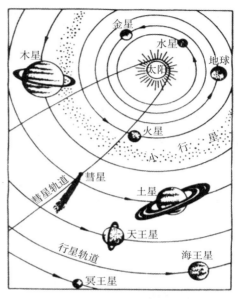

图1.18 太阳系中的八大行星

动所占空间半径约50天文单位。所谓天文单位即指日地平均距离，用AU表示，$1AU=1.496\times10^8$km。

八大行星间当然也有引力干扰作用。不过由于八大行星质量与太阳比相对太小，它们之间的干扰也很小，八大行星的公转运动主要由太阳引力作用决定。天文观测八大行星运动的基本参数稳定，也反证八大行星间的引力作用很小，在今后讨论中可近似略去。

表1.2 太阳及其八大行星运动基本参数

星球	质量 (10^{24}kg)	公转长 半径 （AU）	公转周期 （T）	轨道偏 心率	轨道面对 黄道面的倾角	自转周期	自转偏角
太阳	1.9891×10^6	/	/	/	/	25.2天（赤道）	/
水星	0.3302	0.3871	87.9674日	0.205631	7°00'18"	58.6462日	0.01°
金星	4.869	0.7233	224.6960日	0.006773	3°23'41"	243.0185日	177°21.6'
地球	5.974	1.0000	365.2564日	0.016710	/	$23^h56^m6.72^s$	23°26'
火星	0.6419	1.5237	686.9649日	0.093412	1°51'00"	$24^h0^m37.44^s$	25°11.4'

续表

星球	质量 (10^{24}kg)	公转长半径 (AU)	公转周期 (T)	轨道偏心率	轨道面对黄道面的倾角	自转周期	自转偏角
木星	1.8986×10^3	5.2028	11.862615 年	0.048393	1°18′16.92″	$9^h55^m26.4^s$（赤道）	3°7.8′
土星	568.49	9.5388	29.447498 年	0.054151	2°29′7.08″	$10^h39^m21.6^s$（赤道）	26°43.8′
天王星	86.846	19.191	84.016846 年	0.047168	0°46′22.08″	$17^h14^m21.12^s$	97°46.2′
海王星	102.44	30.069	164.79132 年	0.008586	1°46′3.72″	$16^h6.528^m$	28°19.8′

注：AU 为天文单位，指日地平均距离，1AU=1.496×10^8km。

1.4.2 八大行星公转运动的三特性

（1）八大行星公转运动的共面性

依表 1.2，行星公转轨道面相对地球公转黄道面的倾角都很小，行星公转轨道几乎在同一黄道面上，称行星运动的共面性。

（2）八大行星公转运动的同向性

行星公转方向均为顺行（与地球公转方向一致，自西向东），称行星运动的同向性。

（3）八大行星公转运动的正圆性

行星轨道的偏心率都很小，接近于圆，称行星运动的正圆性。

由此三特性，可把各行星相对于黄道十三宫参考系的公转轨道运动近似简化为：在太阳为中心的黄道面内，以不同公转半径的匀速同向同心圆周运动，只是初位相 α_0 和公转周期 T 不同。

1.4.3 月球运动，恒星月、近点月、朔望月，近朔月会合周期

（1）月球运动

众所周知，离地球最近的天体是其卫星——月球，它沿椭圆轨道自西向东绕地球运动，近地点距地球 356 400km，远地点距地球 406 700km，平均距地 384 400km（俗称 38 万公里），约相当于地球直径的 30 倍（图 1.19a），其质量为 7.350×10^{22} kg，约为地球质量的 1/81.3。月绕地公转轨道面称为白道面，与地绕太阳公转轨道黄道面很靠近但不重合，两面交角在 4°57′～5°19′之间变化，平均值约为 5°09′（见图 1.20）。月除绕地公转外，还要跟随地球绕日公转（图 1.19b、c）。

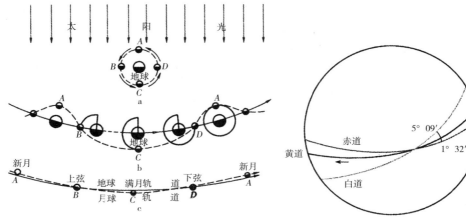

图 1.19　月绕地又跟随地绕太阳的合成运动示意图　　图 1.20　月球白道面与黄道面

(2) 恒星月

月绕地公转以黄道十三宫某一恒星作参照系，周期为 27.321 66 日，称为恒星月。

(3) 近点月

月绕地公转连续两次经过近地点（或远地点）的时间周期称为近点月（图 1.19a），1 近点月 =27.554 55 日。这个椭圆轨道在它自己平面内也不是固定的，其椭圆的拱线（即近地点和远地点的连线）沿月球公转方向向前移动，约每 8.85 年移动一周（每月移动 3.39°）。

(4) 朔望月

月除绕地公转外，还要跟随地绕日公转（图 1.19b、c）。月反射太阳光，运动到 C 点出现大家熟悉的望月。由于月绕地公转轨道面与地绕太阳公转轨道面有约 5°09′ 夹角，月运动到 A 点是朔月，一般不会出现日食。月朔到月朔（或月望到月望）之间周期称为朔望月。由于地球的公转，朔望月要比恒星月长，1 朔望月 =29.530 59 日。它们的关系见图 1.21：从朔开始，当月经过一个恒星月后由位置 1 到位置 2 期间，整个地月系太阳公转了一个角度 θ，月球还没到达下一个朔的位置，必须再转过 θ 角才能完成一个朔望周期，因而朔望月比近点月周期长。

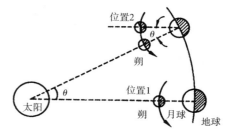

图 1.21　朔望月 > 恒星月示意图

(5) 近朔月会合周期

1983年宋岵庭、褚志宏根据月球运动的观察资料，总结发现一个新周期：近点月与朔望月具有413日的平均会合周期，称为近朔月会合周期[6]。1985年朱灿生近一步将近朔月会合周期精确到413.32日，并指出：近朔月会合周期413.32日内嵌套着14个朔望月与15个近点月[7]。

1.5 太阳的视运动

天人合一以人为本，研究太阳相对于地球和人的视运动和作用是主要内容。

1.5.1 太阳周日视运动、公转视运动

地球相对于日心黄道坐标系的运动有自转和公转。如前述，当不计入地球公转时，从地球看太阳的东升西落运动是由地球自转引起，称为太阳周日视运动，它们都是以地球自转轴为中心的同心圆（图1.14、图1.25）。

当不计入地球自转时，从地球看太阳的运动是由地球公转引起，称为太阳公转视运动。

1.5.2 地心黄道坐标系，太阳公转视运动规律

（1）地心黄道坐标系

在地心O依黄道面及其垂直黄极轴，以黄道十三宫为参考系可建立地心黄道坐标系。

（2）太阳公转视运动规律

理论上可以证明：甲物体相对于乙物体做周期为T、初位相为α_0的平面椭圆运动，则乙物体相对于甲物体也做同样周期为T的平面椭圆运动，只是初位相多了180°（$=\alpha_0+180°$）。

依此，从地心黄道坐标系看太阳的公转视运动与从日心黄道坐标系看地球的公转运动相同，都为黄道平面内自西向东的椭圆运动，地球居椭圆轨道的一个焦点上（类似于图1.15），公转周期相同，只是初位相多了180°。

1.6 天球，天球十二（十三）宫，天球太阳黄道视运动[1-5]

太阳相对于黄道十三宫参考系的真实视运动是很复杂的，既有绕地球自转轴的周日视运动，又有绕黄极轴的公转视运动，自转轴和黄极轴之间又有23°26′的夹角，它是一个复合立体运动。现代天文学为了精准研究太阳及行星视运动，精准定位日、回归年和二十四个节气等，引进天球及天球上的黄

26 · 中医学现代科学基础

道十二（十三）宫。本书破解地支正五行等时，要使用这些概念。

1.6.1 天球、天轴、天赤道、赤道坐标系

（1）天球

以地心为中心，以足够远的距离为半径做一个球面，观察者在球心所看到某一天体的位置就是天体投影在这个球面上的图像，天文学上称这样一个球面为天球（图1.22）。由于太阳或其他恒星离地距离与地球大小相比十分遥远，观察者在地球上任一点看到某一天体在天球面上的投影点与观察者在球心所看到该天体在天球面上的投影点可以认为落在同一点。

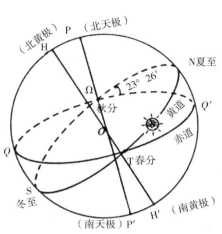

图 1.22 天球上的天赤道与黄道

（2）天轴，北天极和南天极

地的自转轴直指北极星方向不变，是天球的基本轴，称为天轴。

地球自转轴与天球上下相交 P 和 P′ 两点，分别称为北天极和南天极。

（3）天赤道，赤道坐标系

与天轴垂直的地球赤道面放大，与天球相交一个大圆，称为天赤道。它与地球的赤道呈同心圆，相当于地球赤道的均匀放大，故天赤道也简称为赤道。

依托天轴与天赤道面可建立赤道坐标系。

1.6.2 天球黄道十二（十三）宫

现代天文学家在地球上观察绘制了处于黄道面南北约 8°的黄道十三宫在天球上的投影图像，展开来看如图 1.23 所示。图 1.8、图 1.10～图 1.13、附图 1.1 都是在天球上这么绘制出来的。

太阳穿行黄道十三宫的时间大体如表 1.3 所列。1999 年春分前 7 日 20 时 58 分由宝瓶座进入双鱼座。

表 1.3 太阳穿行黄道十三宫的时间（1999 年）

日期	谷雨	—	小满	—	夏至	—	大暑	—	立秋	—	处暑	—	秋分	—	立冬	—
太阳经过		白羊座		金牛座		双子座		巨蟹座		狮子座			室女座			天秤座	
日期	—	小雪	—		冬至	—		大寒	—	雨水	—		春分	—	谷雨	
太阳经过		天蝎座		蛇夫座		人马座		摩羯座			宝瓶座			双鱼座			

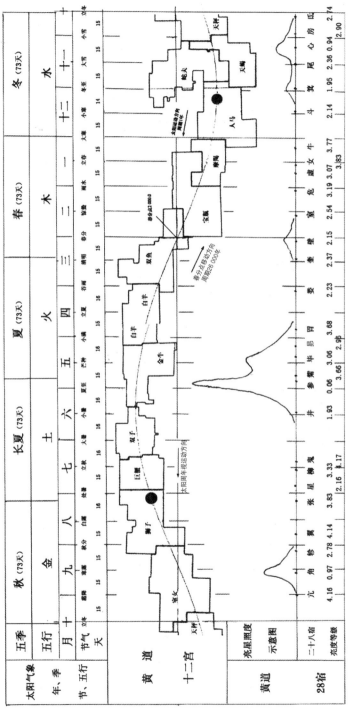

图 1.23 黄道十二宫星座、廿八宿及其亮度等级、对应二十四节气、五季、五行

1.6.3 天球太阳黄道视运动，黄道，北黄极和南黄极

如前述，以黄道十二（十三）宫为参考系，太阳的公转视运动为地球居于黄道平面内一个焦点上的自西向东绕地的椭圆运动，回转周期与地球公转周期相同，只是初位相相差180°。这样观察者在天球心看太阳视运动在天球面上的投影运动肯定是一个大圆，并且也是自西向东运动，这个大圆称为黄道，这个投影运动称为天球太阳黄道运动，如图1.22所示，展开如图1.23所示。黄道所在面称为黄道面。

黄道的垂直黄极轴与天球上下相交 H 和 H' 两点，分别称为北黄极和南黄极，如图1.22所示。

1.6.4 黄道坐标系

依托天球黄极轴和黄道面，以天球心为原点可建立黄道坐标系。

1.7 由天球定二十四个节气、回归年、真太阳日

1.7.1 春分点与秋分点，夏至与冬至，回归年，平均回归年

（1）春分点与秋分点

天球黄极轴与天轴间有 23°26′ 的夹角，黄道面与赤道面间自有同样夹角，叫黄赤角。两面相交线过天球心，黄道面与天球相交为黄道，赤道面与天球相交为赤道，黄道和赤道相交于 T 和 Ω 两点（图1.22）。

当太阳沿黄道自南向北运动到 T 点时，太阳正停留在地球赤道上空，由于地球绕自转轴 PP' 自西向东自转，太阳相对地球就自东向西沿天赤道昼夜照耀在赤道上，北半球正处在春季，故称 T 点为春分点。类似，当太阳沿黄道自北向南运动到 Ω 点时，太阳也停留在地球赤道上空，由于地球自转，太阳相对地球自东向西沿天赤道昼夜照耀在赤道上，北半球正处在秋季，故称 Ω 点为秋分点。

（2）夏至与冬至

当太阳从南过春分点转过 90° 到黄道最北点 N 时，太阳正停留在地球北回归线上空，由于地球自西向东自转，太阳自东向西昼夜照耀在北回归线上，北半球正处在夏季，故 N 点称为夏至。类似，太阳沿黄道过秋分点转过 90° 到黄道最南点 S，此时太阳正停留在地球南回归线上空，由于地球自西向东自转，太阳自东向西昼夜照耀在南回归线上，北半球正处在冬季，故 S 点称为冬至。

（3）回归年，平均回归年

现代天文学规定：天球上太阳自春分点沿黄道运行一周复回春分点历经时间称为1回归年。天文学家长期观察表明，由于其他天体对太阳视运动的干扰，实际的回归年有时长时短的微小变化，平均1回归年=365.242 2日。

1.7.2 二十四个节气

现代天文学规定：太阳在天球上的黄道运动从春分点开始，沿黄道每转过15°定一个点，再回到春分点一周360°可定24个点，称为24个节气，依次为春分、清明、谷雨、立夏、小满、芒种、夏至、小暑、大暑、立秋、处暑、白露、秋分、寒露、霜降、立冬、小雪、大雪、冬至、小寒、大寒、立春、雨水、惊蛰，复回春分（图1.24），单次点叫气或仲气，双次点叫节；立春到立夏为春季，以春分为代表；立夏到立秋为夏季，以夏至为代表；立秋到立冬为秋季，以秋分为代表；立冬到立春为冬季，以冬至为代表。

由于太阳的实际视运动是椭圆运动，依动量矩守恒定律，近地点（公历1月4日）附近转动快，远地点（公历7月初）附近转动慢。而按天球规定，节到节（或气到气）转角都是30°，故其持续的时间并不均等（30.436 9日），近地点附近节与节间可能只有29日多，远地点附近节与节间会达到31日多。

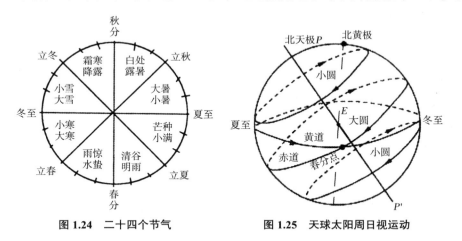

图1.24　二十四个节气　　图1.25　天球太阳周日视运动

1.7.3 天球太阳周日视运动，太阳日，真太阳日

如前述，由于地球自西向东自转，太阳东升西落，在天球黄道上不管处于何纬度，它的视运动都是绕天轴、平行于赤道自东向西运动的一个圆（图1.25），称为天球太阳周日视运动。天球上太阳周日视运动的周期称为1太阳日。

天文学家利用天球观察发现，实际的太阳日也是有微小变化的，称真太阳日。到第3章讨论历法时，还要引入平均太阳日（平太阳日）概念。平常所说的"日"就是指平太阳日。

1.8 天球廿八宿参考系

中华古天文学研究日、月、金、木、水、火、土七曜沿天球黄道视运动不是选择黄道十三宫作参考系，而是另选沿黄道28个星区作参考系，称为廿八宿，如图1.23下部所示。廿八宿与黄道十三宫星座虽不完全重合，但大部重合（参看表1.4）。廿八宿从角宿开始，依次为角、亢、氐、房、心、尾、箕、斗、牛、女、虚、危、室、壁、奎、娄、胃、昴、毕、觜、参、井、鬼、柳、星、张、翼、轸等宿。从图1.23可看到现在24个节气落在廿八宿的位置，如春分点落在壁宿靠右一点。

"宿"有停留的意思，1恒星月=27.321 66日，从天球上观察月球东升西落，常说每天停留一"宿"是很粗俗的。实际上廿八宿每宿平均占（360°/28）12.8571°，恒星月每日扫过（360°/27.321 66日）13.1746°，这样恒星月每日扫过（13.1746°/12.8571°）1.0248宿，历经40.2771日月球就往前多扫过1宿，历经1127.759 0日（约3年1个月）就会多扫过廿八宿回到原宿。因而历书上廿八宿配日只是照顾民俗，靠不住的。

廿八宿与人体督脉廿八穴位相对应（图1.26），[8]在预测医学中倒很有应用。

表1.4 廿八宿与星座对照

东方苍龙	北方玄武	西方白虎	南方朱雀
角 $_{1-2}$——室女	斗 $_{1-6}$——人马	奎 $_{1-9}$——仙女	井 $_{1-8}$——双子
亢 $_{1-4}$——室女	牛 $_{1-6}$——摩羯	奎 $_{10-16}$——双鱼	鬼 $_{1-4}$——巨蟹
氐 $_{1-4}$——天秤	女 $_{1-4}$——宝瓶	娄 $_{1-3}$——白羊	柳 $_{1-8}$——长蛇
房 $_{1-4}$——天蝎	虚 $_{1-2}$——宝瓶	胃 $_{1-3}$——白羊	星 $_{1-7}$——长蛇
心 $_{1-2}$——天蝎	危 $_{1-3}$——宝瓶，飞马	昴 $_{1-7}$——金牛	张 $_{1-6}$——长蛇
尾 $_{1-9}$——天蝎	室 $_{1-2}$——飞马	毕 $_{1-8}$——金牛	翼 $_{1-20}$——巨爵
箕 $_{1-4}$——人马	壁 $_{1-2}$——飞马，仙女	觜 $_{1-3}$——猎户	翼 $_{21-22}$——长蛇
		参 $_{1-7}$——猎户	轸 $_{1-4}$——乌鸦

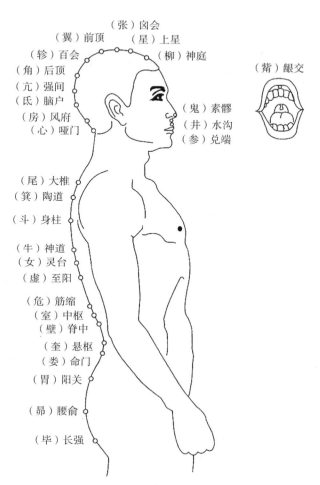

图 1.26 廿八宿与督脉廿八穴位对应图

附录1.1　八十八个星座表

符号	中文名	符号	中文名	符号	中文名
And	仙女	Cyg	天鹅	Pav	孔雀
Ant	唧筒	Del	海豚	Peg	飞马
Aps	天燕	Dor	剑鱼	Per	英仙
Aqr	宝瓶	Dra	天龙	Phe	凤凰
Aql	天鹰	Equ	小马	Pic	绘架
Ara	天坛	Eri	波江	Psc	双鱼
Ari	白羊	For	天炉	PsA	南鱼
Aur	御夫	Gem	双子	Pup	船尾
Boo	牧夫	Gru	天鹤	Pyx	罗盘
Cae	雕具	Her	武仙	Ret	网罟
Cam	鹿豹	Hor	时钟	Scl	玉夫
Cnc	巨蟹	Hya	长蛇	Sco	天蝎
CVn	猎犬	Hyi	水蛇	Sct	盾牌
CMa	大犬	Ind	印第安	Ser	巨蛇
CNi	小犬	Lac	蝎虎	Sex	六分仪
Cap	摩羯	Leo	狮子	Sge	天箭
Car	船底	Lmi	小狮	Sgr	人马
Cas	仙后	Lep	天兔	Tau	金牛
Cen	半人马	Lib	天秤	Tel	望远镜
Cep	仙王	Lup	豺狼	Tri	三角
Cet	鲸鱼	Lyn	天猫	TrA	南三角
Cha	蝘蜓	Lyr	天琴	Tue	杜鹃
Cir	圆规	Men	山案	Uma	大熊
Col	天鸽	Mic	显微镜	Umi	小熊
Com	后发	Mon	麒麟	Vel	船帆
CrA	南冕	Mus	苍蝇	Vir	室女
CrB	北冕	Nor	矩尺	Vol	飞鱼
Crt	巨爵	Oct	南极	Vul	狐狸
Crv	乌鸦	Oph	蛇夫		
Cru	南十字	Ori	猎户		

附录 1.2　南天夜晚星座图

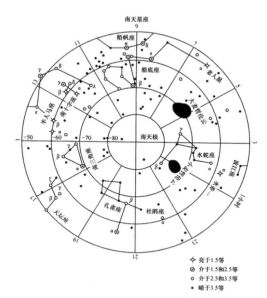

附图 1.1　南天夜晚星座图

附录 1.3　地轴进动与岁差

地球在自转的同时，还有一种长周期的运动，叫地球自转轴的进动。它类似于旋转中的陀螺，当其倾斜时并不会倒下，自转轴会环绕与地面垂直的轴线沿圆锥面运动（附图 1.2），这种运动称为进动。由于地球自转轴与地的公转轴之间有 23°26′ 的倾角，其赤道带又隆起，日、月对地球赤道隆起部分的引力是一种不平衡力，它使地球自转轴有向黄轴靠拢"扶正"的趋势（附图 1.3a）。因地球是自转着的，产生一种抗衡力，使倾角保持不变，绕公转轴做圆锥面转动，这就是地轴的进动，进动的方向与地球自转的方向相反，即自东向西（附图 1.3b），周期为 25 800 年。在天球上地轴即天轴是不动的，地公转轴即黄极轴，地轴相对黄极轴的进动，相当于黄极

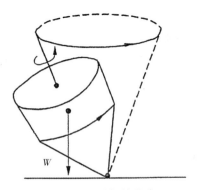

附图 1.2　陀螺的进动

轴自西向东绕天轴进动，黄极轴进动的结果使春分点缓慢西移，使1回归年（365.242 2日）比1恒星年（365.256 4日）小0.0142日，称为岁差，累积一周期25 800年正好满一年。

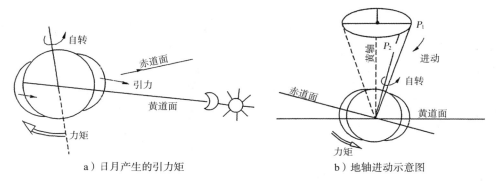

a）日月产生的引力矩　　　　　　　　b）地轴进动示意图

附图1.3　地轴的进动

参考文献

［1］苏宜.天文学新概念：第4版［M］.北京：科学出版社，2009.

［2］余明.简明天文学教程［M］.北京：科学出版社，2009.

［3］刘学富.基础天文学［M］.北京：高等教育出版社，2004.

［4］吴鑫基，温学诗.现代天文学十五讲［M］.北京：北京大学出版社，2005.

［5］庄得新，聂清香.天文学［M］.济南：山东大学出版社，2004.

［6］宋岵庭，褚志宏.月亮近点周与会合周的运动规律［J］.南京大学学报（自然科学版），1983，19（3）：451-460.

［7］朱灿生.太极（阴阳）—科学灯塔初揭［J］.南京大学学报（自然科学版），1985，21（3）：441-458.

［8］任得泽，明易.易医时间诊疗［M］.北京：中国中医药出版社，2006.

第2章 现代天人作用机制、模型和中医学阴阳论模型

本章提出现代天人三大作用机制；分析何以廿八宿背景下的日、月、水、金、火、木、土七曜代表"天"，提出现代天人作用模型和中医学阴阳论模型。

2.1 现代天人三大作用机制

如前述，人体的生命过程决定于父母遗传基因和外部环境（或叫自然基因）。

根据现代宇宙生物学和航天医学的大量研究表明[1-3]：诸如人的中枢神经系统内基因的表达就受重力因素精确调节，万有引力的变化可以改变人体的基因定向，影响生理、病理过程；宇宙射线（电磁波）和高能粒子流更容易改变人体的基因，卫星育种就是改变生物基因的最显而易见的例子。靳九成等2001年在相关文献[4]中首次提出：天体的万有引力（引潮力）、宇宙射线（电磁波）和高能粒子流等三大作用严重影响着人体的生命过程，毫无例外地给人类和生物都打上天体影响的烙印，它们是天人作用的基本机制。具体论述如下。

2.1.1 牛顿万有引力定律及引潮力

（1）牛顿万有引力定律

依照现代天文物理学，任何两个物体之间都存在着相互吸引力，它首先由牛顿所发现，称为牛顿万有引力定律，表述如下：任何两个物体都相互吸引，其引力的大小与它们的质量的乘积成正比，和它们距离的平方成反比。用 m_1 和 m_2 分别表示两个物体的质量，以 r 表示它们的距离，则万有引力定律的数学表示式为

$$f = G \frac{m_1 m_2}{r^2} \tag{2-1}$$

式中 f 是两个物体之间的相互吸引力，G 是一个比例系数，称万有引力恒量（在国际单位制中 $G=6.67\times10^{-11}N\cdot m^2/kg^2$）。由此可见：各天体对人、对地的万有引力大小与天体质量成正比，均与地、与人的距离平方成反比，且作用力具有方向性。

（2）引潮力

以太阳为例，地球中心单位质量所受太阳引力是整个地球所受太阳引力的平均力。地球各地单位质量所受太阳的引力同这个平均引力相比较都有一个差值，称为引潮力。引潮力之所以能引潮，是因为各地的引潮力大小和方向不同。以日地连线穿过地表两点的引潮力最大，且相等、方向相反，朝太阳一侧点叫正垂点，其引潮力朝向太阳（参看附图2.3）。

任何天体对地球和人都有引潮力，今后皆以正垂点引潮力表征该天体引潮力。

地球表面 70.8% 为海洋所覆盖，大家熟悉的潮汐现象（如钱塘江大潮）主要就是由月球和太阳对地球上海洋的引潮力共同作用的一种重要效应。人体中 70% 以上也是水，因而天体对人体也有潮汐效应。

理论上可以证明：天体的万有引力导致对地球、人体上正垂点的引潮力（Gmh/d^3）与天体的质量 m 成正比，而与它距地球或人体该处的距离 d 的立方成反比，与地球直径或人体高度 h 成正比，方向指向天体，比例系数 G 为万有引力恒量（论证见附录2.1）。

2.1.2 高温物体的辐射规律

物体在一定温度（T）下都能向外辐射能量发光。光的本质就是电磁波，波长长得不可见，称电磁波；波长较短，能可见的有红外线、可见光等；波长再短的有紫外线、x 射线、γ 射线，后者又称宇宙射线。讨论电磁波及宇宙射线对地、对人的影响大小，要先弄清高温物体（如太阳）的辐射规律，然后再弄清辐射照到其他物体（地球和人）的照度规律。

（1）高温物体辐射概念

• 光能通量 R：光波在单位时间内通过发光体表面某一面积所传播的能量称为光能通量 R。

• 能量面发光度 R_0：从发光体单位表面上发射的光能通量称为能量面发光度 R_0。

（2）高温物体辐射规律

实验表明，高温物体的辐射服从斯特潘—波耳兹曼定律：高温物体的能

量面发光度 R_0 与其绝对温度 T 四次方成正比,即

$$R_0 = k\sigma T^4 \tag{2-2}$$

其中 σ 为常数,k 为系数,一般 $k < 1$,随不同物质变化,如表 2.1 所列。这表示高温物体的能量面发光度随温度四次方急剧上升,k 越大,表示在同样温度下其辐射发光本领越大。所有天体的 $k < 1$。

表 2.1　T=1500° 时一些物质的系数 k

物质	k	物质	k
钨	0.15	银	0.04
铂	0.15	碳	0.52
钼	0.12	氧化镍	0.84
铁	0.11	氧化铁	0.89

由此可见:天体的温度越高,向外辐射能量面发光度 R_0 就越急剧上升,其对地、对人的影响就越大。恒星都会发光。太阳系中诸行星及其卫星的温度都较低,通常认为不发光;太阳中心温度高达 1500 万℃,表面也有 6000℃,只有太阳会发光,我们看到诸行星及其卫星的光都是太阳照射的反射光。

2.1.3 高温物体的照度规律——**高温物体在另一物体的照度随两者之间距离的平方成反比**

(1) 所谓照度

高温物体发光照在另一物体表面单位面积上的光通量称为照射强度,简称照度,用 A 表示。

(2) 照度随距离的变化规律

假设高温物体,如太阳,在真空中向外均匀发射的总光能通量为 R,陆续穿过距高温物体半径为 r_1、r_2,表面积为 S_1、S_2 的两个球面(图 2.1),根据能量守恒定律,其光能通量显然仍为 R,设它们照度分别表为 A_1、A_2,有如下关系:

$$R = A_1 S_1 = A_2 S_2$$

大家知道球表面积等于 4π 乘以半径的平方,两球表面积分别表为:

$$S_1 = 4\pi r_1^2 \quad S_2 = 4\pi r_2^2$$

故有:

$$A_1 4\pi r_1^2 = A_2 4\pi r_2^2$$

$$A_1/A_2 = r_2^2/r_1^2 \tag{2-3}$$

故得照度随距离的变化规律:高温发光体对另一物体表面的照度与该物体表面距发光体的距离的平方成反比,物体离发光体越远,接受到的照度就越小。

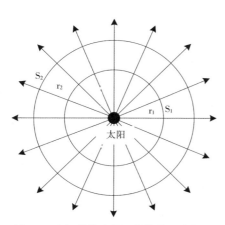

图 2.1 高温物体在另一物体的照度与两者之间距离平方成反比

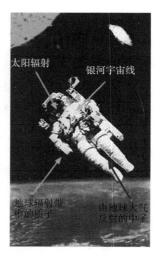

图 2.2 航天员受到天体宇宙射线（电磁波）、高能粒子流、万有引力等三大作用危害（附彩图）

2.1.4 天体高能粒子流的辐照规律——与距离的平方成反比

宇宙中许多恒星，如太阳，其内部持续发生核反应，形成高温等离子体，不仅向外辐射宇宙射线、电磁波，同时还辐射高能粒子流。当人类进入高空或太空，如飞行员，特别是宇航员，高能粒子流就像小炮弹雨一样打入人体，人体会受到很大伤害，所以宇航员要穿上宇航服、带上头盔来避免宇宙射线、高能粒子流，还有失重或超重带来的伤害（图 2.2）[7]。银河系中除太阳外还发现约数万颗变星，河外星系中还发现许许多多中子星、脉冲星，它们都属于 88 星座，能发光和发射高能粒子流，不过因为太遥远，照度较小，只有晚上才能看见。

天体辐射高能粒子流的规律人类还掌握不足，但根据物质守恒定律，可以找到天体高能粒子流对其他物体的辐照与它们之间距离的关系。

假设某高温天体在真空中向外均匀发射高能粒子流，单位时间内发射的总粒子数为 R，照在另一物体表面单位面积上的粒子数称为高能粒子流照射强度，用 B 表示。当 R 陆续穿过距天体半径为 r_1、r_2，表面积为 S_1、S_2 的两个球面时（图 2.1），根据物质守恒定律，其高能粒子通量显然仍为 R。设它们高能粒子流照射强度分别表为 B_1、B_2，亦有如下关系：

$$R = B_1 S_1 = B_2 S_2$$

两球表面积分别为 $S_1 = 4\pi r_1^2$ $S_2 = 4\pi r_2^2$

故有： $B_1 4\pi r_1^2 = B_2 4\pi r_2^2$

$$B_1/B_2 = r_2^2/r_1^2 \tag{2-4}$$

这表示：高温天体对另一物体表面的高能粒子流照射强度与它们之间的距离的平方成反比，物体离发射高能粒子流的天体越远，接受到的高能粒子流照射强度就越小。

综上所述：

（1）各天体的万有引力、宇宙射线（电磁波）和高能粒子流等三大作用严重影响着人体的生命过程，毫无例外地给人类和生物每个都打上天体影响的烙印，它们是天人作用的三大机制。

（2）万有引力与天体质量成正比，与地球和人体距离的平方成反比，且具有方向性。引潮力亦与天体质量成正比，与地球和人体距离的立方成反比，亦具有方向性。

（3）宇宙射线（电磁波）和高能粒子流强度随天体温度上升骤增，它们均与地球和人体的距离平方成反比，且具有方向性。

由此：

• 天体的万有引力（引潮力）、宇宙射线（电磁波）和高能粒子流等三大作用是天人作用的基本机制。

• 分析"天"（宇宙）对地、对人类的影响时，要抓住天体的质量，温度，离地、离人距离三要素，天体的质量越大，温度越高，离地、离人体越近，其影响就越大。

这样，首先应关注离我们最近的月球和太阳系。

2.2 太阳和太阳系行星对地、对人影响的基本比较

如前述，太阳系主要由太阳，水星、金星、地球、火星、木星、土星、天王星、海王星等八大行星及其卫星所构成。太阳是太阳系的中心天体，其半径是地球的109倍，质量是地球的33万倍，集中了太阳系99.86%的质量（参看表1.2），万有引力很大，地球和其他行星都在其引力作用下围绕其公转运动。太阳中心温度高达1 500万℃，表面也有6 000℃，发射到地、人的宇宙射线（电磁波）和高能粒子流的平均强度为宇宙之最，故太阳是决定地球气象、物候，影响人体生命过程的主要因素。

生活在地面上的人们，由于受到地磁场和大气层的保护（参看1.1.1节），太阳对人体的影响主要是万有引力（引潮力）和电磁波阳光。其高能粒子流又称太阳风，对地面气象、通讯有一定的影响，其表现为太阳黑子的约11年

周期性。

如 1.4.2 节所述，太阳系行星的公转运动有三特性，由此可把各行星的公转轨道运动近似为日心黄道坐标系中黄道面内，以不同公转半径的同心、同向匀速圆周运动，只是初位相 $α_0$ 和公转周期 T 不同。

八大行星温度都不高，本身不发光，都是靠太阳照射反光，也不发射高能粒子流。它们具有相互可比拟的质量，除天王、海王两星距地较远，对地、对人万有引力较弱外，水、金、火、木、土五曜与地球较近，具有相互可比拟之距离，其万有引力、引潮力较大，因而除太阳外，水、金、火、木、土五曜的万有引力（引潮力）是影响地和人类不可忽视的次要因素。

2.3 月球对地、对人的影响

月球温度较低，本身不发光，更谈不上有高能粒子流，只是反射太阳光，对地球的照度也不是很大，因而其对地、对人的影响主要是引潮力。

2.3.1 月球引潮力为宇宙诸天体之最

如 1.1.1 节所述，地球表面 70.8% 为海洋所覆盖，大家熟悉的潮汐现象就是由月球和太阳对地球上海洋的引潮力共同作用的一种重要效应（图 2.3）。人体中 70% 以上也是水，因而日、月的引潮力也会在人体产生相类似的潮汐效应，影响人体的生命过程。如前述，日或月对地球、人体上的引潮力与日或月的质量成正比，而与它距地或人体距离的立方成反比。月球质量虽与太阳相比很小（仅为太阳质量的二千七百万分之一），但月地距离要比日地距离小 390 倍，使得月球的引潮力比太阳还大。如把太阳的平均引潮力当作 1，月球平均引潮力约为太阳引潮力的 2.19 倍（参看附录 2.2）。其他行星、恒星座引潮力较小，不可与月球相比，月球引潮力在太阳系中为诸天体之最，处于主要矛盾方面，作用在人体上的引潮力的方向和大小主要由月球所主导控制。

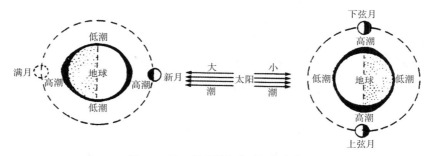

图 2.3　日、月合引潮力随月相变化

月球实际是绕地做椭圆运动,运动中月地距离在变,月对地引潮力大小也在变,月过近地点产生的引潮力平均约为月过远地点时的1.49倍。日、月对地合引潮力大小与月相有关,如把太阳的平均引潮力当作1,当月处于朔望、又在近地点时,日月引潮力相加约为3.6,月不在近地点也有3.1,朔望月时极大值平均约为上弦、下弦的1.9倍。因此,当月处朔望并逢近地点时引潮力最大。

2.3.2 月球引潮力对人体生命的重要影响

《内经》《黄帝虾蟆经》中有多处关于人体中人气运行与月相(农历日数)有关的记载。如"月始生,则血气始精,卫气始行;月郭满,则血气实,肌肉坚;月郭空,则肌肉减,经络虚,卫气去,形独居"(《素问·八正神明论》)。这说明人体的气血卫气以及肌肉、腠理、经络的功能,都与月相密切相关。《黄帝虾蟆经》中的"虾蟆"是古人观察月球表面形状的模拟物,虾蟆图实是月相变化的描述标记。它仔细记载着人气在人体上的分布随月相逐日变化的节律:"月生一日,虾蟆生头啄,人气在足小阴,至足心。……月生二日,虾蟆生左肩,人气在足内踝后足小趾。……月毁二十九日,兔生左股,人气在鼠仆、环阴、气街。月毁三十日,兔生右股,身形都尽,人气阴阳气促,关元至阴孔。……月蚀者毁,赤黄而无光,阴气大乱。"

现代医学界也报道[13-16]:大量观察资料发现,人类的性腺系统、下丘脑、垂体、松果体等整体性生理活动、生育与月相密切相关,现在来解读就是以月球为主导的引潮力对人体生命过程的影响。以月球为主导的引潮力已在人类亿万年生命的进化中给人类打上了深刻的烙印,使妇女具有固定的月经节律,其周期与朔望月周期基本一致。

《内经》中还有关于人气运行与季节、月数的记载:"正月二月,天气始方,地气始发,人气在肝。三月四月,天气正方,地气定发,人气在脾。五月六月,天气盛,地气高,人气在头。七月八月,阴气始杀,人气在肺。九月十月,阴气始冰,地气始闭,人气在心。十一月十二月,冰复,地气合,人气在肾"(《素问·诊要经终论》)。现代科技界也报道证实:人体的寿命、疾病与人的出生季节、月份密切相关[16]。

2.4 七曜对地、对人引力和引潮力的估算

2.1.1节已指出引力、引潮力与天体质量成正比,分别与天地(天人)距离平方、立方成反比。表1.2已给出了地球和七曜的质量及天文学运动参

数、日地平均距（1AU），可算出月的近地点距（2.382×10⁻³AU）和远地点距（2.718×10⁻³AU），水地最近距（0.612 9AU）和最远距（1.387 1AU），金地最近距（0.276 7AU）和最远距（1.723 2AU），火地最近距（0.523 7AU）和最远距（2.523 7AU），木地最近距（4.202 8AU）和最远距（6.202 8AU），土地最近距（8.538 8AU）和最远距（10.538 8AU）（参看附录2.2，4.2～4.7节）。靳九成等于2012年由此估算出人体所受七曜引力、引潮力。如把太阳的平均引力、引潮力当作1，可估算出其他六曜引力和引潮力分别相对太阳平均引力、引潮力的倍数，近地点与远地点引力、引潮力之比，六曜引潮力的变化范围，如表2.2所列。

表2.2　日、月、水、金、火、木、土七曜对地、对人最大引力和引潮力的估算

曜别	质量（10²⁴kg）	与地最近距离（AU）	最大引力相对太阳的倍数	近地点引力与远地点引力之比	近地点引潮力与远地点引潮力之比	引潮力相对太阳的倍数变化范围
日	1.98×10⁶	1	1	1	1	1
月	0.0735	0.002428（近地点）	6.297×10⁻³	1.30	1.49	1.75～2.6
		0.002570（平均）	5.62×10⁻³			2.19
水	0.3309	0.6129	4.45×10⁻⁷	5.11	11.54	（0.63～7.26）×10⁻⁷
金	4.869	0.2767	3.21×10⁻⁵	38.8	241.8	（0.005～1.16）×10⁻⁴
火	0.6421	0.5237	1.18×10⁻⁶	23.2	112.0	（0.02～2.26）×10⁻⁶
木	1989	4.2028	5.79×10⁻⁵	2.20	3.24	（0.42～1.35）×10⁻⁵
土	568.4	8.5388	3.94×10⁻⁶	1.51	1.86	（2.28～4.61）×10⁻⁷

由此可以看出：

（1）七曜中太阳对人体除独有其电磁波（阳光）和高能粒子流外，引力也是最大，其次是月球，其他水、金、火、木、土五曜相对较小。

（2）引潮力最大的是月球，其次是太阳，金、木、火、水、土五曜相对较小。若把太阳引潮力作1比较，月的引潮力平均也有2.19；当月处于朔望，又在近地点时，日月引潮力相加为3.6，月不在近地点也有3.1，是很大的，可能诱发地震等。据美国太空网报道，1955年、1974年、1992年、2005年出现月地距最小情况，都记录到气象极端天气。2005年月球近地点前两周时，

印尼发生大海啸，造成数十万人死亡。2011年3月19日月球到达19年来最近地点，月地距只有356 577km（天文学近地距为363 300km），呈现超级月亮。2011年2月22日中午，新西兰克赖斯特彻奇市发生6.3级地震；2011年3月10日，中国云南映江县发生5.8级地震；2011年3月11日下午，日本东北部海域发生9.0级特大地震，出现10米高海啸。

（3）五曜的引力、引潮力虽比日、月小很多（比日分别小5～7个数量级、4～7个数量级），但其影响不可忽视。其中以金星、木星、火星引潮力较大，其次是水星和土星。五曜近地点引力、引潮力与远地点引力、引潮力之比都很大，金星引潮力之比高达241.8倍，火星引潮力之比高达112.0倍，依次为金、火、水、木、土，每年内变化幅度很大是其特征。这对地、对人是一种强烈的阴阳干扰因素，不可忽视。另，还根据表1.2数据可分别算出天王星、海王星的引潮力相对太阳的倍数分别为 8.66×10^{-9}、2.67×10^{-9}，均比土星还小2个数量级，可不予考虑。

综合以上日、月、水、金、火、木、土七曜对地、对人体的三大作用力度，排序为：

太阳 >> 月 >> 金 > 木 > 火 > 水 > 土。

（4）太阳系中太阳是决定地球气象、物候，影响人体生命过程的主要因素，月是仅次于太阳的第二主要因素，金、木、火、水、土五曜万有引力（引潮力）是影响地球气象、物候和人类的不可忽视的第三次要因素，日、月、金、木、火、水、土七曜可作太阳系"天"的基本代表。

2.5 恒星的亮度、星等，廿八宿星等

在太阳系七曜外的"天"中还有亿万恒星88个星座的万有引力、宇宙射线、高能粒子流三大作用，它们对人体的影响也是不可忽视的，但三者重要性有很大差别。

太阳的高能粒子流由于地球磁场和大气的保护，通常都可不予考虑，恒星座高能粒子流由于距离遥远十分微弱，更可不予考虑。恒星座万有引力、引潮力也因为遥远，与七曜相比微不足道，可不予考虑。唯独恒星座的照度（即宇宙射线电磁波）有其特殊性。虽然太阳的亮度很大，但由于地球自转，一日中一半白昼人体处在太阳光照耀下，另一半夜晚太阳则无照度，人体独处在诸恒星座的照度下生活。亿万年日复一日，这种日夜照度来源的巨大差

别必对人体的生命过程产生影响，子午流注十二经纳子日生理周期（在一日十二时辰中，从寅开始，气血依次流经肺、大肠、胃、脾、心、小肠、膀胱、肾、心包、三焦、胆、肝各经），督脉28穴对应廿八宿就是明证[21-22]。因而亿万恒星的照度也是不可忽视的"天"因素。

2.5.1 恒星的亮度、星等

（1）恒星的亮度

发光体的亮度通常定义为：在观察点与视线垂直的平面上星光产生的照度，单位为勒克斯（lx）。恒星距地遥远，星光传到地球上照度较弱，所以天文学上恒星的亮度不用勒克斯单位来描述，而沿用古希腊人的做法，用"星等"表示。

（2）恒星的星等，星等数 m 与亮度 E 的换算公式

现代天文学把全天肉眼可见的恒星分成6等，最亮的星称为1等星，稍暗的为2、3等星，肉眼勉强可见的为6等星。由于肉眼的生理特性，对亮度强弱的感受服从对数规律，$m=\alpha \lg E$，式中 m 是生理感觉的强弱程度即星等数，E 是实际的亮度，α 为比例系数，lg 表示10进对数。用现代方法测量的结果，1等星比6等星的实际亮度 E 刚好大100倍，所以

$$1-6=\alpha \lg E_1 - \alpha \lg E_6 = \alpha \lg (E_1/E_6) = \alpha \lg 100, \rightarrow -5=2\alpha$$

反求得

$$\alpha = -2.5$$

于是星等数 m 与亮度 E 的换算公式为：

$$m = -2.5 \lg E \tag{2-5}$$

称为普森（N.R.Pogson）公式。当 m=0 时，相当于 E=1，即0等星的亮度为1，天文学上把0等星的亮度作为恒星的亮度单位。由此可得：

- 星等差　$\Delta m = m_1 - m_2 = -2.5 \lg (E_1/E_2)$；
- 亮度比与星等关系为

$$E_2/E_1 = \sqrt[5]{10^{2\Delta m}} \tag{2-6}$$

- 星等越低，亮度越大；
- 星等每相差1等，其亮度之比为（$\sqrt[5]{100}$ =）2.512倍；
- 相差1.5等，其亮度之比约为4倍；
- 相差2等，其亮度之比约为6倍；
- 相差3等，其亮度之比约为16倍；

- 相差 4 等，其亮度之比约为 40 倍；
- 相差 5 等，其亮度之比为 100 倍。
- 太阳的星等为 –26.74，其亮度约相当于 0 等星亮度的 555.11150000 亿倍。
- 月亮满月的星等为 –12.6，其亮度约相当于 0 等星亮度的 14.90116 万倍。
- 五曜中最亮的金星星等可达 –4.89。

2.5.2 廿八宿星等和引潮力

一般讲，恒星星等越低越亮，其质量和引潮力也越大。

图 1.23 下部列出了廿八宿的星等，其中角宿、参宿、壁宿、箕宿、心宿星等最低最亮，分别为 0.97、0.06、2.15、1.95、0.94，它们的引潮力也是最大，并画出了它们的突出照度和引潮力示意图。

2.6 地球公转时夜晚恒星座对地球的照度和引潮力

2.6.1 地球公转时夜晚 88 个恒星座对地球照度和引潮力变化简化为廿八宿

如图 1.16 所示，当地球公转时，中华大地夜晚南天星座光照不到，北天星座的集体光照基本不变，唯独沿黄道公转到某宫时，如巨蟹宫，只有该星宫的集体光照基本是垂直入射到地球、人体，旁边其他如狮子宫、室女宫、双子宫、金牛宫的光照都是斜射，使其影响大为减少，在一级近似下可暂不予考虑。这样地球公转时夜晚 88 个恒星座对地球、人体的照度变化，可简化为黄道十二（十三）宫的照度变化。中华古天文学用黄道廿八宿表征黄道十二（十三）宫的影响，也就是说，地球公转时夜晚 88 个恒星座的照度变化可简化为廿八宿的照度变化。

类似地球公转时 88 个恒星引潮力的变化，也可简化为廿八宿引潮力的变化。

2.6.2 地球公转时夜晚遇到的最亮和最大引潮力宿星

当秋分前后（参见图 1.16 内圈）从地球看太阳运转到室女座对应角宿附近时，地球夜晚受到照射的不是角宿，而是处在 180° 对面双鱼座的壁宿（参见图 1.23）。其亮度和引潮力较大，夜晚对人体的作用就不可忽视。

类似，当冬至前后从地球看太阳运转到天蝎座～人马座之间对应箕宿时，地球夜晚受到照射的不是箕宿，而是处在 180° 对面金牛座的参宿（见图 1.23）。其亮度和引潮力最大，夜晚对人体的作用就不可忽视。

当春分前后从地球看太阳运转到宝瓶座～双鱼座之间对应壁宿附近时，

地球夜晚受到照射的不是壁宿，而是处在180°对面室女座的角宿（参见图1.23）。其亮度和引潮力较大，夜晚对人体的作用就不可忽视。

当小满后从地球看太阳运转到白羊座~金牛座之间对应昴宿附近时，地球夜晚受到照射的不是昴宿，而是处在180°对面天蝎座的心宿（见图1.23）。其亮度和引潮力较大，夜晚对人体的作用就不可忽视。

当夏至前后从地球看太阳运转到金牛座~双子座之间对应参宿附近时，地球夜晚受到照射的不是参宿，而是处在180°对面人马座的箕宿（参见图1.23）。其亮度和引潮力较大，夜晚对人体的作用就不可忽视。

从地球看太阳运转到其他宿星时，因其星等较高，亮度和引潮力太低，夜晚对人体的作用在一级近似下可暂不予考虑。

2.7 天人作用现代"天"模型——廿八宿背景下的七曜，中医学阴阳论模型

2.7.1 五曜为何是太阳系"天"模型不可或缺的天体

（1）《内经》及后世医家的唯象论述

阴阳、五行是中医学的最基础概念。先哲们最初认为"日为阳，月为阴"（《素问·阴阳离合论》），把日、月二曜作为"天"的初级模型。而后在《素问·金匮真言论》中进一步把人体五行与岁（木）星、荧惑（火）星、镇（土）星、太白（金）星、辰（水）星联系起来："东方青色（"木"），入通于肝，……上为岁（"木"）星"，"南方赤色（"火"），入通于心，……上为荧惑（"火"）星"，"中央黄色（"土"），入通于脾，……上为镇（"土"）星"，"西方白色（"金"），入通于肺，……上为太白（"金"）星"，"北方黑色（"水"），入通于肾，……上为辰（"水"）星"，将五星的重要性提升到"五行对五星"的高度（表2.3）[22-23]，尽管"五行对五星"的论断是错的（参看第10章），但足见《内经》及后世医家对五星的重视程度。

表2.3　后世医家的取象比类"五行分别对五星"列表

五行	木	火	土	金	水
方位	东	南	中	西	北
五色	青	赤	黄	白	黑
五脏	肝	心	脾	肺	肾
五曜	岁（木）星	荧惑（火）星	镇（土）星	太白（金）星	辰（水）星

到唐代引入七篇大论时,《素问·天元纪大论》曰:"太虚寥廓,肇基化元,万物资始,五运终天,布气真灵,揔统坤元,九星悬朗,七曜周旋,曰阴曰阳,曰柔曰刚,幽显既位,寒暑弛张,生生化化,品物成章。"进一步把"天"模型概括为北斗九星及黄道二十八宿背景下的日、月、五星七曜。北斗九星中前七星指北天恒星圈内天枢(又名天蓬、贪狼,α)、天璇(又名天芮、巨门,β)、天玑(又名天冲、禄存,γ)、天权(又名天辅、文曲,δ)、玉衡(又名天禽、廉贞,ε)、开阳(又名天心、武曲,ζ)、瑶光(又名天柱、破军,η),学界无异议。后两星有的指左辅(又名天任,大熊座,图1.8~图1.10)、右弼(又名天英,猎犬座,图1.8~图1.10)[24],有的指玄戈(牧夫座λ)、招摇(天龙座λ,图1.11)[25]。尽管当时对七曜各自如何运动及对人体作用力度有多强还很模糊,但肯定是它们产生了自然界的天道阴阳和地道柔刚。至20世纪80年代,后世医家们对《素问·天元纪大论》概括的"天"模型从没提出异议。

(2)笔者依混沌论认定五曜是太阳系"天"模型不可或缺的天体

如前述,决定论只能研究两个天体线性系统,有解析解;三个及三个以上天体就是非线性系统,属混沌范畴,无解析解。

混沌是20世纪才兴起的科学。1903年庞加莱(J.Poincaré)在《科学与方法》中首次指出混沌存在的可能性。混沌科学研究的真正开端始于1960年美国气象学家洛伦兹(E.Lorenz)用电子管计算机对大气气象学的模拟研究,他发现了混沌现象——所谓气象变化的"蝴蝶效应"。1971年12月洛伦兹在华盛顿美国科学家促进会的一次讲演中提出:一只蝴蝶在巴西扇动一下翅膀,就有可能在美国得克萨斯州引起一场风暴,以比喻气象就是非线性系统,对微小因素极具敏感性,这就是气象预报难准的原因。他的演讲和结论给人们留下了极其深刻的印象,此后非线性混沌问题就俗称"蝴蝶效应"。

1975年华人数学家李天岩给混沌下了确切定义:"混沌是决定性的混乱。"混沌现象广泛存在于宇宙、太阳系、自然界、生物界和人类社会中。澳大利亚生态学家罗伯特·梅(Robert May)说过:"非线性才是大自然的魂魄,必须向一般学生讲授混沌。"

如前述,太阳系日、月加地球已是三曜非线性系统,属混沌问题。尽管我们现在知道五曜对地、对人体引潮力很小,比日、月小4~7个数量级,但五曜近地点引潮力与远地点引潮力之比都很大,金星引潮力之比高达

241.8,火星引潮力之比高达112.0等,由于"蝴蝶效应",它们对地球气象、物候和人体生理病理的影响是不可忽视的,在一级近似下,日、月、水、金、火、木、土七曜才可作太阳系"天"的代表。若取二级近似,太阳系的七曜"天"还要添上天王、海王共九曜来代表。

(3)郑军日、月二曜"天"模型与"蝴蝶效应"相悖不可取

郑军出身于化学专业,对混沌学不熟悉,20世纪80年代他积极参与优秀传统文化、中医学学术研究,1988年在既弄不清天人作用机制,也弄不清五曜对人体作用力度比日、月小多少的情况下,贸然发文想简化《内经》七曜"天"模型为日、月二曜"天"模型。[26]暂不说其仅靠日、月二曜"天"模型破解干支纪年和五运六气论证的失误(参看4.10-4.11节),[27]他的二曜"天"模型是与现代混沌论的"蝴蝶效应"相悖的,因而是不可取的。

2.7.2 天人作用现代"天"模型——廿八宿背景下的七曜

依2.5-2.6节,太阳系外的银河系、河外星系等,其三大作用可近似归结于廿八宿。地球公转、自转时夜晚遇到88个恒星座的照度变化,可近似归结于廿八宿的照度变化。

综上所述,笔者首次提出了天人作用现代"天"模型——廿八宿背景下的日、月、水、金、火、木、土七曜[4-5, 27]。

2.7.3 中医学天人合一阴阳论模型

依天人作用现代"天"模型,可建立天人合一中医学阴阳论模型[28](参看7.5节,如图2.4所示),将能发现7个天人规律,创建中医学的现代科学基础。

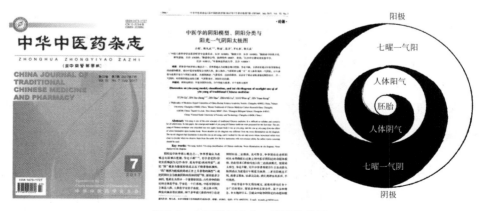

图2.4 中医学天人合一阴阳论模型

附录 2.1　天体引潮力规律

天体对地的引潮力与天体的质量成正比，而与它距地心的距离的立方成反比。

附录 2.1.1　引潮力形成潮汐

天体以太阳为例。地球中心单位质量所受太阳引力是整个地球所受太阳引力的平均引力。地球各地单位质量所受太阳的引力同这个平均引力相比较都有一个差值，称为引潮力，即引潮力＝单位质量所受实际引力－平均引力，如附图 2.1 所示。

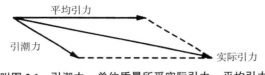

附图 2.1　引潮力＝单位质量所受实际引力－平均引力

引潮力之所以能引潮水，是因为地球各地引潮力不同，如附图 2.2 所示。日地连线同地球表面相交的两点称交垂点，面向太阳的垂点叫正垂点，背向太阳的垂点叫反垂点（附图 2.3）。过地球北极、南极做日地连线垂面将地球分为两半，正垂点所在的半个地球各点距太阳较近，单位质量所受太阳引力要大于全球平均值，其中正垂点的引力最大，所以其引潮力最大。这表示各点的引潮力是朝向太阳的，有挤压这半个地球向太阳凸出变形倾向。相对反垂点所在的半个地球各点距太阳较远，单位质量所受太阳引力要小于全球平均引力，这表明各点的引潮力是背向太阳的，其中反垂点的引潮力最大，有挤压此半个地球背向太阳凸出变形倾向。

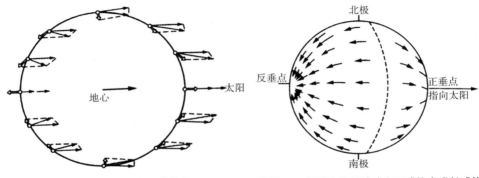

附图 2.2　引潮力及其分布　　　附图 2.3　引潮力迫使地球由正球体变成长球体

依地球上各点的上下方向而论，正、反垂点的引潮力都是与地表垂直正朝上的（附图 2.3）。各点引潮力的方向随着远离正反垂点先由向上逐渐过渡到与地表水平，再由水平向下过渡，到达北极、南极所在大圆（附图 2.3 虚线圆）朝正下。地球就这样形成一种受力格局：正反垂点两头引潮力向上，中间引潮力向下，其他引潮力的水平分力都指向正反垂点，迫使地球由正球体沿日地方向变成长球体。地球岩石部分具有很高刚性，一般难以变形，而占地表 70% 以上的海水是可以流动的，潮汐就是这样在引潮力的推动下形成的。

上述结论对任何天体都是适用的。

附录 2.1.2 证明引潮力规律：天体对地的引潮力与天体的质量成正比，而与它距地心的距离的立方成反比

设天体的质量为 m，天体距地为 d，地球半径为 r。在正反垂点上，天体距地面的距离分别是 $(d-r)$ 和 $(d+r)$。依公式（2-1），天体对正垂点、地心、反垂点单位质量的引力 f_1、f_0、f_2 分别表为：

$$f_1 = \frac{Gm}{(d-r)^2}$$

$$f_0 = \frac{Gm}{d^2}$$

$$f_2 = \frac{Gm}{(d+r)^2}$$

正垂点的引潮力就是 f_1-f_0，反垂点的引潮力就是 f_2-f_0，整理得：

$$\text{正垂点的引潮力} = \frac{Gm}{d^2}\left(\frac{d^2}{(d-r)^2}-1\right) \approx +\frac{2Gmr}{d^3} = \frac{Gmh}{d^3} \quad \text{（附 2-1）}$$

$$\text{反垂点的引潮力} = \frac{Gm}{d^2}\left(\frac{d^2}{(d+r)^2}-1\right) \approx -\frac{2Gmr}{d^3} = -\frac{Gmh}{d^3} \quad \text{（附 2-2）}$$

上列公式中取天体引力方向朝右即天体方向为正。这就证明了：天体对地的正垂点引潮力与天体的质量成正比，而与它距地心的距离的立方成反比，与地球直径 h 成正比，方向指向天体。类似，人体 70% 以上是水，其受天体的引潮力也遵从上述规律：正垂点的引潮力 $= \frac{Gmh}{d^3}$，即与天体质量 m 成正比，而与它距人体的距离 d 的立方成反比，与人体高度 h 成正比，方向指向天体，比例系数 G 为万有引力恒量。

附录2.2　日、月对地面上人体的引潮力估算

附录2.2.1　太阳对地面上人体的引潮力估算

此人体受到太阳的正垂点的引潮力 $\approx +\dfrac{Gmh}{d^3}$，式中 m 为太阳质量，$m=1.98\times10^{30}$kg，h 为人体高度，$h\approx2$m，d 为地球公转半径，$d\approx1.496\times10^8$km，故

人体受到太阳的正垂点的引潮力 $\approx +\dfrac{Gmh}{d^3}=\dfrac{6.67\times10^{-11}\times1.98\times10^{30}\times2}{(1.496)^3\times10^{33}}$

$=0.789\times10^{-13}$N

附录2.2.2　月球对地面上人体的引潮力估算

此人体受到月球的正垂点的引潮力 $\approx +\dfrac{Gmh}{d^3}$，式中 m 为月球质量，$m=7.35\times10^{22}$kg，h 为人体高度，$h\approx2$m，d 为月球绕地公转半径，$d\approx3.844\times10^5$km，故

人体受到月球的正垂点的引潮力 $\approx +\dfrac{Gmh}{d^3}=\dfrac{6.67\times10^{-11}\times7.35\times10^{22}\times2}{(3.844)^3\times10^{24}}$

$=1.726\times10^{-13}$N

月球引潮力是太阳引潮力的（1.726×10^{-13}N/0.789×10^{-13}N）2.19倍。

参考文献

［1］吉勒斯·克勒芒.航天医学基础［M］.陈善广，译.北京：中国宇航出版社，2008.

［2］乔宗林.航空航天医学知识手册［M］.北京：人民军医出版社，2010.

［3］黄伟芬.航天员出舱活动医学基础［M］.北京：中国宇航出版社，2008.

［4］靳九成，彭再全，赵亚丽.运气学理论的天文学背景探讨［J］.湖南中医杂志，2001，17（2）：2-5；中国医药学报，2004，19（S1）：200-204.

［5］靳九成，靳浩，朱胆，等.生命（医易）百年历［M］.太原：山西科学技术出版社，2013.

［6］张三慧.大学物理学［M］.北京：清华大学出版社，1999.

［7］石磊，左赛春.神州巡天［M］.北京：中国宇航出版社，2009.

［8］宋礼庭.从太阳到地球［M］.长沙：湖南教育出版社，1996.

［9］徐振韬，蒋窈窕.太阳黑子与人类［M］.天津：天津科技出版社，1986.

［10］J.R.Herman, R.A.Goldberg. 太阳·天气·气候［M］.盛承禹，蒋窈窕，徐振韬，译.北京：气象出版社，1984.

［11］聂清香，黄萍，刘硕业，等.太阳爆发对产妇分娩影响初探［J］.自然杂志，1999，21（2）：122-123.

［12］季国平，宋岵庭，凌兆芬，等.与《月亮、太阳、大地与精神活动》一文作者商榷［J］.自然杂志，1988，11（6）：437-442.

［13］田仁.有关生育的月相相关变化节律［J］.南京中医学院学报，1987，（3）：48.

［14］张笑平.人体性生理活动与朔望周期关系［J］.浙江中医杂志，1980，（9）：389.

［15］季国平，宋岵庭，凌兆芬，等.出生率随月相变化的规律［J］.自然杂志，1988，11（6）：437-441，452.

［16］壮凌.生月与人生［J］.2000，（5）：27.

［17］靳九成，黄建平，靳浩，等.七曜阴阳周期性消长特性探讨［J］.中华中医药杂志，2011，26（12）：2800-2807.

［18］苏宜.天文学新概念［M］.4版.北京：科学出版社，2009.

［19］徐韶杉.周易基础理论与应用［M］.武汉：华中科技大学出版社，2014.

［20］云歌，靳九成，靳义峰，等.月支正五行的天文学背景探讨［J］.中华中医药杂志，2016，31（9）：3534-3539.

［21］任得泽，明易.易医时间诊疗［M］.北京：中国中医药出版社，2006.

［22］王琦，王树芬，周铭心，等.运气学说的研究与考察［M］.北京：知识出版社，1989.

［23］杨学鹏.阴阳五行—破译·诠释·激活［M］.北京：科学出版社，2000.

［24］贺娟，苏颖.内经讲义［M］.3版.北京：人民卫生出版社，2016.

［25］王洪图，烟建华，迟华基，等.内经学［M］.北京：中国中医药出版社，2004.

［26］郑军.干支纪年与五运六气来源的重新发现［J］.中国医药学报，1988，3（1）：35-40，52.

［27］罗文淇，戴启迪，靳九成.二十八宿背景下的七曜才是破解干支纪年特性的完备天文学背景［J］.中华中医药杂志，2019，34（4）：1645-1649.

［28］云歌，靳九成，靳浩，等.中医学的阴阳模型、阴阳分类与阳光—气阴阳太极图［J］.中华中医药杂志，2017，32（7）：2962-2967.

第二编

4个天人规律发现，将《内经》岁气历、六十干支历送进科学殿堂，建立七曜干支生命历法，将成为中医学的标准历法，指出历代官方认可的干支农历（即老万年历）的千年失误天人作用的现代"天"模型——廿八宿背景下的日、月、水、金、火、木、土七曜属非线性系统，只能用离散式时间节点系统（年、月、日、时辰）近似处理月、水、金、火、木、土六曜对太阳不同年、月、日、时于地、于人体影响的调制作用。在未发现比离散式节点系统近似处理方法更好的办法之前，用干支表征六曜影响规律是目前的最佳方案。

历法就是一种离散式节点系统计量时间、制定时间序列的法则，是天人关系的中枢，至关重要。本编先介绍天文历法基础，继而在现代天人作用机制、模型基础上，发现4个天人规律，把《内经》岁气历（只有年）、六十干支历送进科学殿堂，并完善岁气历，建立七曜干支（年、月、日、时辰）生命历法，其将成为中医学的标准历法；指出干支农历（即老万年历）的千年失误，应当束之高阁。

第 3 章　时间计量与天文历法基础

历法是天人关系的中枢，首先要涉及时间的计量。在第 1 章讨论地球的自转和公转运动时，把地球自转周期统称为 1 日，把地球绕太阳公转周期统称为 1 年。日（d）以下又有小时（h，1d=24h）、分（m，1h=60m）、秒（s，1m=60s）等量度单位层次。而年、日又以参考点的不同，有恒星年、恒星日、太阳年、太阳日等之分。那么平常国家电视台、钟表、历法年、月、日、时属什么时？历法又分公历、农历、（老）万年历、岁气历、六十干支历等，哪一种历法才是中医学天人关系的完善历法呢？这是本章要厘清的基本内容。

3.1 真太阳时与平太阳时

3.1.1 真太阳时、真太阳日

"日"是各种历法的共同基准计量单位。请注意，人们日常所使用的"日"不是恒星时，而是太阳时，太阳时又分真太阳时和平太阳时。

以天球的太阳真实周日视运动为依据建立的时间计量系统称真太阳时。

所谓真太阳是指实际太阳的视圆面的中心，真太阳连续两次上中天（头顶）的时间间隔称为一个"真太阳日"，一个真太阳日也可分真太阳 h、真太阳 m、真太阳 s 等层次。依人们的生活习惯，规定真太阳下中天（半夜）为真太阳时的起算点，称为"真子夜"，真太阳上中天时为真太阳时的 12^h。

可惜真太阳时不是均匀的时间系统，天文学用现代测量方法发现，真太阳日有长有短，周期性波动，1 日相差最大可达 51^s，一年当中真太阳时累积最大会差到 16m 多，像个十分蹩脚的钟表，时快时慢，这显然是不能接受的。此源于太阳在做周日视运动（自东向西）的同时，还做与周日视运动方向相反（自西向东）的周年视运动，后者使太阳赤经不断增加。由于地球实际公转轨道是椭圆，公转速度不均匀，在近日点（冬至）附近转得快，在远日点（夏至）附近转得慢，黄经增加是不均匀的。另自转轨道面与绕太阳公转轨道面还有一个交角,太阳公转沿黄道运动,即使太阳的黄经均匀增加,赤经的增加也仍然是不均匀的,从而导致真太阳日有长有短,出现年周期性波动。

3.1.2 平太阳时

为了方便人事间的横向和纵向时间信息交流,需建立一个均匀的太阳时系统。天文学上设定一个假太阳沿天球赤道均速运动,从春分点东进复回春分点的周期与真太阳的平均回归年相等;以这个假太阳的周日视运动连续两次上中天的时间间隔叫一个平太阳日,1回归年=365.242 2平太阳日。平太阳日以下设置h、m、s单位层次。以平太阳日为基准建立的时间系统,称平太阳时,简称平时。人们日常说的北京时、伦敦时,用的各种钟表时、历法时,都属平时,1回归年=365.242 2日=365日5时48分46秒等表述都属平时。

3.1.3 真平时差 η "8字图"

天文学建立平时是为了方便人事间的横向和纵向时间信息交流,但太阳打在人体上的自然基因烙印却是真太阳时,当我们研究人的出生先天体质时(见第五编)就必须按真太阳时,因而就得找出真太阳时与平时的换算关系,即真平时差。

真太阳时与平太阳时之差,称为真平时差 η。

η= 真太阳时 − 平太阳时

真太阳时 = 平太阳时 +η (3–1)

η 在一年之中随时间变化有正有负,逐日载于每年天文观察年历中,如附录3.1列出2009年逐日的真平时差 η,其中有4次(4月15日,6月13日,9月1日,12月25日)接近于0,4次达到极值(2月11日,5月14日,7月26日,11月3日)。不同的年份 η 又有微小波动,大体如表3.1所列。

表3.1 真平时差 η 的0点和极值

公历日期	2月11日	4月16日	5月15日	6月15日	7月26日	9月1日	11月3日	12月26日
η	-14^m24^s	0	$+3^m48^s$	0	-6^m18^s	0	$+16^m24^s$	0

一般应用中可用天文学真平时差 η "8字图"(图3.1)方便估算 η 的大小。"8字图"以0纵轴线为界,左边为正误差,右边为负误差。如10月26日真平时差 η 为 $+16^m$。

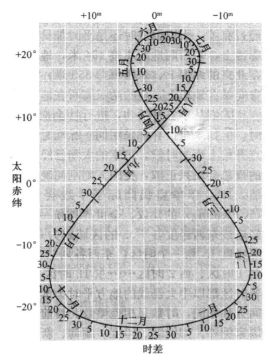

图 3.1 天文学真平时差 η "8 字图"

3.2 地方（平）时与地方真太阳时

3.2.1 地方（平）时与地标时差 Δ

（1）地方（平）时

平太阳到达某经度上空正中天，应正对当地的正午 12 时，称为该经度地方平时。中国北京标准平时实是东经 120° 的地方平时。因此，处在不同经度的人们有不同的地方平时。

（2）地标时差 Δ

由于地球自转，视太阳自东向西旋转 1 周掠过 360 个经度，历平时 24h，每转过 1 经度，历平时 4m。由于北京标准时是东经 120° 的地方平时，人和事件处在东经 120° 以西，每偏西 1°，其地方平时就比北京标准时晚来 4m，即地标时差 Δ 为 −4m；处在东经 120° 以东，每偏东 1°，其地方平时就比北京标准时早来 4m，即地标时差 Δ 为 +4m。故

$$地标时差\ \Delta =（地方东经度数\ -120）\times 4\mathrm{m} \tag{3-2}$$

地方（平）时 = 北京标准平时 + 地标时差 Δ　　　　　　（3-3）

如北京市地处东经116.4°，其地标时差 Δ=（116.4-120）×4m=-14.4m。当中央广播台报12h整时，北京地方（平）时实为11h45.6m；当中央广播台报12h14.4m时，北京的地方平时才是12h整。

本书附录3.2给出我国主要城市地方平时与北京标准时的地标时差 Δ。细致到县、区、市一级的地标时差 Δ，可查阅《生命（医易）百年历》[5]书中附录9，那里列出我国3180个县、区、市一级的地标时差 Δ，以供参考。

3.2.2 地方真太阳时

应用生命历研讨在不同经度出生的人和事件要采用地方真太阳时，这就要先将北京标准平时转换为地方平时，再转换为地方真太阳时。

地方真太阳时 = 地方平时 + 真平时差
　　　　　　 = 北京标准平时 + 地标时差 + 真平时差

地方真太阳时 = 北京标准平时 +Δ+η　　　　　　　　　　（3-4）

3.3 历法及其分类[5]

3.3.1 历法的定义和要素

（1）历法定义

为适应人们日常生活、特定社会活动和研究的需要，根据对人类最攸关天象的精确观察，运用其规律科学合理地计量时间、制定时间序列的法则，称为历法。

（2）历法两要素——历元、纪元

纪年、纪月、纪日、纪时法则称为纪元，历法的起点称为历元，纪元和历元称为历法两要素。

3.3.2 历法的分类，生命历法

（1）依对人类最攸关的天象数分：日象—曜历，月象—曜历，日、月象二曜历，日、月、水、金、火、木、土象七曜历。曜数越多，历法层次就越高，研制就越困难。

（2）依功能分：生活历法、法定历法、特定社会活动历法、研究历法。

生活历法、法定历法、特定社会活动历法等，年、月的日数要（四舍五入）取整。公（阳）历、农历属生活历法。

所谓"国历"，就是国家法定的历法，年、月的日数也要取整。农历、干支农历（即老万年历）、公（阳）历等曾属国历。

回历属月象一曜历，仅用于伊斯兰宗教事务中，是典型的特定社会活动历法。

五运六气岁气历、口授秘传千年的易历，是典型的研究历法，年、月的日数不需取整。

法定历法、特定社会活动历法为突出其权威性，讲究历元。研究历法都有近似性，无所谓历元。

（3）依历年、历月分：太阳历（太阳—曜历）、太阴历（月球—曜历）、阴阳合历（日、月二曜历）。

日是所有历法的基准计量单位。

太阳历以回归年作为基本周期单位。如公历，五运六气学中的岁气历，口授秘传千年的易历。

太阴历以朔望月作为基本周期单位，如回历。

阴阳合历即以朔望月和回归年作为基本周期单位，12个朔望月为一年，以闰月协调回归年，如农历。

（4）生命历法

《黄帝内经》中早就有"九星悬朗，七曜周旋，曰阴曰阳，曰柔曰刚"的记载，反映出先哲们已意识到历法的攸关天体除日、月两曜外，还要考虑水、金、火、木、土等五曜对地、对人体的影响。能反映日、月、水、金、火、木、土等七曜对地、对人体影响的历法，称为生命历法，属研究历法。

3.4 公（阳、格里）历

3.4.1 儒略历—后儒略历—格里历的演化沿革

（1）儒略历

现今的公（格里）历由儒略历、后儒略历演化而来。

公元前46年，古罗马统帅儒略·恺撒（Julius Caesar）采纳天文学家索西琴尼（Sosigenes）的意见，制定儒略历，涉及的最攸关天体只有太阳一曜。以太阳历为基础，一年分12个月，逢单为大月31天，逢双为小月30天，平年2月29天，4年1闰，闰年2月30天，其平均年长365.25天，比回归年365.2422天每年要长0.0078天。儒略历又称旧历。

（2）后儒略历

公元前44年儒略·恺撒去世，其养子继承王位，号称奥古斯都（Augustus）大帝。因其出生在8月，公元前8年下令将儒略历8月改为大月

31天，并以其帝号August命名；9月、11月改为小月30天，10月、12月改为大月31天，2月扣1天，平年28天，闰年29天；平均年长仍为365.25天，称为后儒略历，又称后旧历，此历一直沿用到公元1582年10月4日改为格里历止。

罗马帝国政教合一，基督教至上。公元325年罗马帝国尼西亚基督教大会决定，春分日要定在每年3月21日，由此倒过来确定年首元旦起点（现约为冬至后10天）。元旦既定后，由于后儒略历年长365.25日，比回归年365.2422日多0.0078日，积128年就要满1天。从325年累积到1582年就长达10（9.9606）天，使后儒略历中的春分日期3月21日与教义规定的天文学上的春分日期偏离太远。

（3）格里历

公元1582年罗马教皇格里哥里十三世（Gregory XIII）下令颁布新历，即格里历，其特点如下：

- 把后旧历1582年10月4日的下一天定义为新历的10月15日（中间空缺了10天），使天文学上的春分日又重新与新历的3月21日吻合。
- 调整闰年方案，每400年中少闰3次，闰年只有97个，使平均年长调低为365.2425日，比回归年长仅多0.0003日，需累积3333.3年才多1天，大大提高了格里历与天象的符合精度，居世界历法之最，后为世界广为采用。

（4）儒略历—后儒略历—格里历的历元

取基督教创始人耶稣诞辰年为元年，即公元1年，突出基督教创始人耶稣的权威性。

3.4.2 公（阳、格里）历

格里历在西方既是法定历法，也属生活历法。我国辛亥革命后称它为阳历，现称公历，既是生活历法，又属国家法定历法——国历。其历元充满着宗教色彩：规定冬至后10日为年首元旦，没有天文学意义；每年人为规定12个月，1月、3月、5月、7月、8月、10月、12月为大月31日，2月平年28日，其他月为30日，取整后平年365日与回归年的差异用闰年来调整，闰年2月29日，年内分月及月的日数没有天文学约束，随意性很大，既未考虑其他天体对地、对人体的影响，也未考虑地球自转轴与公转轴不一致（相交23°26′），导致日对地一年内季节气象、物候差别及对人体影响的变化，连春、夏、秋、冬四季部分不出，体现不出"天"对人类影响在不同年、月、日、时间的差别。其突出特点就是平均年长精度高。公历仅是一部具时序意义的历法，说白了就是一种校准的钟表，适用于国际交往方便校表。

3.5 农历

3.5.1 农历的年、月、时辰、年首

农历曾作为中华历代国历和生活历法，月要取整日，大月$_{农}$30日，小月$_{农}$29日，十二个月$_{农}$为一年$_{农}$，十二个月$_{农}$后第一个靠近立春的月$_{农}$首定为年$_{农}$首春节。

一日分12个时辰，用子、丑、寅、卯、辰、巳、午、未、申、酉、戌、亥表述，每个时辰2h，依中华古代医学经验，以23时起奇时数界定。

平年$_{农}$354或355日，闰年$_{农}$384日，年$_{农}$与回归年（365.242 2日）差别很大，通过19年$_{农}$7闰月$_{农}$来与回归年协调，平均年长经历代改进，至清朝为365.25日，与回归年误差仍比公历大26倍。

年$_{农}$首在立春前后排徊，依1900—2020年的120年统计，立春前有53次，与立春同日有5次，立春后有62次。

辛亥革命后其国历皇位为阳（公）历所取代，这是落后的无奈。

3.5.2 农历作研究历法的重大缺陷

学界某些学者总使用农历来研究中医学问题，从天人合一讲，农历作研究历法有如下重大缺陷：

（1）未计入水、金、火、木、土五曜等天体对地气象、物候及人体的影响。

（2）虽有24个节气来反映因地球自转轴与公转轴不一致，导致年内太阳对地生物（含人体）影响的变化特征，但这种特征并没有直接纳入农历的年$_{农}$、月$_{农}$、日、时四柱体系表述上，客观上等于忽视了太阳的年内影响变化，致使有些年$_{农}$24节气不全，如2019己亥年就无立春，2020庚子闰年$_{农}$反有两个立春、25个节气。

显然农历的年$_{农}$、月$_{农}$、日、时体系还不能充当研究历法。

3.6 干支农历（即老万年历）

3.6.1 六十甲子，干支纪日、纪年沿革

（1）六十甲子表

根据甲骨文发现，五千年前中华已有了天干、地支概念。甲、乙、丙、丁、戊、己、庚、辛、壬、癸称为十天干，子、丑、寅、卯、辰、巳、午、

未、申、酉、戌、亥称为十二地支。

十个天干和十二个地支按奇对奇、偶对偶组合，从甲子始到癸亥终，共60个（见表3.2），称为一个六十甲子，以下可再开始另一轮六十甲子循环。

表 3.2　六十甲子表

1 甲子	11 甲戌	21 甲申	31 甲午	41 甲辰	51 甲寅
2 乙丑	12 乙亥	22 乙酉	32 乙未	42 乙巳	52 乙卯
3 丙寅	13 丙子	23 丙戌	33 丙申	43 丙午	53 丙辰
4 丁卯	14 丁丑	24 丁亥	34 丁酉	44 丁未	54 丁巳
5 戊辰	15 戊寅	25 戊子	35 戊戌	45 戊申	55 戊午
6 己巳	16 己卯	26 己丑	36 己亥	46 己酉	56 己未
7 庚午	17 庚辰	27 庚寅	37 庚子	47 庚戌	57 庚申
8 辛未	18 辛巳	28 辛卯	38 辛丑	48 辛亥	58 辛酉
9 壬申	19 壬午	29 壬辰	39 壬寅	49 壬子	59 壬戌
10 癸酉	20 癸未	30 癸巳	40 癸卯	50 癸丑	60 癸亥

（2）干支纪日、纪年沿革

采用六十甲子干支纪元是中华民族天文历法独一无二的伟大创造，是可以列入世界非物质文化遗产的华夏瑰宝。根据甲骨文发现，干支纪日最早，至迟春秋周幽王元年（公元前776年）十月辛卯起，至今没有错乱过[6-7]。《续汉书·律历志》曾记载"太初元年岁在丁丑"，表明自汉武帝太初元年（公元前104年）就采用干支纪年，至今已有两千多年。

3.6.2 干支农历（即老万年历）

（1）干支农历

西汉汉武帝时期，根据《黄帝内经》"九星悬朗，七曜周旋，曰阴曰阳，曰柔曰刚"的要求，先哲们为了研制能反映日、月、水、金、火、木、土七曜的历法，认为农历已反映日、月影响，希望把六十甲子（表3.2）加在农历的年、月、日、时上弥补农历的不足，能反映出另五曜水、金、火、木、土的影响，研制出老万年历，实为干支农历，年首仍为春节，月仍为朔望月，由皇帝颁布，属法定历法，开启了干支历法时代，并为历代官方所认可。实践表明，干支农历已能部分反映七曜对地、对人体的影响，但有误，是中华民族研制生命历法的阶段性成果。

（2）干支农历纪月

干支农历一年农十二个月农，正月农地支以寅表之，二月农以卯表之，……十一月农以子表之，十二月农以丑表之；头月农干要受年农干约束，如表3.3所列。为便于记忆，有民谣口诀：

甲己之年丙作首，乙庚之岁戊为头。

丙辛之岁寻庚上，丁壬壬寅顺水求。

若问戊癸何处起？甲寅之上好追求。

如2019年干支农历为己亥年农，以表3.3或口诀，其头月农天干为丙，干支为丙寅，后续月农干支按60甲子顺序自可排定。遇到闰月农就没有干支，人们有的采用所闰之月干支，也有闰月内节之前用所闰月干支，节之后用后月之干支，五花八门，这正是干支农历的不完善之处。

表3.3　头月干与年干、子时干与日干的约束关系

头月干	年干	子时干	日干
丙	甲、己	甲	甲、己
戊	乙、庚	丙	乙、庚
庚	丙、辛	戊	丙、辛
壬	丁、壬	庚	丁、壬
甲	戊、癸	壬	戊、癸

（3）干支农历日的界定，纪时

日以23时界定，头日23时至当日23时为1日。公历2019年出现第一个甲子日是1月27日，后续按60甲子纪日周转。

一日有十二个时辰，每个时辰2小时，以23时起奇时数界定，以地支纪时，头日23时至当日1时为子时，1时至3时为丑时，……21时至23时为亥时，每日不变。子时干要受日干约束，如表3.3所列。为便于记忆，有民谣口诀：

甲己还甲子，乙庚丙作初。

丙辛从戊起，丁壬庚子头。

戊癸何方发？壬子是真途。

如2019年干支农历年农首为癸酉，依表3.3或口诀，其日干为癸，其子时天干为壬，干支为壬子，后续时辰干支按六十甲子顺序自可排定。

3.7 研究历法——岁气历、易历、生命历

3.7.1 岁气历

唐代著名中医学家王冰吸收了干支农历能部分反映五曜对地和人体影响的成果，应用于五运六气学研究天时与民病，但发现其有误，应将六十甲子纪年_农_改为纪太阳历（回归）年，即纪岁，不须取整日，无闰年，年首取大寒或立春，用六十甲子纪年并周转，唯象地创新出中医五运六气学"岁气历"，属七曜干支研究历法。岁气历虽无明确干支历月、历日、历时构架，但它属太阳历，默认纪日、纪时与干支农历同，干支纪月不可能纪朔望月（属太阴历），只能纪节月或气月。学界经常有学者把岁气历误认为是干支农历来传承。

3.7.2 易历、医易历、生命历

（1）易历

自古医易会通。唐代大易学家李虚中也发现干支农历干支纪日、纪时对了一半，干支纪年_农_、纪月_农_错了一半，唯象地创新出研究历法"易历"，日、时界定及干支纪元与干支农历同，其差别主要在历年、历月上：

• 改年_农_为太阳（回归）年，不须取整日，无闰年，年首为立春，用六十甲子纪年并周转。

• 全（太阳）年分12个节月，以节界定，立春到惊蛰为1月，支为寅；惊蛰到清明为2月，支为卯；清明到立夏为3月，支为辰；立夏到芒种为4月，支为巳；芒种到小暑为5月，支为午；小暑到立秋为6月，支为未；立秋到白露为7月，支为申；白露到寒露为8月，支为酉；寒露到立冬为9月，支为戌；立冬到大雪为10月，支为亥；大雪到小寒为11月，支为子；小寒到立春为12月，支为丑，每年不变。月不取整日，无闰月，用六十甲子纪月并周转，月干与年干的约束关系与干支农历同（表3.3）。

• 月干与年干、时干与日干约束关系（表3.3）的合理性，请参看5.3节。

（2）医易历

显然，"易历"可包容"岁气历"，称为"医易历"。后得到元代大农学家王桢所创研究历法——农学历《农书·授时指掌活法之图》（图3.2）的有力支持[8]。

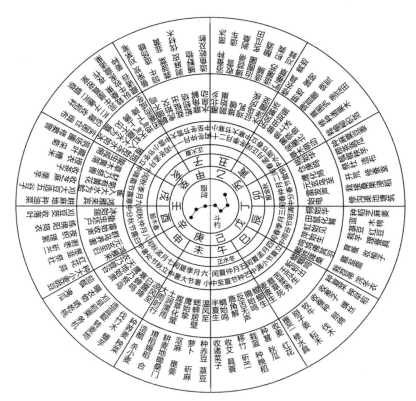

图 3.2　元代大农学家王祯的农学历《授时指掌活法之图》

（3）生命历[5]

千百年来实践表明，医易历较能全面反映日、月、水、金、火、木、土七曜对地、对人体的影响，可作为中医学、农学等生命学科的标准历法，称为七曜干支生命历法。但由于世人长期说不清天干、地支、六十甲子等背后玄机，1200 余年来从没人敢挑战西汉汉武帝开启的干支农历，医易历只能口授秘传，错了一半的干支农历却为历代官方所认可，堂而皇之充斥着书市，使大多数人误认为它就是医易历，形成医易历与干支农历正错反位的千古困惑悬案，使中华科学文化陷入千年纠结。下面第 4、第 5 章就将医易历送进科学殿堂，指出干支农历的千古失误，应将其收之高阁，破解这个千年纠结，使其不再误导学界和社会。

附录 3.1　2009 年真太阳时与平太阳时之时差 η（2009 年中国天文年历）

η = 真太阳时 − 平太阳时

日期	时差 η (m s)	日期	时差 η (m s)	日期	时差 η (m s)	日期	时差 η (m s)
1月 0	−2 57.01	2月 15	−14 07.99	4月 1	−3 58.75	5月 17	+3 38.34
1	3 25.59	16	14 04.79	2	3 40.97	18	3 36.37
2	3 53.84	17	14 00.90	3	3 23.29	19	3 33.82
3	4 21.73	18	13 56.32	4	3 05.73	20	3 30.71
4	4 49.23	19	13 51.08	5	2 48.32	21	3 27.04
5	−5 16.30	20	−13 45.17	6	−2 31.08	22	+3 22.82
6	5 42.91	21	13 38.62	7	2 14.02	23	3 18.06
7	6 09.04	22	13 31.44	8	1 57.17	24	3 12.78
8	6 34.67	23	13 23.64	9	1 40.54	25	3 06.98
9	6 59.76	24	13 15.24	10	1 24.17	26	3 00.69
10	−7 24.31	25	−13 06.24	11	−1 08.07	27	+2 53.93
11	7 48.28	26	12 55.66	12	0 52.26	28	2 46.71
12	8 11.67	27	12 46.51	13	0 36.76	29	2 39.04
13	8 34.45	28	12 35.82	14	0 21.59	30	2 30.95
14	8 56.61	3月 1	12 24.59	15	−0 06.77	31	2 22.46
15	9 18.14	2	−12 12.83	16	+0 07.69	6月 1	+2 13.57
16	9 39.02	3	12 00.57	17	0 21.77	2	2 04.31
17	9 59.22	4	11 47.82	18	0 35.44	3	1 54.68
18	10 18.75	5	11 34.59	19	0 48.71	4	1 44.70
19	10 37.57	6	11 20.92	20	1 01.55	5	1 34.39
20	−10 55.68	7	−11 06.81	21	+1 13.95	6	+1 23.76
21	11 13.06	8	10 52.28	22	1 25.91	7	1 12.83
22	11 29.70	9	10 37.37	23	1 37.40	8	1 01.62
23	11 45.58	10	10 22.10	24	1 48.42	9	0 50.13
24	12 00.69	11	10 06.48	25	1 58.96	10	0 38.40
25	−12 15.03	12	−9 50.54	26	+2 09.02	11	+0 26.42
26	12 28.57	13	9 34.31	27	2 18.58	12	0 14.24
27	12 41.30	14	9 17.81	28	2 27.66	13	+0 01.85
28	12 53.23	15	9 01.07	29	2 36.23	14	−0 10.71
29	13 04.34	16	8 44.10	30	2 44.30	15	0 23.42
30	−13 14.63	17	−8 26.93	5月 1	+2 51.86	16	−0 36.27
31	13 24.09	18	8 09.58	2	2 58.90	17	0 49.24
2月 1	13 32.71	19	7 52.08	3	3 05.43	18	1 02.29
2	13 40.50	20	7 34.43	4	3 11.42	19	1 15.40
3	13 47.45	21	7 16.67	5	3 16.88	20	1 28.56
4	−13 53.57	22	−6 58.81	6	+3 21.79	21	−1 41.73
5	13 58.86	23	6 40.87	7	3 26.16	22	1 54.89
6	14 03.32	24	6 22.87	8	3 29.96	23	2 08.00
7	14 06.97	25	6 04.83	9	3 33.20	24	2 21.03
8	14 09.80	26	5 46.76	10	3 35.87	25	2 33.96
9	−14 11.84	27	−5 28.69	11	+3 37.97	26	−2 46.76
10	14 13.09	28	5 10.62	12	3 39.49	27	2 59.40
11	14 13.56	29	4 52.58	13	3 40.42	28	3 11.84
12	14 13.28	30	4 34.57	14	3 40.78	29	3 24.08
13	14 12.24	31	4 16.63	15	3 40.55	30	3 36.09
14	−14 10.48	4月 1	−3 58.75	16	+3 39.73	7月 1	−3 47.84
15	−14 07.99	2	−3 40.97	17	3 38.34	2	3 59.31

附录 3.1 2009 年真太阳时与平太阳时之时差 η（2009 年中国天文年历）

续表

日期		时差 η		日期		时差 η		日期		时差 η		日期		时差 η		日期		时差 η	
	日		m s		日		m s		日		m s		日		m s		日		m s
7月	1	−	3 47.84	8月	16	−	4 20.61	10月	1	+	10 13.26	11月	16	+	15 17.39				
	2		3 59.31		17		4 08.17		2		10 32.61		17		15 06.11				
	3		4 10.49		18		3 55.23		3		10 51.66		18		14 54.00				
	4		4 21.36		19		3 41.80		4		11 10.39		19		14 41.06				
	5		4 31.91		20		3 27.89		5		11 28.77		20		14 27.30				
	6		4 42.10		21	−	3 13.50		6	+	11 46.78		21	+	14 12.74				
	7		4 51.94		22		2 58.65		7		12 04.41		22		13 57.40				
	8		5 01.39		23		2 43.33		8		12 21.61		23		13 41.27				
	9		5 10.46		24		2 27.57		9		12 38.38		24		13 24.38				
	10		5 19.12		25		2 11.36		10		12 54.69		25		13 06.74				
	11		5 27.36		26		1 54.74		11	+	13 10.52		26	+	12 48.36				
	12		5 35.16		27		1 37.69		12		13 25.84		27		12 29.26				
	13		5 42.52		28		1 20.26		13		13 40.64		28		12 09.45				
	14		5 49.42		29		1 02.44		14		13 54.90		29		11 48.96				
	15		5 55.86		30		0 44.25		15		14 08.61		30		11 27.79				
	16		6 01.80		31	−	0 25.72		16	+	14 21.75	12月	1	+	11 05.96				
	17		6 07.26	9月	1	−	0 06.86		17		14 34.30		2		10 43.49				
	18		6 12.21		2	+	0 12.31		18		14 46.25		3		10 20.40				
	19		6 16.63		3		0 31.77		19		14 57.59		4		9 56.70				
	20		6 20.53		4		0 51.50		20		15 08.31		5		9 32.41				
	21		6 23.88		5	+	1 11.48		21	+	15 18.39		6	+	9 07.55				
	22		6 26.67		6		1 31.69		22		15 27.83		7		8 42.14				
	23		6 28.88		7		1 52.11		23		15 36.60		8		8 16.21				
	24		6 30.51		8		2 12.72		24		15 44.70		9		7 49.78				
	25		6 31.54		9		2 33.49		25		15 52.11		10		7 22.88				
	26		6 31.96		10	+	2 54.40		26	+	15 58.83		11	+	6 55.54				
	27		6 31.77		11		3 15.44		27		16 04.83		12		6 27.79				
	28		6 30.96		12		3 36.57		28		16 10.11		13		5 59.67				
	29		6 29.52		13		3 57.79		29		16 14.65		14		5 31.21				
	30		6 27.47		14		4 19.06		30		16 18.44		15		5 02.44				
	31		6 24.78		15	+	4 40.38		31	+	16 21.47		16	+	4 33.40				
8月	1		6 21.48		16		5 01.72	11月	1		16 23.72		17		4 04.13				
	2		6 17.55		17		5 23.07		2		16 25.18		18		3 34.66				
	3		6 13.00		18		5 44.41		3		16 25.84		19		3 05.04				
	4		6 07.84		19		6 05.72		4		16 25.69		20		2 35.30				
	5		6 02.07		20	+	6 27.00		5	+	16 24.71		21	+	2 05.47				
	6		5 55.70		21		6 48.21		6		16 22.89		22		1 35.60				
	7		5 48.73		22		7 09.36		7		16 20.23		23		1 05.72				
	8		5 41.18		23		7 30.41		8		16 16.71		24		0 35.86				
	9		5 33.04		24		7 51.36		9		16 12.33		25	+	0 06.07				
	10		5 24.33		25	+	8 12.18		10	+	16 07.08		26	−	0 23.63				
	11		5 15.06		26		8 32.85		11		16 00.97		27		0 53.19				
	12		5 05.23		27		8 53.35		12		15 53.98		28		1 22.60				
	13		4 54.87		28		9 13.66		13		15 46.12		29		1 51.81				
	14		4 43.97		29		9 33.77		14		15 37.40		30		2 20.79				
	15		4 32.54		30	+	9 53.64		15	+	15 27.82		31	−	2 49.53				
	16		4 20.61	10月	1	+	10 13.26		16	+	15 17.39		32	−	3 17.98				

附录 3.2　我国主要城市地方（平）时与北京标准（平）时之地标时差 Δ 表[5]

地方时 = 北京标准时 + 地标时差 Δ

例如北京市处东经 116.4°，地标时差 Δ=-14.4 分，其地方时 = 北京标准时 -14.4 分。当北京标准时 12 时正，北京地方平时为 11 时 45.6 分。

主要城市检索：各省、市、自治区、港澳台，以其首字拼音排序，其内按行政惯例排列。

地市	经度	Δ（分）	地市	经度	Δ（分）
安徽省					
合肥市	117.3	-10.8	滁州市	118.3	-7
芜湖市	118.4	-6.4	阜阳市	115.8	-17
蚌埠市	117.4	-10	宿州市	117.0	-12
淮南市	117.0	-12	巢湖市	117.9	-8
马鞍山市	118.5	-6	六安市	116.5	-14
淮北市	116.8	-13	亳州市	115.8	-17
铜陵市	117.8	-9	池州市	117.5	-10
安庆市	117.1	-12	宣城市	118.8	-5
黄山市	118.3	-7			
北京市					
北京市	116.4	-14.4	崇文区	116.4	-14.4
天安门	116.4	-14.4	丰台区	116.3	-14.8
东城区	116.4	-14.4	东城区	116.4	-14.4
宣武区	116.4	-14.4	石景山区	116.2	-15.2
西城区	116.4	-14.4	通州区	116.7	-13.2
朝阳区	116.4	-14.4	大兴区	116.3	-14.8
海淀区	116.3	-14.8	怀柔区	116.6	-13.6
密云县	116.8	-12.8	延庆县	116	-16
门头沟区	116.1	-15.6	房山区	116.1	-15.6
顺义区	116.7	-13.2	昌平区	116.2	-15.2
平谷区	117.1	-11.6			

续表

地市	经度	Δ（分）	地市	经度	Δ（分）
重庆市					
重庆市	106.6	−53.6	涪陵区	107.4	−50.4
渝中区	106.6	−53.6	江北区	106.6	−53.6
沙坪坝区	106.5	−54	南岸区	106.6	−53.6
北碚区	106.4	−54.4	双桥区	105.8	−56.8
渝北区	106.6	−53.6	黔江区	108.8	−44.8
万州区	108.4	−46.4	万盛区	106.9	−52.4
大渡口区	106.5	−54	巴南区	106.5	−54
九龙坡区	106.5	−54	长寿区	107.1	−51.6
福建省					
福州市	119.3	−3	漳州市	117.7	−9
厦门市	118.1	−8	南平市	118.2	−7
莆田市	119	−4	龙岩市	117	−12
三明市	117.6	−10	宁德市	119.5	−2
泉州市	118.7	−5			
甘肃省					
兰州市	103.8	−65	嘉峪关市	98.3	−87
金昌市	102.2	−71	白银市	104.2	−63
天水市	105.7	−57	武威市	102.6	−70
张掖市	100.5	−78	平凉市	106.7	−53
酒泉市	98.5	−86	庆阳市	107.6	−50
定西市	104.6	−62	陇南市	104.9	−60
临夏回族州	103.2	−67	甘南藏族州	102.9	−68
港澳台					
香港	114.3	−22.8	澳门	113.5	−26
台北市	121.5	6	基隆市	121.7	6.8
高雄市	120.3	1.2	新竹市	121	4
台南市	120.2	0.8	台中市	120.7	2.8
嘉义市	120.4	1.6			

续表

地市	经度	Δ（分）	地市	经度	Δ（分）
广东省					
广州市	113.3	−26.8	韶关市	113.6	−25.6
深圳市	114.1	−24	珠海市	113.6	−26
汕头市	116.7	−13	佛山市	113.1	−28
江门市	113.1	−28	湛江市	110.4	−38
茂名市	110.9	−36	肇庆市	112.5	−30
惠州市	114.4	−22	梅州市	116.1	−16
汕尾市	115.4	−18	河源市	114.7	−21
阳江市	112	−32	清远市	113	−28
东莞市	113.8	−25	中山市	113.4	−26
潮州市	116.6	−14	揭阳市	116.4	−14
云浮市	112	−32			
广西壮族自治区					
南宁市	108.4	−46.4	柳州市	109.4	−42
桂林市	110.3	−39	梧州市	111.3	−35
北海市	109.1	−44	防城港市	108.4	−46
钦州市	108.6	−46	贵港市	109.6	−42
玉林市	110.2	−39	百色市	106.6	−54
贺州市	111.6	−34	河池市	108.1	−48
来宾市	109.2	−43	崇左市	107.4	−50
贵州省					
贵阳市	106.6	−53.6	六盘水市	104.8	−61
遵义市	106.9	−52	安顺市	106	−56
铜仁市	109.2	−43	兴义市	104.9	−60
毕节市	105.3	−59	黔东南苗侗州	108	−48
黔南布苗州	107.5	−50			
海南省					
海口市	110.3	−38.8	三亚市	109.5	−42
五指山市	109.5	−42	三沙市	112	−32

续表

地市	经度	Δ(分)	地市	经度	Δ(分)
河北省					
石家庄市	114.5	−22	唐山市	118.2	−7
秦皇岛市	119.6	−2	邯郸市	114.5	−22
邢台市	114.5	−22	保定市	115.5	−18
张家口市	114.9	−20	承德市	117.9	−8
沧州市	116.8	−13	廊坊市	116.7	−13
衡水市	115.7	−17			
河南省					
郑州市	113.6	−25.6	开封市	114.3	−22.8
洛阳市	112.5	−30	平顶山市	113.2	−27
安阳市	114.4	−22	鹤壁市	114.3	−23
新乡市	113.9	−24	焦作市	113.3	−27
濮阳市	115	−20	许昌市	113.9	−24
漯河市	114	−24	三门峡市	111.2	−35
南阳市	112.5	−30	商丘市	115.7	−17
信阳市	114.1	−24	周口市	114.7	−21
驻马店市	114	−24			
黑龙江省					
哈尔滨市	126.5	26	齐齐哈尔市	124	16
鸡西市	131	44	鹤岗市	130.3	41
双鸭山市	131.2	45	大庆市	125	20
伊春市	128.9	36	佳木斯市	130.4	42
七台河市	131	44	牡丹江市	129.6	38
黑河市	127.5	30	绥化市	127	28
大兴安岭地区	124.1	16			
湖北省					
武汉市	114.3	−22.8	黄石市	115	−20
十堰市	110.8	−37	宜昌市	111.3	−35
襄樊市	112.2	−31	鄂州市	114.9	−20
荆门市	112.2	−31	孝感市	113.9	−24

续表

地市	经度	Δ（分）	地市	经度	Δ（分）
湖北省					
荆州市	112.2	−31	黄冈市	114.9	−20
咸宁市	114.3	−23	随州市	113.4	−26
恩施土苗州	109.5	−42	仙桃市	113.5	−26
湖南省					
长沙市	112.9	−28.4	株洲市	113.1	−28
湘潭市	112.9	−28	衡阳市	112.6	−30
邵阳市	111.5	−34	岳阳市	113.1	−28
常德市	111.7	−33	张家界市	110.5	−38
益阳市	112.3	−31	郴州市	113	−28
永州市	111.6	−34	怀化市	110	−40
娄底市	112	−32	湘西土苗州	109.7	−41
吉林省					
长春市	125.3	21.2	吉林市	126.6	26.4
四平市	124.4	18	辽源市	125.1	20
通化市	125.9	24	白山市	126.4	26
松原市	124.8	19	白城市	122.8	11
延边朝鲜族州	129.5	38			
江苏省					
南京市	118.8	−4.8	无锡市	120.3	1
徐州市	117.2	−11	常州市	120	0
苏州市	120.6	2	南通市	120.9	4
连云港市	119.2	−3	淮安市	119	−4
盐城市	120.2	1	扬州市	119.4	−2
镇江市	119.5	−2	泰州市	119.9	0
宿迁市	118.3	−7			
江西省					
南昌市	115.9	−16.4	景德镇市	117.2	−11
萍乡市	113.9	−24	九江市	116	−16
新余市	114.9	−20	鹰潭市	117.1	−12

续表

地市	经度	Δ（分）	地市	经度	Δ（分）
江西省					
赣州市	114.9	−20	吉安市	115	−20
宜春市	114.4	−22	抚州市	116.4	−14
上饶市	118	−8			
辽宁省					
沈阳市	123.4	13.6	大连市	121.6	6
鞍山市	123	12	抚顺市	124	16
本溪市	123.8	15	丹东市	124.4	18
锦州市	121.1	4	营口市	122.2	9
阜新市	121.7	7	辽阳市	123.2	13
盘锦市	122.1	8	铁岭市	123.8	15
朝阳市	120.5	2	葫芦岛市	120.8	3
内蒙古自治区					
呼和浩特市	111.7	−33.2	包头市	109.8	−41
乌海市	106.8	−53	赤峰市	118.9	−4
通辽市	122.3	9	鄂尔多斯市	109.8	−41
呼伦贝尔市	119.8	−1	巴彦淖尔市	107.4	−50
乌兰察布市	113.1	−28	兴安盟	122.1	8
锡林郭勒盟	116.1	−16	阿拉善盟	105.7	−57
宁夏回族自治区					
银川市	106.3	−54.8	石嘴山市	106.4	−54
吴忠市	106.2	−55	固原市	106.3	−55
中卫市	105.2	−59			
青海省					
西宁市	101.8	−72.8	海东地区	102.1	−72
海北藏族州	100.9	−76	黄南藏族州	102	−72
海南藏族州	100.6	−78	果洛藏族州	100.2	−79
玉树藏族州	97	−92	海西蒙藏州	97.4	−90
山东省					
济南市	117	−12	青岛市	120.4	2

续表

地市	经度	Δ(分)	地市	经度	Δ(分)
山东省					
淄博市	118.1	−8	枣庄市	117.3	−11
东营市	118.7	−5	烟台市	121.4	6
潍坊市	119.2	−3	济宁市	116.6	−14
泰安市	117.1	−12	威海市	122.1	8
日照市	119.5	−2	莱芜区	117.7	−9
临沂市	118.4	−6	德州市	116.3	−15
聊城市	116	−16	滨州市	118	−8
牡丹区	115.4	−18			
山西省					
太原市	112.6	−29.6	大同市	113.3	−27
阳泉市	113.6	−26	长治市	113.1	−28
晋城市	112.8	−29	朔州市	112.4	−30
晋中市	112.8	−29	运城市	111	−36
忻州市	112.7	−29	临汾市	111.5	−34
吕梁市	111.1	−36			
陕西省					
西安市	108.9	−44.4	铜川市	108.9	−44
宝鸡市	107.1	−52	咸阳市	108.7	−45
渭南市	109.5	−42	延安市	109.5	−42
汉中市	107	−52	榆林市	109.7	−41
安康市	109	−44	商洛市	109.9	−40
上海市					
上海市	121.5	6	黄浦区	121.5	6
卢湾区	121.5	6	徐汇区	121.4	5.6
长宁区	121.4	5.6	静安区	121.5	6
普陀区	121.4	5.6	闸北区	121.5	6
杨浦区	121.5	6	闵行区	121.4	5.6
虹口区	121.5	6	嘉定区	121.3	5.2
宝山区	121.5	6	浦东新区	121.5	6

续表

地市	经度	Δ（分）	地市	经度	Δ（分）
四川省					
成都市	104.1	−63.6	自贡市	104.8	−61
攀枝花市	101.7	−73	泸州市	105.4	−58
德阳市	104.4	−62	绵阳市	104.7	−61
广元市	105.8	−57	遂宁市	105.6	−58
内江市	105.1	−60	乐山市	103.8	−65
南充市	106.1	−56	眉山市	103.8	−65
宜宾市	104.6	−62	广安市	106.6	−54
达州市	107.5	−50	雅安市	103	−68
巴中市	106.8	−53	资阳市	104.7	−61
阿坝藏羌州	102.2	−71	甘孜藏族州	102	−72
凉山彝族州	102.3	−71			
天津市					
天津市	117.2	−11.2	和平区	117.2	−11.2
河西区	117.2	−11.2	南开区	117.2	−11.2
河东区	117.2	−11.2	河北区	117.2	−11.2
红桥区	117.2	−11.2	塘沽区	117.7	−9.2
大港区	117.5	−10	东丽区	117.3	−10.8
汉沽区	117.8	−8.8	津南区	117.4	−10.4
西青区	117	−12	宝坻区	117.3	−10.8
北辰区	117.1	−11.6	武清区	117	−12
滨海新区	117.7	−9.2			
西藏自治区					
拉萨市	91.1	−115.6	昌都地区	97.2	−91
山南地区	91.8	−113	那曲地区	92.1	−112
日喀则市	88.9	−124	林芝地区	94.4	−102
阿里地区	80.1	−160			
新疆维吾尔自治区					
乌鲁木齐市	87.6	−129.6	克拉玛依市	84.9	−140
吐鲁番市	89.2	−123	哈密市	93.5	−106

续表

地市	经度	Δ（分）	地市	经度	Δ（分）
新疆维吾尔自治区					
昌吉回族州	87.3	−131	博尔塔拉蒙古州	82.1	−152
巴音郭楞蒙古州	86.2	−135	阿克苏地区	80.3	−159
阿图什市	76.2	−175	喀什地区	76	−176
和田地区	79.9	−160	伊犁哈萨克州	81.3	−155
塔城地区	83	−148	阿勒泰地区	88.1	−128
石河子市	86	−136			
云南省					
昆明市	102.7	−69.2	曲靖市	103.8	−65
玉溪市	102.6	−70	保山市	99.2	−83
昭通市	103.7	−65	丽江市	100.2	−79
临沧市	100.1	−80	楚雄彝族州	101.6	−74
红河哈尼族彝族州	103.4	−66	个旧市	103.2	−67
文山壮苗州	104.3	−63	西双版纳傣族州	100.8	−77
大理白族州	100.2	−79	德宏傣族景颇族州	98.6	−86
怒江傈僳族州	98.9	−84	迪庆藏族州	99.7	−81
浙江省					
杭州市	120.2	0.8	宁波市	121.6	6
温州市	120.7	3	嘉兴市	120.8	3
湖州市	120.1	0	绍兴市	120.6	2
金华市	119.7	−1	衢州市	118.9	−4
舟山市	122.2	9	台州市	121.4	6
丽水市	119.9	0			

参考文献

［1］余明．简明天文学教程［M］．北京：科学出版社，2009．

［2］苏宜．天文学新概念［M］．北京：科学出版社，2009．

［3］刘学富．基础天文学［M］．北京：高等教育出版社，2004．

［4］庄得新，聂清香．天文学［M］．济南：山东大学出版社，2004．

［5］靳九成，靳浩，朱胆，等．生命（医易）百年历［M］．太原：山西科学技术出版

社，2013.

［6］李应均.《黄帝内经》中的人天观［M］.北京：中国中医药出版社，1998.

［7］靳九成，靳萍，通用医历法及其天人合一意义［J］.湖南中医杂志,2003,19（4）：1-3.

［8］伊世同，龙龄索——龙腾东方的蒙始年代与其天文学求解［M］∥中华炎黄文化研究会.龙文化与现代文明.北京：中国经济文化出版社，2003.

第 4 章 天人第 1 规律发现，破解七曜干支生命历、岁气历干支纪年玄机，七曜周年视运动特征，日、月二曜"天"模型的片面性

唯象干支农历、岁气历、口授秘传易历都以干支六十甲子纪年，破解天干、地支、干支阴阳、干支纪年、五运、六气及其正化对化等千古玄机，已成为百年来几代学者的梦想和追求。

郭沫若曾认为，十天干来源于"基数观念进化至十"，十二地支来源于黄道周天的十二晨星（《甲骨文学研究·释干支》）。1979 年天文学者郑文光曾认为，十二地支与十二个朔望月有关[1]。20 世纪 80 年代以来，徐道一、杜品仁（1987，1989，1994 年）、曾芝松、高建国（1984，1996 年）等学者报道了大量关于气象、地象、天象、物候准 60 年周期现象与干支 60 年关系的论证[2-6]。中科院翁文波院士及张清（1993 年）利用天干地支、六十甲子纪年预测地震卓有成效，也想从日、月、水、金、火、木、土七曜对地的周年视运动探索干支纪年的科学依据[7]。这些都在推动学界破解天干、地支、干支纪年玄机的步伐，可惜均未成功。可喜的是，宋岵庭、褚志宏（1983 年）、朱灿生（1985 年）、傅立勤（1986 年）、靳九成（2001 年）等的研究取得了重大突破性进展。

4.1 天人第 1 规律发现——破解七曜干支生命历、岁气历干支纪年玄机

4.1.1 傅立勤 1986 年发现：月球近朔月会合周期与回归年会合周期为 60 年

1.4.3 节曾指出：宋岵庭、褚志宏、朱灿生发现 413.32 日是近点月与朔望月的平均会合周期，其中嵌套着 14 个朔望月与 15 个近点月。1986 年傅立勤在此基础上又有一个重要发现："六十年是朔近月会合周期与回归年会合周期"[8]。

近点月和朔望月历60年各状态如表4.1所列。它清楚表明，60年中每年近点月和朔望月综合对地运动状态都是不同的，有60个不同状态。近点月对地、对人具有4（回归）年周期性；朔望月具有30（回归）年周期性，近点月和朔望月视运动共有精确60年周期性（相对误差≤0.04%）。提及朔望月必涉及太阳，可见傅立勤实际采用的是日月二曜"天"模型，其60年周期性应理解为日、月对地、对人影响的周期性。这表示日、月二曜对地、对人的影响具有精确60年周期性。

表4.1 日、水、金、火、木、土、月七曜视运动不同运动状态

n状态	太阳历经时间（年）	水星 历经周数	金星 历经周数	火星 历经周数	木星 历经周数	土星 历经周数	近点月 历经周数	朔望月 历经周数
1	1	4.1	1.6	0.5	$\frac{1}{12}$	$\frac{1}{30}$	13.25	12.367
2	2	8.2	3.2	1.0	$\frac{2}{12}$	$\frac{2}{30}$	26.50	24.733
3	3	12.3	4.8	1.5	$\frac{3}{12}$	$\frac{3}{30}$	59.75	37.100
4	4	16.4	6.4	2.0	$\frac{4}{12}$	$\frac{4}{30}$	53.00	49.467
5	5	20.5	8.0	2.5	$\frac{5}{12}$	$\frac{5}{30}$	66.25	61.833
6	6	24.6	9.6	3.0	$\frac{6}{12}$	$\frac{6}{30}$	79.50	74.200
7	7	28.7	11.2	3.5	$\frac{7}{12}$	$\frac{7}{30}$	92.75	86.567
8	8	32.8	12.8	4.0	$\frac{8}{12}$	$\frac{8}{30}$	106.00	98.933
9	9	36.9	14.4	4.5	$\frac{9}{12}$	$\frac{9}{30}$	119.25	111.300
10	10	41.0	16.0	5.0	$\frac{10}{12}$	$\frac{10}{30}$	132.50	123.667
11	11	45.1	17.6	5.5	$\frac{11}{12}$	$\frac{11}{30}$	145.75	136.033
12	12	49.2	19.2	6.0	1.0	$\frac{12}{30}$	159.00	148.400
13	13	53.3	20.8	6.5	$1\frac{1}{12}$	$\frac{13}{30}$	172.25	160.767
14	14	57.4	22.4	7.0	$1\frac{2}{12}$	$\frac{14}{30}$	185.50	173.133

续表

n 状态	太阳历经时间（年）	水星 历经周数	金星 历经周数	火星 历经周数	木星 历经周数	土星 历经周数	近点月 历经周数	朔望月 历经周数
15	15	61.5	24.0	7.5	$1\frac{3}{12}$	$\frac{15}{30}$	198.75	185.500
16	16	65.6	25.6	8.0	$1\frac{4}{12}$	$\frac{16}{30}$	212.00	197.867
17	17	69.7	27.2	8.5	$1\frac{5}{12}$	$\frac{17}{30}$	225.25	210.233
18	18	73.8	28.8	9.0	$1\frac{6}{12}$	$\frac{18}{30}$	238.50	222.600
19	19	77.9	30.4	9.5	$1\frac{7}{12}$	$\frac{19}{30}$	251.75	234.967
20	20	82.0	32.0	10.0	$1\frac{8}{12}$	$\frac{20}{30}$	265.00	247.333
21	21	86.1	33.6	10.5	$1\frac{9}{12}$	$\frac{21}{30}$	278.25	259.700
22	22	90.2	35.2	11.0	$1\frac{10}{12}$	$\frac{22}{30}$	291.50	272.067
23	23	94.3	36.8	11.5	$1\frac{11}{12}$	$\frac{23}{30}$	304.75	284.433
24	24	98.4	38.4	12.0	2.0	$\frac{24}{30}$	318.00	296.800
25	25	102.5	40.0	12.5	$2\frac{1}{12}$	$\frac{25}{30}$	331.25	309.167
26	26	106.6	41.6	13.0	$2\frac{2}{12}$	$\frac{26}{30}$	344.50	321.533
27	27	110.7	43.2	13.5	$2\frac{3}{12}$	$\frac{27}{30}$	357.75	333.900
28	28	114.8	44.8	14.0	$2\frac{4}{12}$	$\frac{28}{30}$	371.00	346.267
29	29	118.9	46.4	14.5	$2\frac{5}{12}$	$\frac{29}{30}$	384.25	358.633
30	30	123.0	48.0	15.0	$2\frac{6}{12}$	1.0	397.50	371.000
31	31	127.1	49.6	15.5	$2\frac{7}{12}$	$1\frac{1}{30}$	410.75	383.367
32	32	131.2	51.2	16.0	$2\frac{8}{12}$	$1\frac{2}{30}$	424.00	395.733

续表

n 状态	太阳历经时间（年）	水星 历经周数	金星 历经周数	火星 历经周数	木星 历经周数	土星 历经周数	近点月 历经周数	朔望月 历经周数
33	33	135.3	52.8	16.5	$2\frac{9}{12}$	$1\frac{3}{30}$	437.25	408.100
34	34	139.4	54.4	17.0	$2\frac{10}{12}$	$1\frac{4}{30}$	450.50	420.467
35	35	143.5	56.0	17.5	$2\frac{11}{12}$	$1\frac{5}{30}$	463.75	432.833
36	36	147.6	57.6	18.0	3.0	$1\frac{6}{30}$	477.00	445.200
37	37	151.7	59.2	18.5	$3\frac{1}{12}$	$1\frac{7}{30}$	490.25	457.567
38	38	155.8	60.8	19.0	$3\frac{2}{12}$	$1\frac{8}{30}$	503.50	469.933
39	39	159.9	62.4	19.5	$3\frac{3}{12}$	$1\frac{9}{30}$	516.75	482.300
40	40	164.0	64.0	20.0	$3\frac{4}{12}$	$1\frac{10}{30}$	530.00	494.667
41	41	168.1	65.6	20.5	$3\frac{5}{12}$	$1\frac{11}{30}$	543.25	507.033
42	42	172.2	67.2	21.0	$3\frac{6}{12}$	$1\frac{12}{30}$	556.50	519.400
43	43	176.3	68.8	21.5	$3\frac{7}{12}$	$1\frac{13}{30}$	569.75	531.767
44	44	180.4	70.4	22.0	$3\frac{8}{12}$	$1\frac{14}{30}$	583.00	544.133
45	45	184.5	72.0	22.5	$3\frac{9}{12}$	$1\frac{15}{30}$	596.25	556.500
46	46	188.6	73.6	23.0	$3\frac{10}{12}$	$1\frac{16}{30}$	609.50	568.867
47	47	192.7	75.2	23.5	$3\frac{11}{12}$	$1\frac{17}{30}$	622.75	581.233
48	48	196.8	76.8	24.0	4.0	$1\frac{18}{30}$	636.00	593.600
49	49	200.9	78.4	24.5	$4\frac{1}{12}$	$1\frac{19}{30}$	649.25	605.967
50	50	205.0	80.0	25.0	$4\frac{2}{12}$	$1\frac{20}{30}$	662.50	618.333

续表

n 状态	太阳历经时间（年）	水星 历经周数	金星 历经周数	火星 历经周数	木星 历经周数	土星 历经周数	近点月 历经周数	朔望月 历经周数
51	51	209.1	81.6	25.5	$4\frac{3}{12}$	$1\frac{21}{30}$	675.75	630.700
52	52	213.2	83.2	26.0	$4\frac{4}{12}$	$1\frac{22}{30}$	689.00	643.067
53	53	217.3	84.8	26.5	$4\frac{5}{12}$	$1\frac{23}{30}$	702.25	655.433
54	54	221.4	86.4	27.0	$4\frac{6}{12}$	$1\frac{24}{30}$	715.50	667.800
55	55	225.5	88.0	27.5	$4\frac{7}{12}$	$1\frac{25}{30}$	728.75	680.167
56	56	229.6	89.6	28.0	$4\frac{8}{12}$	$1\frac{26}{30}$	742.00	692.533
57	57	233.7	91.2	28.5	$4\frac{9}{12}$	$1\frac{27}{30}$	755.25	704.900
58	58	237.8	92.8	29.0	$4\frac{10}{12}$	$1\frac{28}{30}$	768.50	717.267
59	59	241.9	94.4	29.5	$4\frac{11}{12}$	$1\frac{29}{30}$	781.75	729.633
60	60	246.0	96.0	30.0	5.0	2.0	795.00	742.000
61	61	250.1	97.6	30.5	$5\frac{1}{12}$	$2\frac{1}{30}$	808.25	754.367

由于日、月二曜对人体的影响明显高于其他五曜，近朔月的精确60年周期性为天人第1规律六十甲子周期性奠定了基础。

4.1.2 "六十甲子"隐含三个周期性，傅立勤的发现还引不出六十甲子纪年来

众所周知，十个天干和十二个地支是两个独立的参数，分别具有10和12两个周期性；"六十甲子"（表3.2）是由十个天干和十二个地支按奇对奇、偶对偶组合，从甲子始到癸亥终，共60个，再开始下一轮六十甲子，具有60周期性。因而"六十甲子"隐含着10、12、60三个周期性。

傅立勤的上述发现无疑做出了一个突破性贡献。不过只用日月二曜"天"模型过于简单，仅有60年周期性压根还引不出天干、地支、六十甲子纪年来。

4.1.3 靳九成等于 2001 年发现：水、金、火、木、土五曜分别有 10、5、2、12、30 年准周期性，结合近朔月有 4 年和 30 年周期性，从而七曜周年视运动具有六十甲子年轮回周期性

依 1.4.2 节太阳系行星公转运动的三特性，可把各行星相对于黄道十三宫或廿八宿参考系的公转轨道运动近似简化为：在太阳为圆心的黄道面内，以不同公转半径的匀速同向同心圆周运动，只是初位相 α_0 和公转周期 T 不同。

依表 1.2，$T_{水}$=87.967 4 日≈10/41 年（89.083 4 日）=$T'_{水}$，$T_{金}$=224.696 0 日≈5/8 年（228.276 4 日）=$T'_{金}$，$T_{火}$=686.964 9 日≈2 年（730.484 4 日）=$T'_{火}$，$T_{木}$=11.862 6 年≈12 年=$T'_{木}$，$T_{土}$=29.4475 年≈30 年=$T'_{土}$，$T_{朔望月}$=29.530 59 日≈365.2422 日/12.367=29.533 61 日=$T'_{朔月}$，$T_{近点月}$=27.554 55≈365.242 2 日/13.25= 27.565 45 日=$T'_{近月}$。其相对误差 Δ_0=（T'_i-T_i）/T_i 如表 4.2 所列。

表 4.2　六曜会合周期 60 年各曜周期的相对误差 Δ_0

六曜	水星	金星	火星	木星	土星	朔望月	近点月
各曜周期的相对误差 Δ_0%	+1.269	+1.593	+6.335	+1.158	+1.876	+0.010	+0.040

依照太阳系行星公转运动的同向性、正圆性，取日心黄道坐标系的极轴使地球初位相为零，其他行星初位相依次可表为 $\alpha_{0水}$、$\alpha_{0金}$、$\alpha_{0火}$、$\alpha_{0木}$、$\alpha_{0土}$。当地球公转 1 周历时 1（回归）年（或取地心黄道坐标系中太阳沿黄道历时 1 年）时，水星历经 $4\frac{1}{10}$ 周×1（$\alpha_{水}=\alpha_{0水}+4\frac{1}{10}\times2\pi\times1$），金星历经 1.6 周×1（$\alpha_{金}=\alpha_{0金}+1.6\times2\pi\times1$），火星历经 0.5 周×1（$\alpha_{火}=\alpha_{0火}+0.5\times2\pi\times1$），木星历经 $\frac{1}{12}$ 周×1（$\alpha_{木}=\alpha_{0木}+\frac{1}{12}\times2\pi\times1$），土星历经 $\frac{1}{30}$ 周×1（$\alpha_{土}=\alpha_{0土}+\frac{1}{30}\times2\pi\times1$）。这些称为运动状态 1。当地球公转 n 周历经 n 年（或取地心黄道坐标系中太阳沿黄道历时 n 年）时，水星历经 $4\frac{1}{10}$ 周×n（$\alpha_{水}=\alpha_{0水}+4\frac{1}{10}\times2\pi\times n$），金星历经 1.6 周×n（$\alpha_{金}=\alpha_{0金}+1.6\times2\pi\times n$），火星历经 0.5 周×n（$\alpha_{火}=\alpha_{0火}+0.5\times2\pi\times n$），木星历经 $\frac{1}{12}$ 周×n（$\alpha_{木}=\alpha_{0木}+\frac{1}{12}\times2\pi\times n$），土星历经 $\frac{1}{30}$ 周×n（$\alpha_{土}=\alpha_{0土}+\frac{1}{30}\times2\pi\times n$），这

些称为运动状态 n（n=1，2，3，4，5，6，7，8，9，10，11，12，13……60，61），各状态列于表 4.1 中。太阳每绕地视运动一周（或地绕太阳一周）即 1 年回到原点。这表示水、金、火、木、土各曜每经 10 年、5 年、2 年、12 年、30 年各转 41、8、1、1、1 圈回到原点时，地球或太阳也回到了原点，因而日、水、金、火、木、土六曜对地、对人有 1 年、10 年、5 年、2 年、12 年、30 年视运动轮回准周期。当日绕地（或地绕日）周转 60 周、历经 60 年回到原点时，水、金、火、木、土星各周转 246、96、30、5、2 周回到原点，自表示太阳和五曜周年视运动具有 60 年轮回准周期性。

4.1.4 天人第 1 规律发现

靳九成等 2001 年综合上述两个发现得到：太阳系日、月、水、金、火、木、土七曜对地、对人视运动具有 60 年的准周期性，水星具有 10 年的准周期性，木星具有 12 年的准周期性，因而符合六十甲子 60、10、12 三个周期性要求，七曜具有六十甲子年的准周期性，施加给地、人体影响的准周期为六十甲子年，这个规律称为天人第 1 规律。

4.1.5 破解七曜生命历、岁气历天干、地支、干支阴阳、五运、六气及其正化对化、六十甲子纪年之谜

（1）天干的天文学背景是水星周 10 年视运动

联系五运 5 年、六气及其正化对化 12 年周期性，表达天人第 1 规律的表 4.1 可以重排成表 4.3。从中可看出：水星历经 10 种不同的等时状态回到始点，水星这 10 种不同运动状态及其对地、对人体的影响，中华先哲们借用甲、乙、丙、丁、戊、己、庚、辛、壬、癸分别表之，称为十天干。类似地在第 2 个周期内又重复十天干状态，依此往复下去，这样十天干的天文学背景就是水星周 10 年视运动。

表 4.3 日、水、金、火、木、土、月七曜视运动、六十甲子纪年及干支化运、化气

n状态	太阴历经时间（年）	水星 历经周数	水星 运动状态	金星 历经周数	金星 中运	火星 历经周数	火星 运动状态	木星 历经周数	木星 运动状态	木星 司天客气	土星 历经周数	近点月 历经周数	朔望月 历经周数	六十甲子
1	1	4.1	甲$^+$	1.6	土运$^+$	0.5	阳(+)	$\frac{1}{12}$	子$^+$	少阴君火对化	$\frac{1}{30}$	13.25	12.367	甲子
2	2	8.2	乙$^-$	3.2	金运$^-$	1.0	阴(-)	$\frac{2}{12}$	丑$^-$	太阴湿土正化	$\frac{2}{30}$	26.50	24.733	乙丑
3	3	12.3	丙$^+$	4.8	水运$^+$	1.5	+	$\frac{3}{12}$	寅$^+$	少阳相火对化	$\frac{3}{30}$	39.75	37.100	丙寅
4	4	16.4	丁$^-$	6.4	木运$^-$	2.0	-	$\frac{4}{12}$	卯$^-$	阳明燥金对化	$\frac{4}{30}$	53.00	49.467	丁卯
5	5	20.5	戊$^+$	8.0	火运$^+$	2.5	+	$\frac{5}{12}$	辰$^+$	太阳寒水对化	$\frac{5}{30}$	66.25	61.833	戊辰
6	6	24.6	己$^-$	9.6	土运$^-$	3.0	-	$\frac{6}{12}$	巳$^-$	厥阴风木对化	$\frac{6}{30}$	79.50	74.200	己巳
7	7	28.7	庚$^+$	11.2	金运$^+$	3.5	+	$\frac{7}{12}$	午$^+$	少阴君火正化	$\frac{7}{30}$	92.75	86.567	庚午
8	8	32.8	辛$^-$	12.8	水运$^-$	4.0	-	$\frac{8}{12}$	未$^-$	太阴湿土正化	$\frac{8}{30}$	106.00	98.933	辛未
9	9	36.9	壬$^+$	14.4	木运$^+$	4.5	+	$\frac{9}{12}$	申$^+$	少阳相火对化	$\frac{9}{30}$	119.25	111.300	壬申
10	10	41.0	癸$^-$	16.0	火运$^-$	5.0	-	$\frac{10}{12}$	酉$^-$	阳明燥金正化	$\frac{10}{30}$	132.50	123.667	癸酉
11	11	45.1	甲$^+$	17.6	土运$^+$	5.5	+	$\frac{11}{12}$	戌$^+$	太阳寒水正化	$\frac{11}{30}$	145.75	136.033	甲戌

续表

n状态	太阴历经时间(年)	水星 历经周数	水星 运动状态	金星 历经周数	金星 中运	火星 历经周数	火星 运动状态	木星 历经周数	木星 运动状态	木星 司天客气	土星 历经周数	近点月 历经周数	朔望月 历经周数	六十甲子
12	12	49.2	乙⁻	19.2	金运⁻	6.0	-	1.0	亥⁻	厥阴风木正化	$\frac{12}{30}$	159.00	148.400	乙亥
13	13	53.3	丙⁺	20.8	水运⁺	6.5	+	$1\frac{1}{12}$	子⁺	少阴君火对化	$\frac{13}{30}$	172.25	160.767	丙子
……	……	……	……	……	……	……	……	……	……	……	……	……	……	……
30	30	123.0	癸⁻	48.0	火运⁻	15.0	-	$2\frac{6}{12}$	巳⁻	厥阴风木对化	1.0	397.5	371.000	癸巳
……	……	……	……	……	……	……	……	……	……	……	……	……	……	……
60	60	246.0	癸⁻	96.0	火运⁻	30.0	-	5.0	亥⁻	厥阴风木正化	2.0	795.00	742.000	癸亥
61	61	250.1	甲⁺	97.6	土运⁺	30.5	+	$5\frac{1}{12}$	子⁺	少阴君火对化	$2\frac{1}{30}$	808.25	754.367	甲子
……	……	……	……	……	……	……	……	……	……	……	……	……	……	……

（2）天干阴阳的天文学背景是火星周2年视运动

火星属地外行星，1个周期（2年）内只有两种状态：第1年沿其轨道前半周运动，次年沿后半周运动，年内相同时间位相差约π，对地球所施加的作用机制方向相反，因而这两个状态可用阳（+）、阴（−）表示（表4.3），叠加在水星的影响上，使天干具有阴阳性，甲、丙、戊、庚、壬为阳干，乙、丁、己、辛、癸为阴干。所以天干阴阳的天文学背景是火星周2年视运动。

（3）地支及其阴阳的天文学背景是木星12年及火星2年视运动

木星属地外行星，1周期12年内历经12种不同的等时状态回到始点。木星这12种状态当然不同于水星，中华先哲们借用子、丑、寅、卯、辰、巳、午、未、申、酉、戌、亥分别表之（表4.3），称为十二地支，第2周期内又依此重复一遍，往复下去。木星这12种运动状态对地、对人体的影响是十二地支的天文学背景。

类似前面的分析，火星的影响叠加在木星影响上，使年地支具有阴阳性，子、寅、辰、午、申、戌为阳支，丑、卯、巳、未、酉、亥为阴支，地支阴阳的天文学背景是火星周2年视运动。

（4）五运和六气及其正化对化的天文学背景

五运的天文学背景是金星，六气及其正化对化的天文学背景是木星。

（5）六十甲子及其纪年的天文学依据

十天干和十二地支数学上本有120种干支组合关系（如甲子、甲丑、乙子、乙丑、…），而七曜视运行的同时性使干支匹配只有60种（没甲丑、乙子、…），叫六十甲子（表3.2，表4.3）。用它来纪年，既表年序，又能依年干支表征该年七曜对地球气象、物候和对人体生命过程影响的特征，因而具有深刻的生命历法意义。这就破解了岁气历、口授秘传易历、七曜生命历六十甲子（或干支）纪（回归）年的天文学依据为天人第1规律。这里特别要强调的是，六十甲子纪的年是太阳年，而干支农历纪的年是太阴年，所以后者有误。

4.2 地心黄道坐标系中太阳、月球的周年视运动

为了破解天人合一诸多玄机，需要展开讨论七曜周年视运动的特征。如前述：

（1）所谓七曜的周年视运动，就是暂不考虑地球的自转，观察者站在地

心黄道坐标系而去看七曜的运动。显然，七曜的周年视运动都在黄道面内，属于二维运动。

（2）太阳系行星运动的三特性表明，它们在日心的黄道面内，以不同公转半径的匀速同向同心圆周运动，只是初位相 α_0 和公转周期 T 不同。

4.2.1 太阳的周年视运动

（1）太阳周年视运动的一般表述

以 S 表太阳，以此为原点设置日心黄道坐标系，黄道平面内取 x'y' 坐标，长度单位为 AU，时间单位为日，E 表地球（图 4.1）。地球对太阳公转的圆运动用 $\vec{r}_0$（t，$\alpha_{0地}$，$\omega_{地}$）表示，其中 t 表时间，$\alpha_{0地}$ 表初位相，$\omega_{地}$ 表圆运动频率。现反过来，从地球看太阳，转到地心黄道坐标系 xy 上，太阳之周年视运动则表为 $-\vec{r}_0$（t），$\vec{r}_0$ 前的负号表示太阳周年视运动的初位相变为（$\alpha_{0地}+\pi$），这正是 1.5.2 节表述的太阳周年视运动规律。

（2）太阳周年视运动方程

依行星运动的三特性，$\vec{r}_0$ 大小为 1AU，旋转角速度 $\omega = \dfrac{2\pi}{365.2422} \approx \dfrac{2\pi}{365}$；取地球初位相 $\alpha_{0地}$ 为 0，如图 4.1 所示：

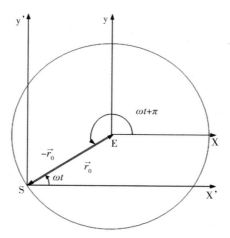

图 4.1　太阳的周年视运动矢量 $-\vec{r}_0$（附彩图）

则地球对太阳的公转运动方程近似可表为

$$x' = \cos\dfrac{2\pi}{365}t$$

$$y' = \sin\frac{2\pi}{365}t$$

反过来，从地球看太阳，转到地心黄道坐标系 xy 上，太阳之周年视运动则表为 $-\vec{r_0}$，即是以地为中心、半径仍为 1AU、角速度仍为 ω 的圆周运动，$\vec{r_0}$ 前的负号表示太阳对地球的初位相增加为 π，故太阳的周年视运动方程为

$$x_日 = \cos\left(\frac{2\pi}{365}t + \pi\right) = -\cos\frac{2\pi}{365}t \quad (4-1)$$

$$y_日 = \sin\left(\frac{2\pi}{365}t + \pi\right) = -\sin\frac{2\pi}{365}t \quad (4-2)$$

太阳周年视运动轨迹如图 4.1 圆圈所示，周期为 1 年，这表示太阳对地、对人的影响年年相同。

4.2.2 月球的周年视运动

月的视运动就是近点月运动，如图 1.19a 所示，轨道面近似（差 5°09′）落在地心黄道坐标系上，平均半径为 0.002 57AU（3.844×10^5 km，相当于日地距的 1/390）的一个圆（参看图 1.19a），周期为一个近点月（27.554 55 日），其周年视运动就是 1 年内会转 13.25 周，4 年会转 53 周，具有 4 年周期性。朔望月也可看成月的周年视运动，半径仍为 0.002 57AU 的一个圆，周期为一个朔望月（29.530 59 日），1 年内会转 12.357 周，具有 30 年的周期性（如表 4.3 所列）。

4.3 地心黄道坐标系中火星周年视运动的 2 年周期性特征

由于地球也在运动，在地心黄道坐标系 xy 平面内看其他五曜视运动已不再是圆，且初位相 α_0 一般不同，且不为零。五曜除受太阳作用外，还受其他天体的作用，实际运动很复杂，它们在日心黄道坐标系中的初位相、轨道面还会漂移，不可能指望有天文初位相 α_0 数据可依，这是研讨五曜周年视运动的难点。好在我们关注的是它们视运动的周期性特征，要设法避开它，下面先寻找火星几种不同初位相周年视运动轨迹之间的关联规律。

4.3.1 火星周年视运动方程

仍以 S 表太阳为原点，设置黄道 x'y' 坐标，长度单位为 AU，时间单位为日，E 表地球，地对太阳公转运动用 $\vec{r_0}$ 表示，$\vec{r_0}$ 大小为 1AU，设地初位相为 0。

以 P 表火星，火星对太阳之公转三性圆运动用 $\vec{r}$ 表示，其公转半径 $|\vec{r}|$ = 1.5237AU（表 1.2），其旋转角速度 $\omega_{火} = \dfrac{2\pi}{2 \times 365.2422} \approx \dfrac{\pi}{365}$，初位相为 $\alpha_{0火}$，如图 4.2 所示。火星对地之视运动由 $\vec{r}'$ 表示。显然，$\vec{r} = \vec{r}_0 + \vec{r}'$，$\vec{r}' = \vec{r} - \vec{r}_0 = \vec{r} + (-\vec{r}_0)$，故火星周年视运动方程可表为：

$$x_{火} = 1.5237\cos\left(\dfrac{\pi}{365}t + \alpha_{0火}\right) - \cos\dfrac{2\pi}{365}t \qquad (4-3)$$

$$y_{火} = 1.5237\sin\left(\dfrac{\pi}{365}t + \alpha_{0火}\right) - \sin\dfrac{2\pi}{365}t \qquad (4-4)$$

注意，此处 $\alpha_{0火}$ 是火星在日心黄道坐标系中的初位相。

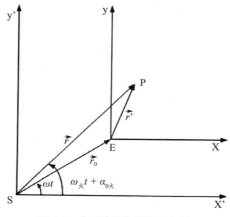

图 4.2　火星的周年视运动矢量

4.3.2 火星初位相 $\alpha_{0火}$ =0 情况的视运动轨迹

火星周年视运动方程为：

$$x_{火} = 1.5237\cos\dfrac{\pi}{365}t - \cos\dfrac{2\pi}{365}t$$

$$y_{火} = 1.5237\sin\dfrac{\pi}{365}t - \sin\dfrac{2\pi}{365}t$$

其运动轨迹如图 4.3a）、b）所示：第 1 年从 A 到 B，第 2 年从 B 回到 A，其中彩图中小红圆圈为太阳周年视运动轨迹，以作比较。

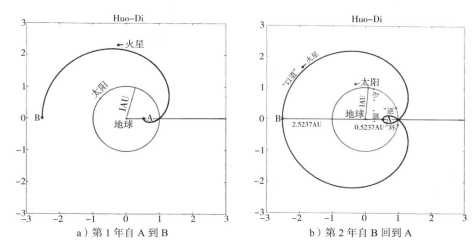

图 4.3　火星视运动初位相 $\alpha_{0火}=0$ 分别历经 1、2 年的运动轨迹（附彩图）

4.3.3 火星初位相 $\alpha_{0火}=\pi/5$ 情况的视运动轨迹

火星周年视运动方程为：

$$x_{火}=1.5237\cos\left(\frac{\pi}{365}t+\frac{\pi}{5}\right)-\cos\frac{2\pi}{365}t$$

$$y_{火}=1.5237\sin\left(\frac{\pi}{365}t+\frac{\pi}{5}\right)-\sin\frac{2\pi}{365}t$$

周年视运动轨迹如图 4.4a）、b）所示：第 1 年从 A 到 B，第 2 年从 B 回到 A。由于初位相 $\alpha_{0火}=\pi/5$，其周年视运动轨迹图 4.4 与图 4.3 相比，逆时针转过约 75°，相当于周年视运动初位相变化为 75.4°。

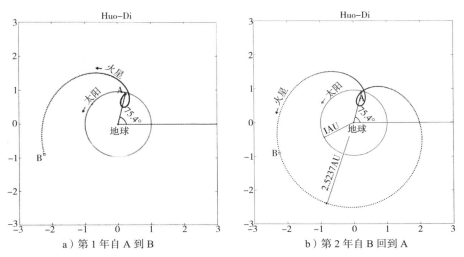

图 4.4　火星周年视运动初位相 $\alpha_{0火}=\pi/5$ 分别历经 1、2 年的运动轨迹（附彩图）

4.3.4 火星初位相 $\alpha_{0火}=-\pi/2$ 情况的视运动轨迹

火星周年视运动方程为:

$$x_火 = 1.5237\cos\left(\frac{\pi}{365}t - \frac{\pi}{2}\right) - \cos\frac{2\pi}{365}t$$

$$y_火 = 1.5237\sin\left(\frac{\pi}{365}t - \frac{\pi}{2}\right) - \sin\frac{2\pi}{365}t$$

其第 1、第 2 年的周年视运动轨迹，分别如图 4.5a)、b)所示。由于初位相 $\alpha_{0火}=-\pi/2$，其周年视运动轨迹图 4.5 与图 4.3 相比，逆时针转过约 180°，相当于周年视运动初位相变化为 −146.7°。

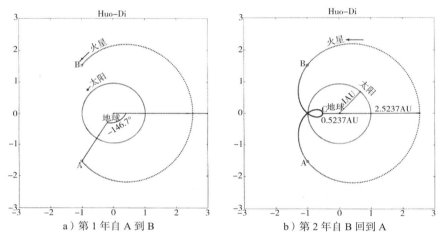

a) 第 1 年自 A 到 B   b) 第 2 年自 B 回到 A

图 4.5 火星周年视运动初位相 $\alpha_{0火}=-\pi/2$ 分别历经 1、2 年的运动轨迹（附彩图）

比较图 4.3、图 4.4、图 4.5 可看出：火星初位相 $\alpha_{0火}$ 不为 0，为其他值时，相当于轨迹图形相对坐标系转过某一个角度，总结出的这个规律对水、金、木、土四曜的周年视运动也适用。

4.3.5 总结地心黄道坐标系中火星周年视运动的 2 年周期性特征

（1）从图 4.3 可看出，火星周年视运动在日心黄道坐标系中的初位相为 0，在地心黄道坐标系中的初位相也为 0。

（2）火星绕地具有 2 年周期性

在第 1、第 2 年视运动状态不同，自然对地、对人的影响也不同，其影响具有 2 年周期性。

（3）地外行星周年视运动轨迹的内环数 = 年周期数 −1

火星属地外行星，由于地的公转运动使火星绕地顺行的同时还会出现逆行、内环行现象，出现1个内环，使火地距离大幅度变化，近地点只有0.523 7AU，远地点却有2.523 7AU，相当于近地点4.82倍。如前述，引力与距离平方成反比，近地点引力与远地点引力之比为23.2倍；引潮力与距离立方成反比，近地点引潮力与远地点引潮力之比为112.0倍（表2.2数据）。

从火星可总结出如下规律：对地外行星，如木、土二曜，周年视运动轨迹的内环数 = 年周期数 −1。

（4）比较图4.3、图4.4、图4.5可看出：火星初位相$\alpha_{0火}$不为0、为其他值时，相当于轨迹图形相对坐标系转过某一个角度，这个规律对水、金、木、土等曜也适用。

4.4 破解《内经》关于五曜"徐疾顺逆"和"逆""留""守""环"天象

《内经》中有五曜运行之"徐疾逆顺"和"以道留久，逆守而小……以道而去，去而速来，曲而过之……久留而环，或离或附"等记载（《素问·气交变大论》）。对照图4.3就很容易理解：行星视运动依前进方向顺行即为"以道"，向后退行即为"逆"，在轨道某处不动即为"留"，"留"超过一定时间即为"守"，行星周年视运动由顺转逆再转顺形成"环"。

依此就可破解诸如1928年8月1日—1929年5月1日间观察到的火星在天球黄道附近运行轨道的"逆""留""守""环"天文记录，如图4.6a）所示。图4.6b）为1896年8月1日—10月3日间观察到的水星在天球黄道附近运行轨道的"逆""留""守""环"天文记录。

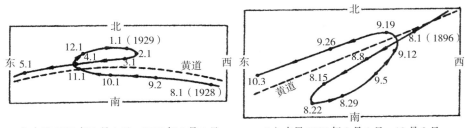

a）火星1928年8月1日—1929年5月1日　　　b）水星1896年8月1日—10月3日

图4.6　火星、水星在黄道附近运行轨道发生"逆""留""守""环"的天文记录

4.5 地心黄道坐标系中金星周年视运动的5年周期性特征

与火星类似，在地心黄道坐标系中黄道面内设 xy 坐标，长度单位为 AU，时间单位为日。金星公转三性圆运动半径为 0.7233AU，1 年转 1.6 周，初位相为 $\alpha_{0金}$，其旋转角速度 $\omega_{金}=1.6\dfrac{2\pi}{365.2422}\approx\dfrac{3.2\pi}{365}$，金星周年视运动方程可表为：

$$x_{金}=0.7233\cos\left(\dfrac{3.2\pi}{365}t+\alpha_{0金}\right)-\cos\dfrac{2\pi}{365}t \qquad (4-5)$$

$$y_{金}=0.7233\sin\left(\dfrac{3.2\pi}{365}t+\alpha_{0金}\right)-\sin\dfrac{2\pi}{365}t \qquad (4-6)$$

由于重点考察金星视运动的 5 年周期性特征，初位相 $\alpha_{0金}$ 暂设为 0，其视运动方程可表为：

$$x_{金}=0.7233\cos\dfrac{3.2\pi}{365}t-\cos\dfrac{2\pi}{365}t$$

$$y_{金}=0.7233\sin\dfrac{3.2\pi}{365}t-\sin\dfrac{2\pi}{365}t$$

其 1、2、3、4、5 年的周年视运动轨迹，分别如图 4.7a）、b）、c）、d）、e）所示，其中彩图中小红圆圈为太阳周年视运动轨迹，以作比较。

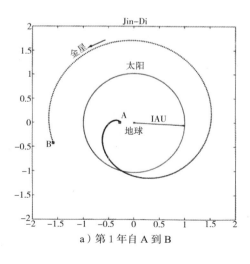

a）第 1 年自 A 到 B

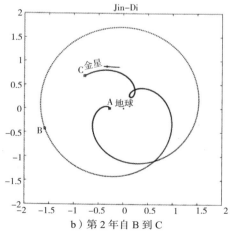

b）第 2 年自 B 到 C

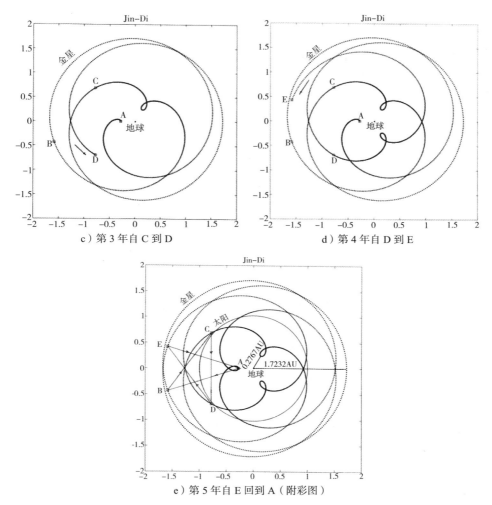

c）第 3 年自 C 到 D　　　　　　d）第 4 年自 D 到 E

e）第 5 年自 E 回到 A（附彩图）

图 4.7　金星周年视运动分别历经 1、2、3、4、5 年的运动轨迹（初位相 $\alpha_{0金}=0$）

从图中可看出：

（1）金星绕地具有 5 年周期性，各年视运动状态不同，自然对地、对人的影响也不同，其影响具有 5 年周期性。

（2）金星属地内行星，绕地顺行的同时还会出现逆行、内环行现象，出现 3 个内环，使金地距离大幅度变化，近地点只有 0.276 7AU，远地点却有 1.723 2AU，相当于近地点的 6.23 倍。如前述，引力与距离平方成反比，近地点引力与远地点引力之比为 38.8 倍；引潮力与距离立方成反比，近地点引潮力与远地点引潮力之比为 241.8 倍（表 2.2 数据）。

（3）金星初位相 $\alpha_{0金}$ 不为零时，相当于轨迹图形相对坐标系转一个角度。如 $\alpha_{0金}=\pi/5$，其周年视运动轨迹如图4.8所示。

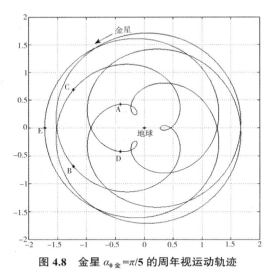

图4.8　金星 $\alpha_{0金}=\pi/5$ 的周年视运动轨迹

4.6 地心黄道坐标系中水星周年视运动的10年周期性特征

与火星类似，在地心黄道坐标系中黄道面内设 xy 坐标，长度单位为 AU，时间单位为日。水星公转三性圆运动圆半径为 0.3871AU，初位相为 $\alpha_{0水}$，1年转 41/10 周，其旋转角速度 $\omega_{金}=\dfrac{41}{10}\dfrac{2\pi}{365.2422}\approx\dfrac{82\pi}{3650}$，水星视运动方程可表为：

$$x_{水}=0.3871\cos\left(\frac{82\pi}{3650}t+\alpha_{0水}\right)-\cos\frac{2\pi}{365}t \quad (4-7)$$

$$y_{水}=0.3871\sin\left(\frac{82\pi}{3650}t+\alpha_{0水}\right)-\sin\frac{2\pi}{365}t \quad (4-8)$$

由于重点考察水星周年视运动的10年周期性特征，其初位相 $\alpha_{0水}$ 可暂设为0，其视运动方程可简化为：

$$x_{水}=0.3871\cos\frac{82\pi}{3650}t-\cos\frac{2\pi}{365}t$$

$$y_{水}=0.3871\sin\frac{82\pi}{3650}t-\sin\frac{2\pi}{365}t$$

其1、2、3、4、5、6、7、8、9、10年的运动轨迹，分别如图4.9a）、b）、c）、d）、e）、f）、g）、h）、i）、j）所示，其中红圆圈为太阳周年视运动轨迹，以作比较。

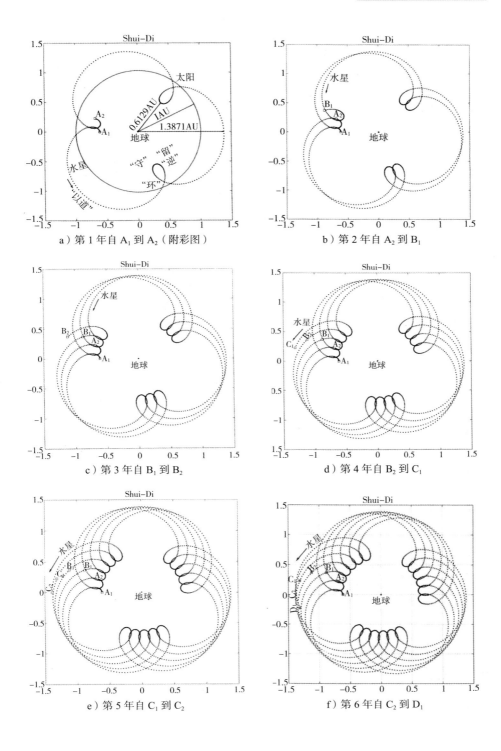

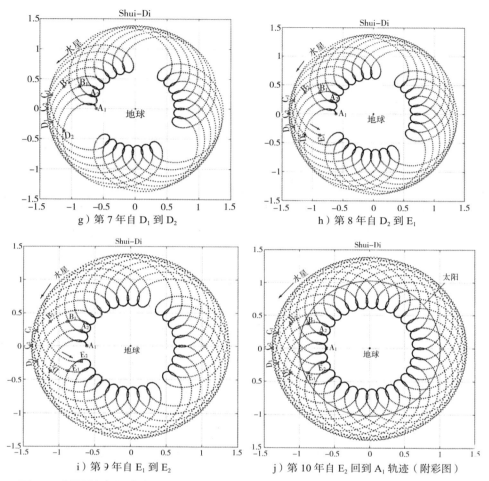

图 4.9 水星周年视运动分别历经 1、2、3、4、5、6、7、8、9、10 年的运动轨迹（$\alpha_{0水}=0$）

从图 4.9 中可看出：

（1）水星绕地具有 10 年周期性，各年视运动状态不同，自然对地、对人的影响也不同，其影响具有 10 年周期性。

（2）水星属地内行星，周年视运动轨道也发生"逆""留""守""环"现象，出现 31 个内环，其天文记录如图 4.6b）所示。水星出现逆行、内环行现象使水地距离大幅度变化，近地点只有 0.612 9AU，远地点却有 1.387 1AU，相当于近地点的 2.26 倍。如前述，引力与距离平方成反比，近地点引力与远地点引力之比为 5.11 倍；引潮力与距离立方成反比，近地点引潮力与远地点引潮力之比为 11.54 倍（表 2.2 数据）。

（3）水星初位相 $\alpha_{0水}$ 不为零时，相当于轨迹图形相对坐标系转一个角度。

4.7 地心黄道坐标系中木星周年视运动的12年周期性特征

与火星类似，在地心黄道坐标系中黄道面内设 xy 坐标，长度单位为 AU，时间单位为日。木星公转三性圆运动圆半径为 5.2028AU，初位相为 $\alpha_{0木}$，1年转 1/12 周，其旋转角速度 $\omega_木 = \dfrac{1}{12}\dfrac{2\pi}{365.2422} \approx \dfrac{\pi}{6\times 365}$，木星周年视运动方程可表为：

$$x_木 = 5.2028\cos\left(\dfrac{\pi}{6\times 365}t + \alpha_{0木}\right) - \cos\dfrac{2\pi}{365}t \quad (4-9)$$

$$y_木 = 5.2028\sin\left(\dfrac{\pi}{6\times 365}t + \alpha_{0木}\right) - \sin\dfrac{2\pi}{365}t \quad (4-10)$$

由于重点考察木星视运动的12年周期性特征，初位相 $\alpha_{0木}$ 可暂设为0，其周年视运动方程可简化为：

$$x_木 = 5.2028\cos\dfrac{\pi}{6\times 365}t - \cos\dfrac{2\pi}{365}t$$

$$y_木 = 5.2028\sin\dfrac{\pi}{6\times 365}t - \sin\dfrac{2\pi}{365}t$$

如图 4.10 所示，木星周年视运动轨迹第 1 年从 M_1 运动到 M_2，第 2 年从 M_2 运动到 M_3，……第 11 年从 M_{11} 运动到 M_{12}，第 12 年从 M_{12} 回到 M_1，其中彩图中小红圈为太阳周年视运动轨迹，以作比较。

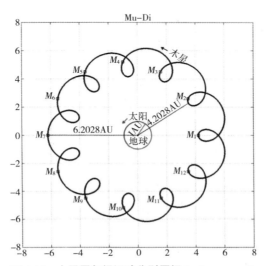

图 4.10 木星周年视运动分别历经 1、2、……、9、10、11、12 年的运动轨迹（$\alpha_{0木}=0$）(附彩图)

从图 4.10 可看出：

（1）木星绕地具有 12 年周期性，各年运动状态不同，自然对地、对人的影响也不同，其影响具有 12 年周期性。

（2）木星绕地顺行的同时还会出现逆行、内环行现象，但木地距离变化幅度相对较小，近地点为 4.202 8AU，远地点为 6.202 8AU，约为近地点的 1.48 倍。如前述，引力与距离平方成反比，近地点引力与远地点引力之比为 2.20 倍；引潮力与距离立方成反比，近地点引潮力与远地点引潮力之比为 3.24 倍（表 2.2 数据）。

木星属地外行星，由于地的公转运动使内环数 = 年周期数 −1，即出现 11 个内环。

（3）木星初位相 $\alpha_{0木}$ 不为零时，相当于轨迹图形相对坐标系转一个角度。

4.8 地心黄道坐标系中土星周年视运动的 30 年周期性特征

与火星类似，在地心黄道坐标系中黄道面内设 xy 坐标，长度单位为 AU，时间单位为日。土星公转三性圆运动圆半径为 9.5388AU，初位相为 $\alpha_{0土}$，1 年转 1/30 周，其旋转角速度 $\omega_土 = \frac{1}{30}\frac{2\pi}{365.2422} \approx \frac{\pi}{15\times365}$。土星周年视运动方程可表为：

$$x_土 = 9.5388\cos\left(\frac{\pi}{15\times365}t + \alpha_{0土}\right) - \cos\frac{2\pi}{365}t \quad (4-11)$$

$$y_土 = 9.5388\sin\left(\frac{\pi}{15\times365}t + \alpha_{0土}\right) - \sin\frac{2\pi}{365}t \quad (4-12)$$

由于重点考察土星视运动的 30 年周期性特征，初位相 $\alpha_{0土}$ 可暂设为 0，其周年视运动方程可简化为：

$$x_土 = 9.5388\cos\frac{\pi}{15\times365}t - \cos\frac{2\pi}{365}t$$

$$y_土 = 9.5388\sin\frac{\pi}{15\times365}t - \sin\frac{2\pi}{365}t$$

如图 4.11 所示，土星视运动轨迹第 1 年从 T_1 运动到 T_2，第 2 年从 T_2 运动到 T_3，……第 29 年从 T_{29} 运动到 T_{30}，第 30 年从 T_{30} 回到 T_1，其中红小圈为太阳周年视运动轨迹，以作比较。

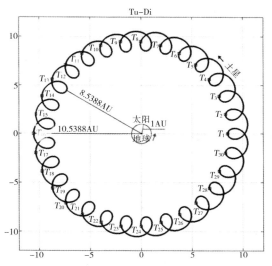

图 4.11 土星周年视运动分别历经 1、2、……、28、29、30 年的运动轨迹（$\alpha_{0\pm}=0$）（附彩图）

从图 4.11 可看出：

（1）土星绕地周年视运动具有 30 年周期性，各年视运动状态不同，自然对地、对人的影响也不同，其影响具有 30 年周期性。

（2）土星绕地顺行的同时还会出现逆行、内环行现象，但土星与地球距离变化幅度相对较小，近地点为 8.5388AU，远地点为 10.5388AU，远地点约为近地点的 1.23 倍。如前述，引力与距离平方成反比，近地点引力与远地点引力之比为 1.51 倍；引潮力与距离立方成反比，近地点引潮力与远地点引潮力之比为 1.86 倍（表 2.2 数据）。

土星也属地外行星，由于地的公转运动使内环数 = 年周期数 −1，即出现 29 个内环。

（3）土星初位相 $\alpha_{0\pm}$ 不为零时，相当于轨迹图形相对坐标系转一个角度。

4.9 地心黄道坐标系中七曜周年视运动的 60 年周期性特征

4.9.1 地心黄道坐标系中七曜视运动轨迹

如表 4.3 所示：日、水、金、火、木、土、月七曜的周年视运动具有 60 年的准周期性，60 年日、水、金、火、木、土、月七曜各转 60、246、96、30、5、2、795（近点月）、742（朔望月）回到原点，视运动轨迹如图 4.12a）、b）、c）

所示（$α_{0地}=0$，$α_{0火}=-π/2$，其他曜 $α_0$ 为零）。

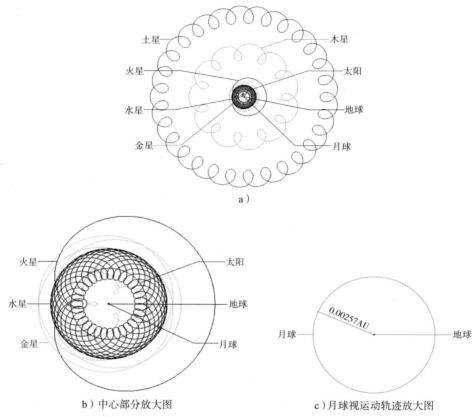

a）

b）中心部分放大图　　　　c）月球视运动轨迹放大图

图 4.12　地心黄道坐标系中日、月、水、金、火、木、土七曜的周年视运动轨迹（附彩图）

需特别指出的是：由于水、金、火、木、土、月 6 曜除受太阳作用外，还相互作用，还受其他天体作用，它们在地心黄道坐标系中的轨道面会发生微小漂移，初位相不会相等或同时为零，也会漂移，图 4.5、图 4.7—图 4.11 所示的七曜周年视运动轨迹相对方位只是七曜初位相为零时（除 $α_{0火}=-π/2$）的一种特例的基本特征，实际七曜周年视运动轨迹要复杂得多，但可以想象为以图 4.12 为基础，各曜依不同初位相各自转过不同角度而相互错位。图 4.13 为 1982 年天文台实测日、水、金、火、木、土六曜视运动图[12]。

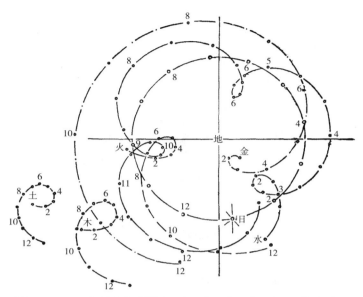

图 4.13　1982 年天文台实测日、水、金、火、木、土六曜视运动图

4.9.2 太阳系行星视运动有可能引发异常天灾民病

当太阳和太阳系其他行星都会聚到地球一侧或两侧时，它们对地球的引力、引潮力合力作用会特别强，形成奇特天象，引发气象、地象、物候异常等天灾民病。如 1665 年是百年一遇的寒冷年，当年 1 月的星象和地象如图 4.14 所示，中心为太阳，地球在太阳一侧，其余水、金、火、木、土五星连珠在太阳另一侧，五星所跨经度仅有 38°[13]。根据任振球的研究结果表明：中国近千年来的 5 个低温期，都发生在九大行星的会合时间附近[14]；近千年来长江发生 3 次罕见特大洪水，也都发生在九大行星的会合期；500 年来黄河发生 4 次特大洪水，3 次发生在接近九大行星的会合时；中国华北、云南、四川地区近千年的地震活跃期也都发生在九大行星的会合期附近，如图 4.15 所示[15]。

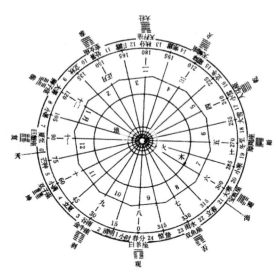

图 4.14　1665 年 1 月 1 日星象图（周万福，1990）

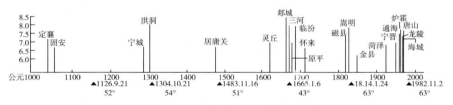

图 4.15　九星会聚与华北、川滇地区大地震

4.10 日、月二曜"天"模型不能破解干支、干支纪年及五运六气

自 1986 年傅立勤发现"六十年是朔近月会合周期与回归年会合周期"后，不少学者由此掀起了一股破解干支、干支纪年及五运六气热。相关文献[8, 16-17]的作者们想避开水、金、火、木、土五曜，引入所谓"邻点月""对点月"，宣称仅靠日、月二曜"天"模型已能破解干支来源、干支纪年和五运六气。随后不少学者纷纷引用此结论作为著书立说的理论依据，影响了数代人[18-20]。这显然与天人第 1 规律的论证相悖。因此很有必要澄清：避开水、金、火、木、土五曜，仅靠日、月二曜能破解干支纪年等吗？

2019 年罗文淇等发文[21]，采用反证法指出：日、月二曜"天"模型不能破解干支纪年；破解干支、干支纪年及五运六气的必备和充分"天"模型为廿八宿背景下的日、月、水、金、火、木六曜；廿八宿背景下的日、月、水、金、火、木、土七曜，才是破解干支纪年及其特性的完备天文学背景。

（1）"干支纪年"要求其"天"模型具有 10 年、12 年、60 年三个周期性

干支纪年就是用"六十甲子"纪年，如表 4.3 或表 4.4 所列。如前述，"六十甲子"具有 10、12、60 三个周期性，因而"干支纪年"既要其"天"模型视运动具有 60 年周期性，又要其"天"模型中至少有两曜视运动分别具有 10 年、12 年两个周期性。

（2）日、月二曜"天"模型不能破解干支纪年

傅立勤的"六十年是朔近月会合周期与回归年会合周期"重要发现，只是说日、月二曜"天"模型视运动具有 60 年周期性（表 4.4）。这里的"年"指回归年。所谓回归年，是指太阳视运动从春分点出发，沿黄道运动又回到春分点所经历的时间，"年"本身就锁定了日、月二曜中的一曜太阳，剩下一曜月球视运动以太阳回归年为参考系，朔望月只有 30 年周期性，近点月只有 4 年周期性，没有 10 年、12 年两个周期（近点月虽有 4、12 年周期性，但不符合 12 地支间相异要求），这就判定傅立勤、郑军的"用日、月二曜'天'模型能破解干支纪年"的论断是不能成立的，只能说它仅是干支纪年和相关特性的天文学背景之一。

表 4.4 破解干支纪年及五运六气的必备、充分和完备的"天"模型

近点月历经周数（月）	朔望月历经周数（日月）	土星历经周数	年序（日）	六十甲子纪年	X_1 曜 - 水星 状态 天干	X_1 曜 - 水星 历经周数	X_4 曜 - 金星 状态 干化运	X_4 曜 - 金星 历经周数	X_3 曜 - 火星 状态 阴阳	X_3 曜 - 火星 历经周数	状态 地支	X_2 曜 - 木星 状态 正化、对化	X_2 曜 - 木星 历经周数	十二支化 正化、对化六气
13.25	12.367	$\frac{1}{30}$	1	甲子	甲$^+$	4.1	土运$^+$	1.6	阳(+)	0.5	子$^+$	正化	$\frac{1}{12}$	少阴君火对化
26.50	24.733	$\frac{2}{30}$	2	乙丑	乙$^-$	8.2	金运$^+$	3.2	阴(−)	1.0	丑$^-$	对化	$\frac{2}{12}$	太阴湿土对化
59.75	37.100	$\frac{3}{30}$	3	丙寅	丙$^+$	12.3	水运$^+$	4.8	+	1.5	寅$^+$	正化	$\frac{3}{12}$	少阳相火正化
53.0	49.467	$\frac{4}{30}$	4	丁卯	丁$^-$	16.4	木运$^+$	6.4	−	2.0	卯$^-$	对化	$\frac{4}{12}$	阳明燥金对化
66.25	61.833	$\frac{5}{30}$	5	戊辰	戊$^+$	20.5	火运$^+$	8.0	+	2.5	辰$^+$	正化	$\frac{5}{12}$	太阳寒水对化
79.50	74.200	$\frac{6}{30}$	6	己巳	己$^-$	24.6	土运$^+$	9.6	−	3.0	巳$^-$	对化	$\frac{6}{12}$	厥阴风木对化
92.75	86.567	$\frac{7}{30}$	7	庚午	庚$^+$	28.7	金运$^+$	11.2	+	3.5	午$^+$	正化	$\frac{7}{12}$	少阴君火正化
106.00	98.933	$\frac{8}{30}$	8	辛未	辛$^-$	32.8	水运$^+$	12.8	−	4.0	未$^-$	对化	$\frac{8}{12}$	太阴湿土正化
119.25	111.300	$\frac{9}{30}$	9	壬申	壬$^+$	36.9	木运$^+$	14.4	+	4.5	申$^+$	正化	$\frac{9}{12}$	少阳相火对化
132.50	123.667	$\frac{10}{30}$	10	癸酉	癸$^-$	41.0	火运$^+$	16.0	−	5.0	酉$^-$	对化	$\frac{10}{12}$	阳明燥金正化
145.75	136.033	$\frac{11}{30}$	11	甲戌	甲$^+$	45.1	土运$^+$	17.6	+	5.5	戌$^+$	正化	$\frac{11}{12}$	太阳寒水正化

续表

近点月历经周数（月）	朔望月历经周数（日月）	土星历经周数	年序（日）	六十甲子纪年	X_1 曜 - 水星 状态 天干	X_1 曜 - 水星 历经周数	X_4 曜 - 金星 状态 干化运	X_4 曜 - 金星 历经周数	X_3 曜 - 火星 状态 阴阳	X_3 曜 - 火星 历经周数	状态 地支	X_2 曜 - 木星 历经周数	X_2 曜 - 木星 十二支化 正化、对化六气
159.00	148.400	$\frac{12}{30}$	12	乙亥	乙$^-$	49.2	金运$^-$	19.2	$-$	6.0	亥$^-$	1.0	厥阴风木 正化
172.25	160.767	$\frac{13}{30}$	13	丙子	丙$^+$	53.3	水运$^+$	20.8	$+$	6.5	子$^+$	$1\frac{1}{12}$	少阴君火 对化
……	……	……	……	……	……	……	……	……	……	……	……	……	……
397.50	371.000	1.0	30	癸巳	癸$^-$	123.0	火运$^-$	48.0	$-$	15.0	巳$^-$	2.5	厥阴风木 对化
……	……	……	……	……	……	……	……	……	……	……	……	……	……
795.00	742.000	2.0	60	癸亥	癸$^-$	246.0	火运$^-$	96.0	$-$	30.0	亥$^-$	5.0	厥阴风木 正化
808.25	754.367	$2\frac{1}{30}$	61	甲子	甲$^+$	250.1	土运$^+$	97.6	$+$	30.5	子$^+$	$5\frac{1}{12}$	少阴君火 对化

4.11 破解干支、干支纪年及五运六气的必备、充分和完备"天"模型

4.11.1 要破解干支来源、干支纪年，日、月二曜"天"模型必须添加水星、木星增至四曜

如前述，日、月二曜"天"模型不具有 10 年、12 年周期性，要"六十甲子"能纪年，其"天"模型必须增加日、月以外的另二曜 X_1、X_2，分别具有 10 年、12 年运动周期性：

$$X_1 \text{曜的运动周期 } T_{X1} = \frac{10}{\chi_1} \text{年} \qquad (4-13)$$

其中 χ_1 须为除 2、5、10 以外的整数，以保证 10 年 X_1 曜复原并每年相异，年状态由十天干标记，如表 4.4 所列；

$$X_2 \text{曜的运动周期 } T_{X2} = \frac{12}{\chi_2} \text{年} \qquad (4-14)$$

其中 χ_2 须为除 2、3、4、6、12 以外的整数，以保证 12 年 X_2 曜复原并每年相异，年状态由十二地支标记，如表 4.4 所列。

查太阳系太阳及八大行星运动天文学基本参数（表 1.2），水星运动周期 $T_{水}$=87.967 4 日≈10/41 年（89.083 5 日），木星运动周期 $T_{木}$=11.862 6 年≈12 年，分别与（4-13）式、（4-14）式对比，χ_1=41，X_1 契合为水星，天干的天文学背景是水星；χ_2=1，X_2 契合为木星，地支的天文学背景为木星。至此，干支纪年的"天"模型至少要增至日、月、水、木四曜。有了木星，就可引出六气及其正化对化等（参看第 11 章）。

4.11.2 要破解干支分阴阳，四曜"天"模型必须添加火星为五曜

要天干、地支隔年同时分阴阳（表 4.3 或表 4.4），反推"天"模型中必须增加另 X_3 曜运动，它的影响具有两年周期性，同时叠加在水星、木星上，使其干支同时分阴阳：

$$X_3 \text{曜的运动周期 } T_{X3} = \frac{2}{\chi_3} \text{年} \qquad (4-15)$$

其中 χ_3 须为奇数，以保证 2 年 X_3 曜复原并两年相异，头年和次年状态相反，头年影响由阳（+）标记，次年由阴（-）标记，如表 4.4 所列。

查太阳系太阳及八大行星运动基本参数表 1.2，$T_{火}$=686.986 5 日≈2 年（730.484 日），与（4-15）式对比，χ_3=1，X_3 契合为火星。可见，使干支分阴

阳的天文学背景是火星。

至此,干支纪年的"天"模型至少要增至日、月、水、木、火五曜。

4.11.3 要进一步破解年干天五行(五运),五曜"天"模型还须添加金星为六曜

要破解年干天五行—五运,必使天干还须出现 5 年周期性。此 5 年周期性是日、月、水、木、火五曜所不具有的,反推"天"模型中必须增加另 X_4 曜运动,它的影响具有 5 年周期性:

$$X_4 曜的运动周期 T_{X4}= \frac{5}{\chi_4} 年 \quad (4-16)$$

其中 χ_4 须为除 5 以外的整数,以保证 5 年 X_4 曜复原并每年相异,年状态由五运标记,如表 4.4 所列。

查太阳系太阳及八大行星运动基本参数表 1.2,$T_{金}$=224.696 0 日 ≈5/8 年(228.276 3 日),与(4-16)式对比,χ_4=8,X_4 契合为金星,五运的天文学背景是金星。由于火星的阴阳叠加,使五运区分为 +(又称太或太过)、-(又称少或不及)。至此,"天"模型必须增至日、月、水、木、火、金六曜。

4.11.4 要进一步破解年支正五行、年支天五行六气,六曜"天"模型还须添加廿八宿背景

在第 11 章中将指出:要进一步破解年支正五行、年支天五行六气,六曜"天"模型还添加廿八宿背景[22]。

4.11.5 廿八宿背景下的日、月、水、金、火、木六曜是破解干支、干支纪年及五运六气的必备和充分"天"模型

显然,廿八宿背景下的日、月、水、金、火、木六曜,既是破解干支、干支纪年及五运六气的必备"天"模型,也是充分"天"模型,其视运动参数如表 4.4 所列。

4.11.6 廿八宿背景下的日、月、水、金、火、木、土七曜才是破解干支纪年及其特性的完备天文学背景

如上述,破解干支、干支纪年及五运六气,土星不是"天"模型中必备的星曜,但如表 1.2 所列,它是太阳系客观存在对地、对人有密切影响的天体,并与朔望月共有 30 年周期性(运动周期 $T_{土}$=29.458 年 ≈30 年),自应纳入干支纪年特性的天文学背景,因此,廿八宿背景下的七曜才是破解干支纪年及其特性的完备天文学背景,如表 4.3 或表 4.4 所示。

综上所述,可得如下结论:

（1）日、月二曜"天"模型虽揭示了其视运动60年周期性规律，却不能破解六十甲子干支纪年，仅是其天文学背景之一。

（2）廿八宿背景下的日、月、水、金、火、木六曜，是破解六十甲子干支纪年及其特性的必备和充分"天"模型。

（3）廿八宿背景下的日、月、水、金、火、木、土七曜，才是破解六十甲子干支纪年及其特性的完备天文学背景。

参考文献

［1］郑文光.中国天文学源流［M］.北京：科学出版社，1978.

［2］徐道一，郑文振，安振声，等.天体运行与地震预报［M］.北京：地震出版社，1980.

［3］杜品仁，徐道一.天文地震学引论［M］.北京：地震出版社，1989.

［4］徐道一.试论干支60年"周期"与大地震等自然灾害的关系［M］//现今地球动力学研究及其应用.北京：地震出版社，1994：594-602.

［5］曾芝松，高建国.我国古代利用干支纪年和气候变迁预测农事的一部著作《娄景书》［J］.湖南气象，1984，4.

［6］高建国，陈玉琼，姚国干.气象、地象及天象中的准六十年周期现象［C］//天文气象学术讨论会文集.北京：气象出版社，1986：150-157.

［7］翁文波，张清.天干地支纪历与预测［M］.北京：石油工业出版社，1993.

［8］傅立勤.干支纪年与五运六气的天文学背景［J］.中国医药学报，1986，1（1）：31.

［9］靳九成，彭再全，赵亚丽.运气学理论的天文学背景探讨［J］.湖南中医杂志，2001，17（2）：2-5；中国医药学报，2004，19（S1）：200-204.

［10］靳九成，靳浩，朱胆，等.生命（医易）百年历［M］.太原：山西科学技术出版社，2013.

［11］靳九成，黄建平，靳浩，等.七曜阴阳周期性消长特性探讨［J］.中华中医药杂志，2011，26（12）：2800-2807.

［12］栾巨庆.星体运动与长期天气地震预报［M］.北京：北京师范大学出版社，1988：96.

［13］周万福.根据《周易》理论对异常气候的认识和预测［M］.周易与现代自然科学，1990：187-201.

[14] 任振球. 行星运动对中国五千年来气候变迁的影响［C］//全国气候变化学术讨论会文集. 北京：科学出版社，1978.

[15] 任振球，李致森. 天体运动与地震关系的若干统计事实［J］. 地震研究，1985，8（5）：575-582.

[16] 郑军. 干支纪年与五运六气来源的重新发现［J］，中国医药学报，1988，3（1）：35-40，52.

[17] 郑军. 太极太玄体系［M］. 北京：中国社会科学出版社，1992：50-51.

[18] 雷顺群.《内经》多学科研究［M］. 南京：江苏科学技术出版社，1990：229-230.

[19] 杨力. 中医运气学［M］. 北京：北京科学技术出版社，1995：24-25.

[20] 田合禄，田蔚. 中医运气学解谜［M］. 太原：山西科学技术出版社，2004：50-51.

[21] 罗文淇，戴启迪，靳九成. 二十八宿背景下的七曜才是破解干支纪年特性的完备天文学背景［J］. 中华中医药杂志，2019，34（4）：1645-1649.

[22] 靳九成，龙奕文，云歌，等. 年支正五行、六气及其正化对化的天文学背景探讨［J］. 中国中医基础医学杂志，2018，24（12）：1707-1711.

第 5 章 天人第 2 规律发现，破解六十干支历、生命历干支纪日、纪时及纪月玄机，天人第 3、第 4 规律发现——518400 个四柱干支组显现规律，破解干支农历的失误

生命历干支纪日的意义在于结合干支纪年、纪月能体现七曜视运动对地、对人体影响的日间差别。干支纪日最早，至迟春秋周幽王元年（公元前 776 年）十月开始辛卯起，至今没有错乱过，但其背后玄机一直未能破解。

天人第 1 规律虽能破解干支纪年之谜，但 60 年 =365.242 2 日×60=365×60 日 +14.532 日，与日甲子 60 日没有公约整数，因而用它无法直推干支纪日的合理性，必须寻找与日、与日甲子 60 日有公约整数的新的天人规律。

5.1 靳九成等于 2010 年发现天人第 2 规律——水、金、火、木、土五曜分别具有 10、5、2、12、30 年'准周期性，朔望月、近点月分别具有 30/365、30/392 年'准周期性，太阳周日视运动及六曜视运动的精确共同会合周期为 60 年'（1 年'=360 日，60 年'=21600 日），从而可用六十甲子纪年'、纪日

5.1.1 六十甲子纪年'

定义 1 年'=360 日。显然 1 年'=0.985 7 年，1 年=1.0145 6 年'，年'与太阳周日视运动周期日有公约数。

依表 1.2，六曜周年视运动（或公转）周期 $T_水$=0.244 4 年'、$T_金$=0.624 2 年'、$T_火$=1.908 2 年'、$T_木$=12.035 3 年'、$T_土$=29.876 3 年'、$T_{朔月}$=29.530 59 日 =0.082 029 4 年'、$T_{近月}$=27.554 55 日 =0.076 540 4 年'，可分别可近似表为：$T_水$≈$T'_水$=10/41 年'（=0.243 9 年'），$T_金$≈$T'_金$=5/8 年'（=0.625 0 年'），$T_火$≈

$T'_{火}=2$ 年', $T_{木} \approx T'_{木}=12$ 年', $T_{土} \approx T'_{土}=30$ 年', $T_{朔月} \approx T'_{朔月}=30/365$ 年'（$=0.082\,191\,7$ 年'），$T_{近月} \approx T'_{近月}=30/392$ 年'（$=0.076\,530\,6$ 年'）。其相对误差 $\Delta_i=(T'_i-T_i)/T_i$ 如表 5.1 所列，有稍偏大也有偏小的。其相对误差 Δ 与六曜周年视运动会合周期 60 年的 Δ_0 比较，前者比后者更精确。

表 5.1 六曜周年视运动会合周期分别 60 年、60 年'时各曜周期所作近似的相对误差比较

六曜	会合周期 60 年各曜周期的相对误差 $\Delta_0\%$	会合周期 60 年'各曜周期的相对误差 $\Delta\%$	$\|\Delta_0\|/\|\Delta\|$
水星	+1.269	−0.205	6.19
金星	+1.593	+0.128	12.45
火星	+6.335	+4.810	1.32
木星	+1.158	−0.283	4.09
土星	+1.876	+0.414	4.53
朔望月	+0.010	+0.076	0.13
近点月	+0.040	−0.013	3.08

六曜视运动周期近似值 10/41 年'、5/8 年'、2 年'、12 年'、30 年'、30/365 年'、30/392 年'的最小公倍数为 60 年'，如表 5.2 所列，60 年'是太阳周日视运动年'与六曜周年视运动的共同会合周期，水星、金星、火星、木星、土星、近点月、朔望月各转 246、96、30、5、2、784、730 周回到原点。其中除共同会合 60 年'周期外，还有水星 10 年'周期、木星 12 年'周期，因而可用六十甲子纪年'。

表 5.2 太阳周日视运动'及六曜视运动、六十甲子纪年'

n 状态	太阳周日视运动年'	水星 历经周数	水星 运动状态	金星 历经周数	火星 历经周数	火星 运动状态	木星 历经周数	木星 运动状态	土星 历经周数	近点月 历经周数	朔望月 历经周数	六十甲子
1	1	4.1	甲⁺	1.6	0.5	+	$\frac{1}{12}$	子⁺	$\frac{1}{30}$	1×392/30	1×365/30	甲子
2	2	8.2	乙⁻	3.2	1.0	−	$\frac{2}{12}$	丑⁻	$\frac{2}{30}$	2×392/30	2×365/30	乙丑
3	3	12.3	丙⁺	4.8	1.5	+	$\frac{3}{12}$	寅⁺	$\frac{3}{30}$	3×392/30	3×365/30	丙寅
4	4	16.4	丁⁻	6.4	2.0	−	$\frac{4}{12}$	卯⁻	$\frac{4}{30}$	4×392/30	4×365/30	丁卯
5	5	20.5	戊⁺	8.0	2.5	+	$\frac{5}{12}$	辰⁺	$\frac{5}{30}$	5×392/30	5×365/30	戊辰
6	6	24.6	己⁻	9.6	3.0	−	$\frac{6}{12}$	巳⁻	$\frac{6}{30}$	6×392/30	6×365/30	己巳
7	7	28.7	庚⁺	11.2	3.5	+	$\frac{7}{12}$	午⁺	$\frac{7}{30}$	7×392/30	7×365/30	庚午
8	8	32.8	辛⁻	12.8	4.0	−	$\frac{8}{12}$	未⁻	$\frac{8}{30}$	8×392/30	8×365/30	辛未
9	9	36.9	壬⁺	14.4	4.5	+	$\frac{9}{12}$	申⁺	$\frac{9}{30}$	9×392/30	9×365/30	壬申
10	10	41.0	癸⁻	16.0	5.0	−	$\frac{10}{12}$	酉⁻	$\frac{10}{30}$	10×392/30	10×365/30	癸酉
11	11	45.1	甲⁺	17.6	5.5	+	$\frac{11}{12}$	戌⁺	$\frac{11}{30}$	11×392/30	11×365/30	甲戌

续表

n 状态	太阳周日视运动车'	水星		金星	火星		木星		土星	近点月	朔望月	六十甲子
		历经周数	运动状态	历经周数	历经周数	运动状态	历经周数	运动状态	历经周数	历经周数	历经周数	
12	12	49.2	乙$^-$	19.2	6.0	$-$	1.0	亥$^-$	$\frac{12}{30}$	12×392/30	12×365/30	乙亥
13	13	53.3	丙$^+$	20.8	6.5	$+$	$1\frac{1}{12}$	子$^+$	$\frac{13}{30}$	13×392/30	13×365/30	丙子
……	……	……	……	……	……	……	……	……	……	……	……	……
30	30	123.0	癸$^-$	48.0	15.0	$-$	$2\frac{6}{12}$	巳$^-$	1.0	392.00	365.00	癸巳
……	……	……	……	……	……	……	……	……	……	……	……	……
60	60	246.0	癸$^-$	96.0	30.0	$-$	5.0	亥$^-$	2.0	784.00	730.00	癸亥
61	61	250.1	甲$^+$	97.6	30.5	$+$	$5\frac{1}{12}$	子$^+$	$2\frac{1}{30}$	61×392/30	61×365/30	甲子

5.1.2 破解六十干支历

《素问·六节藏象论》中曾有记载："天以六六为节，地以九九制会，天有十日，日竟而周甲，甲六复而终岁，三百六十日法也。"这种 1 年'=360 日的历法，中医学界古称之为六十干支历法[4]，一直未破解其背后玄机。这里六十甲子纪年'的"年'"就是所谓"甲六复而终岁，三百六十日之法也"的岁。

5.1.3 破解六十甲子纪日

由六十甲子纪年'= 六十甲子纪 360 日 =360× 六十甲子纪日，可推演出六十甲子纪日。日甲子能体现太阳周日及六曜视运动对地、对人体影响的日间变化。

5.1.4 发现天人第 2 规律：太阳周日视运动及六曜视运动的精确共同会合周期为 60 年'（1 年'=360 日），从而可用六十甲子纪年'、纪日

5.2 破解生命（医易）历干支纪时、纪月的天文学背景

5.2.1 破解生命（医易）历干支纪时的天文学、气候学背景

生命历干支纪时演绎于干支纪日（表 3.3），因此，干支纪时的天文学背景与干支纪日相同，是天人第 2 规律。

干支纪时，5 日满六十甲子而周转。《内经》早对我国黄河流域气候变化规律总结为"五日谓之候，三候谓之气"（《素问·六节藏象论》），可见干支纪时的气候学背景是"五日谓之候"。

5.2.2 破解生命（医易）历干支纪月的天文学背景

生命历干支纪月是从干支纪月$_衣$引导过来的，仍然存在一个干支纪月千古之谜破解问题，只是过去没人涉足。

七曜影响使日间有区别，干支纪日把连续 60 日间区分开来。60 年有 365.242 2 个不同的日甲子，它们是有区别的，需要 366 种标记。六十甲子纪年只能给出 60 种不同标记，引入干支纪月又可给出 12 种独立标记。这样，年甲子结合月甲子就可给出 60×12=720 种标记，足以用来区分 60 年内的不同日甲子。

干支纪月演绎于干支纪年（表 3.3），因此，干支纪月的天文学背景与干支纪年相同，是天人第 1 规律。60 年 =12×60 月，与月甲子有公约整数，因此每连续 60 月间差别可用月甲子表征；月甲子滚动 12 次就把 60 年轮回正好纪完并周转，其不同月甲子相同干支月间差别可结合所在年甲子区分开来，

所以干支纪月是合理可行的，月甲子能体现七曜运动对地、对人体影响的月间变化。

从地看太阳、金星周年视运动，它们会合周期为 5 年，1 个月甲子也是 5 年，这表明干支纪月的直接天文学背景是太阳、金星周年视运动具有 5 年的会合周期。

结合第 4 章，这就全面破解了生命历干支纪年、纪月、纪日、纪时的千古玄机，将其送进科学殿堂，为生命（医易）历干支纪元提供了科学依据。

5.3 破解生命（医易）历子时干与日干、头月干与年干的约束关系

5.3.1 破解子时干与日干的约束关系

十二支配十二时辰如附录 5.1 所列。

生命（医易）历干支纪时子时干与日干的约束关系如表 3.3 或附录 5.2 所列，口诀为：

甲己还甲子，乙庚丙作初。
丙辛从戊起，丁壬庚子头。
戊癸何方发？壬子是真途。

60 日甲子第一个日干支无疑是甲子，此日的第一个时辰是子时，因而子时的天干取甲是最自然顺理成章的事，所以日干甲的子时干为甲。干支纪时，5 日满六十甲子而周转，第六日的日干支为己巳，其第一个时辰干支应周转为甲子时，子时干仍为甲，故有口诀"甲己还甲子"。

查六十甲子表（表 3.2），甲子日最后一个时辰是乙亥，乙丑日第一时辰自应是丙子；己巳日最后一个时辰是乙亥，庚午日第一时辰自应是丙子，所以有口诀"乙庚丙作初"，其他类似。

5.3.2 破解头月干与年干的约束关系

生命（医易）历干支纪月头月干与年干的约束关系如表 3.3 或附录 5.3 所列，口诀为：

甲己之年丙作首，乙庚之岁戊为头。
丙辛之岁寻庚上，丁壬壬寅顺水求。
若问戊癸何处起？甲寅之上好追求。

冬至时太阳处在黄道最南端，对北半球华夏的日照热量最小，处阴极，依生命学传统定为子，其后所在月为子月。生命（医易）历选立春为年首

（见5.6节），冬至至立春相隔小寒、大寒，因而不像甲子日的第一个时辰支是子那样月支是子，甲子年的第一月的月支为寅，自然不能取六十甲子表中第一个甲子的"甲"为其天干，只能取六十甲子表中最前面的丙寅的"丙"作其天干。

如前述，干支纪月5年满六十甲子而周转，第六年的年干支为己巳，其第一个月干支应周转为丙寅月，所以有口诀"甲己之年丙作首"。甲子年的最后一月是丁丑，查六十甲子表（表3.2），乙丑年第一月自应是戊寅；己巳年的最后一月是丁丑，庚午年第一月自应是戊寅，所以有口诀"乙庚之岁戊为头"。其他类似。

5.4 生命（医易）历四柱干支组体现天人合一有518 400种模式

公历和农历将太阳系分别简化为仅太阳一曜或日月二曜，忽视了其他六曜或五曜对人体生命过程的影响，自难充当生命历法。

生命（医易）历中时序年、月、日、时的划分是以太阳历为基础，体现了太阳是决定地球气象、物候，影响人体生命过程的主要因素。太阳和地球当理论上简化为二体问题时，太阳的影响与时序原则上可以用解析函数表述。众所周知，三体和三体以上物体系统是非线性系统，没有解析解。这就表明生命历要想把七曜的影响用解析函数表述是不可能的。中华先哲们采用六十甲子纪年、纪月、纪日、纪时，是用离散数学节点系统方法体现月、水、金、火、木、土六曜对太阳不同年、月、日、时的调制作用。其中，通过四柱干、支及其阴阳以显函数体现水（干）、木（支）、火（干支阴阳）三曜的调制作用，而金、土、月三曜的调制作用则是隐含在四柱干、支中。

为此，中华先哲们以阴阳五行及其生、克、制、化为基础，把复杂问题简单化，以简驭繁进行偏补：唯象引入了太阳周年视运动的五季五行概念、水星周年视运动的天干正五行概念、金星周年视运动的天干天五行（五运）概念、木星周年视运动的地支天五行、正五行（六气及其正化对化）概念、能反映水、金、木、土、月五曜视运动的纳音五行概念、人体五脏六腑五行概念，建立一个天（廿八宿背景下的七曜）人合一五行系统，通过它们间的生、克、制、化，来全面反映廿八宿背景下的七曜对人体的影响，深层次说明生命（医易）历四柱干支组能体现廿八宿背景下的七曜对人体影响随时间的变化。关于天干正五行、天干天五行、地支正五行、地支天五行及其正化对化、纳音五行等概念将在第四编阐述。

这样生命（医易）历一个四柱（年、月、日、时）干支组八个参数就代表某年、某月、某日、某时廿八宿背景下的七曜（天）对人的一种时区方位，一种天人感应模式。年柱、日柱各有60个独立干支，月柱、时柱干支因受表3.3的约束，各只有12个独立干支，四柱独立干支组只有（60×12×60×12=）518 400种，就代表"天"对人有518 400种感应模式。随着星转斗移，生命（医易）历就用粗线条从整体上代表着"天"对人的基本感应节律。这是中华文化对人类历法文明的独一无二贡献，是申遗的优秀选项。

5.5 破解干支农历（即老万年历）的千年失误

千百年来，当世人还未能揭开干支来源、干支阴阳、干支纪历等背后玄机时，从没有人敢明说干支农历（即老万年历）作医、易学时标有什么不妥。不过一些精明的医易学先哲们在研究天时与民病、人体体质、秉性、吉凶祸福间的关系时，已察觉干支农历纪日、纪时没问题，但纪年$_农$、纪月$_农$有误。《内经》中论证五运六气学，已把干支年$_农$更正为岁气干支太阳年，以大寒或立春为年首。易学界口授秘传一千多年的易历也把干支年理解为干支太阳年，以立春为年首，干支月理解为节月，以节为界。当代网上不加任何说明提供的易学预测时标也是这样。近代细心的天文历史学者，如郑鹤声先生在编写《近世中西史日对照表》时，就回避了纪月$_农$项，干支纪年故意模糊农历年首改从公历元旦开始[6]；古易玄空学者们涉及九星时空运行时也用模糊表述[7]。但干支农历的问题出在哪里，怎么办，未见人论及，乃是千古心照不宣悬案。

笔者于二十世纪末已关注此悬案，自2001年以来逐步破解了干支来源、干支纪元等千古之谜后，干支农历纪年$_农$、纪月$_农$的千古症结终于揭开面纱，在2010年发表论文予以阐释[8]：

（1）依4.1节，干支纪年是建立在天人七曜模型及第1规律基础上，太阳是影响人体生命过程的主要因素，月、水、金、火、木、土六曜是次要因素，十天干来源于水星视运动的10年周期性，十二地支来源于木星视运动的12年周期性，干支阴阳来源于火星，六十甲子来源于日、水、金、火、木、土六曜周年视运动及月对地近朔月具有共同会合准周期60年。这里干支纪的"年"是太阳沿黄道运动的回归年（365.2422日，表4.3）。而农历的"天"模型为日、月二曜，纪年、纪月以朔望月为准，由朔望月定月$_农$，12个月$_农$定年$_农$，不仅颠倒了主次关系，还压根没有水、金、火、木、土五曜概念，与月有关的近朔月虽有60年的共同会合周期，但它们的视运动并没有10年和12年的周期性，它的平年$_农$354日或355日，闰年$_农$383日或384日，与回归年365.2422日差别很大，因而注定不能把干支移植到农历来纪年$_农$，干支纪年$_农$是干支农历的关键谬误。

（2）生命（医易）历干支纪月的天文学背景是太阳、金星视运动具有5年的会合周期，干支纪月一个六十甲子正好是5年[1]；而干支农历干支纪月$_农$却没有这个周期性。如农历己丑年$_农$辛未六月$_农$首（公历2009年7月22日）至甲午年$_农$庚午五月$_农$末（公历2014年6月26日）60个甲子月$_农$共1801日，不仅不等于5年（365.2422日×5=1826.211日），还导致干支农历遇到闰月$_农$（如壬辰年闰四月）没有干支，矛盾百出，使用者无奈，这都是作为医、易学时标不能自洽的。干支概念固然是中华先哲们的伟大创造，然而用干支来纪农历的年$_农$、月$_农$却是一个历史失误，注定不能作为医、易学的时标，仅是中华先哲们研制七曜生命历法的一个阶段性成果。

当然，干支农历作为中华民族研制七曜干支生命历的阶段性成果功不可没，但现已完成其历史使命，应当束之高阁。当今干支农历若仍公开出版，极易误导，造成天时年、月干支认定的错误，导致健康、民病等的后续研究全盘皆输，危害深远，应尽快永远退出历史舞台。

5.6 关于生命（医易）历年首的选择

5.6.1 日象年首、月象年首

如前述，日象是影响人体生命最攸关天象，太阳对人体的三大作用（引力、电磁波、高能粒子流）因素中以阳光（电磁波）为首要，太阳的周年视运动首要表现为阳光辐照的阴阳消长。

按照《周髀算经》的记载，大约在公元前7世纪，周朝人就已经用圭表来测定太阳的视运动，并根据每日正午表影的变化来确定回归年长及季节的变化。如图5.1所示：严格按照正南北方向水平放置的尺称为圭，在圭的南端与圭面相垂直竖立标杆称为表，圭和表两部分组成圭表。表的上端有一个圆孔，正午时太阳照射圆孔所产生表的影子正好落在圭面的中央。表影最长的那一日表明太阳沿黄道移至天球的最南端，为冬至；表影最短的那一日表明太阳沿黄道移至天球的最北端，为夏至；并以冬至、夏至为准，将一个回归年划分为24段，就是1.7.2节所述的24个节气。夏至时太阳处在地球赤道最北端，对北半球（我国）的日照热量最强，处阳极，是日照热量由极大回落的转变点。相反，冬至时太阳处在地球赤道最南端，对北半球（我国）的日照热量最小，处阴极，是日照热量由极小回升的转变点。

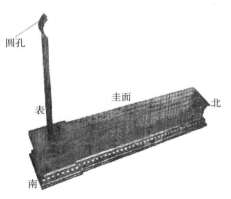

图 5.1　圭表测表影来确定冬至和夏至

（1）月象年首

年首如何选，不光看天文学因素，还与关注目标、社会文化有关。中国农历的历年、历月属太阴历，12 个朔望月为一年，取最靠近立春的月朔日为年首，即春节，可称为月象年首。

（2）日象年首

中国古代历法除农历外，还并行着以 24 个节气为一岁的太阳历。周文王创《周易》，首乾为天。周朝岁历取天象太阳处黄道阴极冬至为岁首，称为日象年首或天象年首。

5.6.2 气象年首

除"天"影响人体外，地也是不可忽视的因素。冬至太阳对我国的日照热量固然最小，但由于地球有较大的热容量，地球表面大气的气象温度并不在冬至就随之降到最低，有一个滞后过程。依照我国历代对黄河中下游地区的观察，地表气温滞后到大寒才最低[9]，届时"冰方盛，水泽腹坚"（《礼记·月令》），是生物进入休眠的最深阶段。商代创《归藏易》，首坤为地。商代岁历着眼于大地气象，取大寒为年首，可称为气象年首，中医"五运六气学"研究学者多数认为大寒为岁气历年首[10]。

5.6.3 物候（或生化）年首

"冬至四十五日（即立春），阳气微上，阴气微下"（《素问·脉要精微论》）；"寒日涤冻涂"（《夏小正》），"东风解冻，蛰虫始振，鱼上冰，獭祭鱼，候雁北，草木始动"（图 3.2），观物知候，春回大地，万物萌生。这表示地表气温极点（气象年首）到生物生化休眠极点反转萌生又有一个滞后，立春是天、地对生物、人影响的一个新节点。夏朝创《连山易》，首艮为少男，意即人和生物。夏朝历法着眼于人和生物，取立春为岁首，称为物候年首或生化年首。元代王桢研究农学历法，创《授时指掌活法之图》农学历（图3.2），就是以立春为年首。农学历同属于生命历，选立春为年首，体现了生命历的天人合一历法特性。我国也有学者认为岁气历应选立春为年首[11]。

中医五运六气学致力于由天时预测民病。主张岁气历取大寒为年首者，是着眼于天时预测气象，由气象再预测民病；主张岁气历取立春为年首者，是着眼于物候生化预测民病，二者是不矛盾的。

以上日象年首、月象年首、气象年首、物候或生化年首都有其特定的天文学意义。最没有天文学意义的年首要算公历了，宗教色彩极浓。公元325年欧洲一些基督教国家在尼斯开会，决定共同采用当时最好的历法儒略历（现公历前身），并根据当时的观测，规定春分必须是3月21日，以此倒推年首元旦。到了公元1582年罗马教皇格里高利十三世颁布新历，后称格里历，即现公历，年首既不选冬至，也不选靠近冬至的近日点（它以每年11″速度沿黄道向东移动漂移，轮回周期约12个世纪，现在冬至后13～14日），而是规定冬至后第10日为年首元旦。据1931—2050共120年统计，元旦真正落在冬至后第10日者约占74.2%，落在冬至后第11日者约占20.8%，落在冬至后第9日者约占5.0%。

5.7 靳九成等1999年发现天人第3规律——生命（医易）历518400个四柱干支组显现的基本规律，并为天文万年历所证实

（1）历经1个六十甲子年显现约一半。
（2）历经2个六十甲子120年显现约3/4。
（3）历经3个六十甲子180年可基本显现。
（4）全部显现需经历4个六十甲子240年[2,12]。

5.7.1 证明：生命（医易）历518400个四柱干支组历经1个六十甲子年显现约一半

（1）每隔一个六十甲子年，日干支向前移约一个节气间隔。

依近代天文万年历[6,13-14]，如图5.2所示，1780庚子年雨水日干支为甲午，经六十甲子年到1840庚子年前移至立春。这是因为一个回归年365.2422

日，经历 60 甲子年共有

$$365.242\ 2\ 日 \times 60 = 365 \times 60 + 14.532\ 日$$

此式右边第一项相当日柱六十甲子周转 365 个轮回，第二项相当日干支前移了一个节气间隔，日柱六十甲子又转过约 1/4 周。

（2）12 个时辰干支从日干而定，很有规律。每个甲子年 12 个节月，每个月柱内只有 29～32 日干支，约占日柱 60 甲子之一半，因而六十甲子年内实现年、月、日、时四柱干支组显现数只可能约是 [60×12×（60×1/2）×12=518400×1/2] 518 400 的一半。

5.7.2 证明：生命（医易）历 518 400 个四柱干支组历经 2 个六十甲子 120 年显现约 3/4

在第一个六十甲子某年与本月柱不能组合的次月 32～29 个日干支，在第二个六十甲子同干支年中依次前移，有一半落入本月，约占月柱六十甲子的 1/4，因而出现 1/4 新四柱干支组。如图 5.2 所示，1840 庚子年己卯月癸亥—戊寅日历经 60 甲子年移入 1900 庚子年戊寅月，而出现新的四柱干支组，第二个六十甲子年中也会出现一半四柱干支组，除新的 1/4 外，1840 庚子年戊寅月戊申—癸亥日虽前移，但仍未出 1900 庚子年戊寅月，相应的 1/4 四柱干支组是重复出现的。因而生命历 518 400 个四柱干支组历经 2 个六十甲子年仅显现约 3/4。

5.7.3 证明：生命（医易）历 518 400 个四柱干支组历经 3 个六十甲子 180 年可基本显现

类似上述的分析，第一个六十甲子某同干支年与本月柱不能组合的次月日柱另一半在第 3 个六十甲子同干支年来临时经过两次前移会落入本月，因而又出现 1/4 新四柱干支组，故 3 个六十甲子 180 年生命历四柱干支组可基本显现。

5.7.4 证明：生命（医易）历四柱干支组全部显现需经历 4 个六十甲子 240 年

（1）必要性证明

采用反证法。如图 5.2 所示，1780 年雨水甲午前一日（公历 2 月 18 日）出现年、月、日三柱庚子·戊寅·癸巳，计入时柱相当含 12 个四柱干支组。从 1780 年 2 月 19 日雨水起，若经历少于四个六十甲子 240 年，如经历 3 个六十甲子到 1960 庚子年雨水前一日（查万年历为 2 月 18 日，干支为丙子）的整 180 年间，1780 年出现在庚辰月的后一个日干支癸巳，虽经过 3 个六十

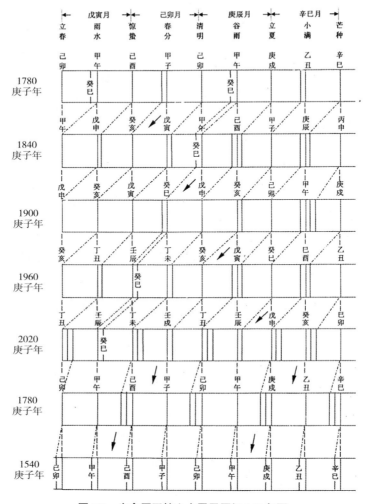

图 5.2　生命历四柱六十甲子历经 240 年图

甲子年 3 次前移，但仍落在己卯月而未到达戊寅月，因而在这 180 年中不可能再现庚子·戊寅·癸巳三柱，当然相应的含时柱 12 个四柱干支组也不能再现，因此证明了其 240 年的必要性。

之所以历经 180 年四柱干支组只能基本显露，出现缺漏，主要原因来自生命（医易）历月柱日数不均等，每隔六十甲子年月柱日数又在变化。如 1840 庚子年戊寅月—辛巳月柱日数显现分别为 29、31、30、32 日，1900 庚子年相应月柱又变为 30、30、31、31 日，1960 庚子年相应月柱又变为 29、31、30、32 日。历经 180 年次月日数一般会经两次前移落入本月。但若次月日数多于本月日数，次月日数必有盈余日滞留在本月外，使本月不能历尽六十个甲子日干支，出现缺漏，相应于缺漏的日柱、时柱四柱干支组就不能显现。其次是交节一般不落在日分界线上，多落在日内，造成日柱 12 个时辰分属两月柱，进一步增加了月柱内日数、时辰数不均等的可能性。

（2）充分性证明

如上所述，历经 180 年造成四柱干支组不能全部显现的原因是次月日数有可能大于本月日数，次月日干支在两次前移时有盈余日落在本月外。现再经历一个六十甲子年（历经 240 年），对于其中任干支年任干支月，再次月之一半日数都会移入本干支月，盈余日自必移入本月内。如第 4 个六十甲子年来临时，1840 庚子年庚辰月前半甲午—丁未日（谷雨己酉前两日为丁未日）经过 3 次前移落入 2020 庚子年戊寅月；上次前移的盈余日癸巳自落入戊寅月之中部（图 5.2）。3 次移入本月日数加上本月自身原有的日数共有 70～80 日陆续落入本月内，这样不管交节是否落在日分界线上，本月柱干支尽可有机会与六十甲子日柱干支、720 时柱干支全部相遇组合一遍，故所有四柱干支组必无遗漏地在 240 年间全部显现。

5.8 靳九成等 1999 年发现天人第 4 规律，并为天文万年历所证实

（1）太阳周日、七曜视运动的会合周期是 240 年。
（2）生命（医易）历四柱干支组相隔 240 年基本重现。

5.8.1 证明：太阳周日、七曜周年视运动的会合周期是 240 年

前已指出 60 年是七曜周年视运动的会合周期，自然 240 年也是它们的会合周期。

240 年 =365.242 2 日 ×240=87 658.128 日 =87 660 日 −1.872 日，非常接近于 87 660 日（相对误差 =0.00213％），87 660 日与日有公约数，这就证明了 240 年是太阳周日、七曜周年视运动的会合周期。

5.8.2 证明：生命（医易）历四柱干支组显现的轮回周期为 240 年

240 年 =87 660 日 −1.872 日 =1 461×60 日 −1.872 日，生命（医易）历的日甲子相隔 240 年周转 1461 次，仅差 1.872 日未重合。从图 5.2 或查天文万年历对照相隔 240 年的生命（医易）历年、历月、历日柱干支，也可以发现后者立春等 12 节之日干支较前者仅向前移了 1 日或 2 日，两者四柱干支基本

重现。

显然，太阳周日、七曜周年视运动的会合周期为 240 年，是生命（医易）历四柱干支组显现具有 240 年轮回周期的天文学背景。这表征着天人合一超巨系统的轮回周期为 240 年。

靳九成等集上述研究成果，2013 年在山西科学技术出版社出版专著《生命（医易）百年历》（图 5.3），开启了一个七曜干支历法新时代[5]。

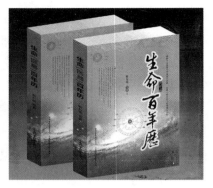

图 5.3　靳九成等著《生命（医易）百年历》，2013 年由山西科学技术出版社出版

5.9 应用生命（医易）历定人的出生时间要采用地方真太阳时

人的出生时间关乎人的先天体质、天赋秉性等，至关重要，定准人的出生时间是中医学医易会通的基本功。

生命（医易）历四柱干支组旨在表征七曜对人体作用的周期性变化规律，同一时刻，七曜对处在不同经度的人体作用是不同的，如 3.2.2 节所述，因而人的出生时间必须采用人体所处经度的地方真太阳时：

$$\text{地方真太阳时} = \text{地方平时} + \eta = \text{北京标准平时} + \Delta + \eta \quad (3-4)$$

因此确定一个人的出生时间四柱干支，应按以下步骤：

（1）提供该人出生公历（或由农历检索公历）年、月、日、时的北京标准平时及出生地（实为经度）。

（2）由出生公历平时月、日，查真平时差 η "8 字图"（图 5.4）定出 η。

（3）由出生地（经度）查工具书《生命（医易）百年历》附录 9 可定出 Δ。

（4）由出生北京标准平时、η、Δ 依（3-4）式算出出生地方真太阳时，确定出生时辰。

（5）查工具书《生命（医易）百年历》可定出生四柱干支。

例：某人 1990 年立春后第 4 日甲辰日北京标准时 3 点零 8 分生于新疆石河子市。该人的出生四柱干支确定如下：

（1）查《生命（医易）百年历》，1990 年立春后第 4 日甲辰日为公历 2 月 8 日，年、月、日三柱干支为庚午 / 戊寅 / 甲辰。

（2）查真平时差 η "8 字图"，1990 年 2 月 8 日真平时差 $\eta \approx -14$ 分。

（3）查《生命（医易）百年历》一书的附录9，石河子市位于东经86°，可定地标时差 Δ=（86-120）×4min=-136 分。

（4）因而该人出生地方真太阳时 $\approx 3^h8^m-136^m-14^m=38^m$，为甲辰日子时。

故该人出生的生命历四柱干支为庚午 / 戊寅 / 甲辰 / 甲子。

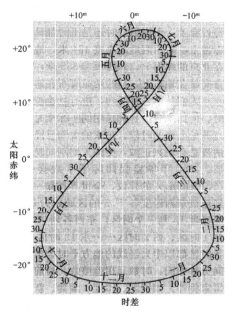

图 5.4　天文学真平时差 η "8 字图"

5.10 生命（医易）历干支纪元表征七曜对地、对人体影响的近似性和局限性

5.10.1 天人第 1、2、3、4 规律本身就有一定的近似性

（1）月球近朔月会合周期与回归年会合周期为 60 年是相当精确的，奠定了天人第 1、第 2 规律的基础，而水、金、火、木、土五曜视运动只具有准 60 年周期性，致使天人第 1、第 2 规律就有一定的近似性。

生命（医易）历法能精确地反映日月对地、对人体的影响，在 5 千年时段内还相当准确；而反映五曜对地、对人体的影响则是比较近似的，在数百年时段内还可以用，超出误差就可能较大。

（2）太阳周日、七曜周年视运动虽有 240 年的会合周期，七曜对人体的作用在太阳周日、七曜周年视运动会合周期 240 年中 4 个不同六十甲子年间

的同干支年、月、日、时仍是不同的，需要 87 660×12=1 051 920 个标记，仅用年甲子、月甲子、日甲子、时甲子组合出的 60×12×60×12=518 400 个四柱干支组标记是不够的（约差一半），严格来说，还须动用第几个六十甲子年的标记来区分 4 个六十甲子年间同干支年、月、日、时七曜对人体影响的差别。但几千年来，不管是干支农历或口授秘传的医易历，都没有再去动用第几个六十甲子年的标记以区分 4 个六十甲子年间同干支年、月、日、时对人体影响的差别。由于生命历本身比较精确的应用时段多为一个六十甲子年，240 年中不同甲子年间的同干支年、月、日、时的差别微小，因而生命历做了近似简化，把七曜在 4 个不同 60 年间同干支的年、月、日、时加在人体上的影响视为相同。这样，年、月、日、时干支组合出的 518 400 个四柱干支组便可覆盖整个 240 年，致使天人第 4 规律就有一定的近似性。

5.10.2 七曜干支生命历未计入廿八宿星系的影响

七曜干支生命历未计入廿八宿星系的影响，中医学在医易会通中引入地支正五行进行补偏（参看第 11 章）。

5.10.3 天地不稳定性带来的局限性

七曜对人体的作用是在天地稳态条件下讨论的，而天地严格说并不总是稳态（如地震、太阳黑子爆发），因而生命（医易）历四柱干支表征的天人合一系统基本信息在天地非稳态时常会失效，具有局限性。

生命（医易）历四柱干支的上述近似性必降低中医学在医易会通中长周期预测的应验率。

附录 5.1　十二支配十二时辰

十二时辰	子	丑	寅	卯	辰	巳	午	未	申	酉	戌	亥
地方真太阳时	23–1	1–3	3–5	5–7	7–9	9–11	11–13	13–15	15–17	17–19	19–21	21–23

附录 5.2　日上起时表

时＼日	甲己	乙庚	丙辛	丁壬	戊癸
子	甲子	丙子	戊子	庚子	壬子
丑	乙丑	丁丑	己丑	辛丑	癸丑
寅	丙寅	戊寅	庚寅	壬寅	甲寅

续表

时\日	甲己	乙庚	丙辛	丁壬	戊癸
卯	丁卯	己卯	辛卯	癸卯	乙卯
辰	戊辰	庚辰	壬辰	甲辰	丙辰
巳	己巳	辛巳	癸巳	乙巳	丁巳
午	庚午	壬午	甲午	丙午	戊午
未	辛未	癸未	乙未	丁未	己未
申	壬申	甲申	丙申	戊申	庚申
酉	癸酉	乙酉	丁酉	己酉	辛酉
戌	甲戌	丙戌	戊戌	庚戌	壬戌
亥	乙亥	丁亥	己亥	辛亥	癸亥

附录 5.3　年上起月表

月\年	甲己	乙庚	丙辛	丁壬	戊癸
一月	丙寅	戊寅	庚寅	壬寅	甲寅
二月	丁卯	己卯	辛卯	癸卯	乙卯
三月	戊辰	庚辰	壬辰	甲辰	丙辰
四月	己巳	辛巳	癸巳	乙巳	丁巳
五月	庚午	壬午	甲午	丙午	戊午
六月	辛未	癸未	乙未	丁未	己未
七月	壬申	甲申	丙申	戊申	庚申
八月	癸酉	乙酉	丁酉	己酉	辛酉
九月	甲戌	丙戌	戊戌	庚戌	壬戌
十月	乙亥	丁亥	己亥	辛亥	癸亥
十一月	丙子	戊子	庚子	壬子	甲子
十二月	丁丑	己丑	辛丑	癸丑	乙丑

参考文献

[1] 靳九成，高国建，靳浩，等.医易历干支纪元的天文学背景探讨[J].北京：中华中医药杂志，2010，25（5）：651-654.

[2] 靳九成.发现天人合一第1—4规律，将七曜生命医易历送进科学殿堂[J].无锡周易，2018，（4）：29-40.

[3] 靳九成，彭再全，赵亚丽.运气学理论的天文学背景探讨[J].湖南中医杂志，2001，17（2）：2-5；中国医药学报,2004.,19（S1）：200-204.

[4] 任应秋，刘长林.《内经》研究论丛[M].武汉：湖北人民出版社，1982.

[5] 靳九成，靳浩，朱胆，等.生命（医易）百年历[M].太原：山西科学技术出版社，2013.

[6] 郑鹤声.近世中西史日对照表[M].北京：中华书局，1981.

[7] 胡京国.古易玄空学新探[M].广州：花城出版社，1998，30-40.

[8] 靳九成，高国建，靳浩，等.干支农历谬误与医易学时标[J].科学研究月刊，2010，（11）：82-84.

[9] 秦广枕.浅谈《内经》六季的科学性和现实意义[J].上海中医药杂志，1979，（4）：46-48.

[10] 王琦，王树芬，周铭心，等.运气学说的研究与考察[M].北京：知识出版社，1989.

[11] 田合禄，田蔚.中国运气学解谜[M].太原：山西科学技术出版社，2007.

[12] 靳九成，杨旻卉，庞仪琴.医用历四柱干支显现的基本规律[J].大自然探索，1999，18（3）：112-116；科学（Scientific American中文版）,1999，（6）：57-60.

[13] 中国紫金山天文台.新编万年历[M].北京：科学普及出版社，1984.

[14] 张培瑜.三千五百年历日天象[M].郑州：大象出版社，1997.

第6章 七曜干支生命历法的重大应用价值

我中华民族自西汉汉武帝太初元年（公元前104年），前赴后继探求能反映七曜对人体影响的干支生命历法，历经两千多年，终在2013年将其送进科学殿堂，开启了七曜干支生命历法新时代，有着重大应用价值，大长了中华民族志气和雄风！

6.1 七曜干支生命历将成为中医学的标准历法

易学自唐代至今就是口授秘传使用七曜干支生命历法，只是不知其所以然。倒是当今体制内中医学用的历法十分混乱，急需规范。

6.1.1 中医学用历法建立国家标准的必要性

首先要明确：研究历法与法定历法是两个概念；中医学历法是研究历法，必须反映七曜对人体的影响（第2章）。

人体的生理、病理、阴阳、五行、五运六气、三阴三阳、十二经脉、藏象、针灸等学说的周期性消长节律，都需要相适应的历法来表述和演绎。《内经》作为经典，农历和岁气历并用无可厚非。如前述，农历的天人合一模型只有日、月二曜，不能充当中医学研究历法。目前中医学界公认的研究历法是岁气历，其天人合一模型固然是七曜，但它只有干支纪年，没有干支纪月、纪日、纪时的构架，残缺不全，缺乏完整性。它的干支纪年是从法定历法干支农历唯象借鉴来的，从未进行过科学论证，不知其所以然。《内经》及后世医家在阐述十二经气运行周期、五俞穴生理周期、八脉卫气盛衰周期、针灸等也用到干支纪日、纪时，那是模模糊糊地借用干支农历的纪日、纪时，而干支农历的纪日、纪时也是唯象总结出来的，从未进行过科学论证，不知其所以然。可见当下研究制定中医学历法国家标准的必要性。

6.1.2 中医学历法建立国家标准的紧迫性

近百年来，西学东渐，中医学命运多舛，运气学屡受打击，自古医易会通却要分离，相当一部分中医从业者压根无中医学研究历法是区别于国家法定历法的概念，对年、月、四时的划分，并行使用着国家法定历法公历、农历、或干支农历、或研究历法五运六气岁气历、易历。它们的年首不同，年、月大小也不同，很容易造成信息混乱。如公历年首为元旦，即冬至后第 10 日；岁气历年首为大寒或立春，易历年首为立春，落在公历 2 月 4 日或 5 日，与公历年首相差 35～36 日。农历、干支农历年首为春节，它在立春前后徘徊，最大有 15 日，这样农历、干支农历年首与公历年首最大可相差 50～51 日，与易历、岁气历年首前后最大可相差 30 日，同一个"始春"，或指公历一、二、三月，或指农历一、二、三月，或指易历、岁气历一、二、三月，有完全不同的内涵，这是中医学科学化、标准化绕不过的坎。

再看近 40 年对五运六气岁气历的贬褒。贬者和褒者都常把岁气历理解为干支农历来论证，前者认为干支纪年因"岁星超辰"问题只是个"干支符号"；后者认为干支农历"干支纪年并不起源于岁星纪年，因而'岁星超辰'问题与纪年干支无关"，"这样就化解了五运六气学说中两个被人认为的致命矛盾"，两派全都在褒贬干支农历，没把岁气历当作研究历法来论证。

再看对五运六气岁气历的天文学背景论证上，其年明明是回归年，可有的学者发文却把它往干支农历上靠，理解为"第二种阴阳合历"；有的学者反倒从《内经》的七曜天人合一模型退回到日、月二曜模型上，把五运六气学的六十甲子年周期性仅归结为日、月二曜视运动的 60 年周期性，水、金、火、木、土五曜的影响全没了[2]。天人合一模型混乱，必导致历法混乱。

历法是天人合一的中枢，中医学要实现现代化、科学化、标准化，就必须尽快依现代科学建立自己完整的、科学的研究历法国家标准。

6.1.3 七曜干支生命历法能系统表述、演绎阴阳、五行、三阴三阳、五运六气、十二经脉、纳音五行消长等节律

阴阳只有周期性稳定消长才有五行概念，五行是阴阳周期性稳定消长的五个不同的阶段，是维持阴阳周期性稳定消长的制约调控机制；随机消长的阴阳延伸不出五行概念（参看第三编）[3]。

太阳的周日、周年视运动，月球的周月视运动，五曜的周年视运动，其阴阳都是周期性稳定消长，因而各自都有其相应的五行。七曜的五行及阴阳就是人体五脏五腑阴阳五行的天文学背景。生命历周年五行表述了五季的五行；生命历纪年干支表述了天干正五行，天五行（化五运），地支化六气正化对化；生命历干支纪日、纪时顺理成章地表述、演绎子午流注、灵龟八法、飞腾八法各穴位的盛衰节律。木星的六气正化对化，互为阴阳，木星视运动的 12 年周期性就是十二脏，以及手、足三阳经、三阴经十二条经脉的天文学背景。生命历法演绎了水、金、木、土、月五曜准周 60 年视运动的纳音五行，只是中医学界目前还未涉及（参看第四编）。

6.1.4 七曜干支生命历法能系统表述、演绎朔望月气血旺衰节律

月球的引潮力是宇宙之最，从而月相盈亏影响人体气血的旺衰节律。生命历法中年内保留朔、望月，可表述、演绎月相盈亏影响人体气血旺衰节律。

可见生命历法能充当中医学用历法标准，已为中医学用历法国家标准制定奠定了理论基础，现在缺的是体制内的立标程序。至于七曜生命历法由于其近似性带来的局限性，那是由于中医学的研究对象本身（天象—气象—物候—病候）就是难度极大的混沌问题，只能面对探求解决办法，不能因噎废食，怪罪生命历法。气象学、地震学预测是比中医学研究对象较简单的混沌问题，下面来看它们是如何利用生命历法解困的，中医学在预测疠疫年时（第 12 章）可以借鉴。

6.2 七曜生命历干支纪年帮助预测气象、洪旱灾荒之谜及其破解

6.2.1 有关年干支预测气象、洪旱灾荒之谜报道

众所周知，大气的运动方程是非线性的混沌问题，其解对初始条件十分敏感。1960 年美国麻省理工学院罗伦茨教授从还原论观点提出著名的所谓蝴蝶效应：一只蝴蝶在巴西扇动翅膀，就可能在美国的得克萨斯州引起一场风暴，中长期气象预报不可能。目前的 24 小时气象预报也只有约 70% 的可信度。下述《娄景书》、翁文波等借用干支纪年的周期性神奇般地预测气象、洪旱灾荒都属于中长期的，从还原论的观点来看自然成了不解之谜。

（1）《娄景书》

娄景书是我国最早预测长江流域气象、洪涝灾荒、疫病的文献，成书约在汉高祖元年（公元前 206 年，早于干支农历）。据曾芝松、高建国考证，娄景先生系秦王朝湖湘人氏，秦始皇统一天下后，实行"焚书坑儒"，圣贤隐匿，娄景藏于石洞中，日看经典，夜观星辰。待秦亡汉高祖登基，娄复出上书汉王，陈知年干支可预测灾荒、疫病。高祖大喜，令娄编著，逐作六十花甲荒旱咏歌书，十有七八验，民间流传至今（附录 6.1）。[4] 1968 年湖南省安乡县气象站曾访问数百位有看天经验的老农、老船工，他们往往用 10 年、

60年周期来预测涝旱趋势。有许多老农说:"明年是乙酉年,老乙酉年(1849年)大水,前乙酉年(1909年)也大水,明年又遇上60年大水周期。"该站依此经验较正确地估计预报了1969年的大水。查《娄景书》,果有"乙酉年来雨水倾,夏秋流郎(指雨水)略有增"之句。

《娄景书》民间有多种抄本,略有区别,2017年有整理与校译本出版[5]。

翁文波、张清1993年在其著作[6]中曾引用《娄景书》,还将其与长江洪水年份进行比较(如表6.1所列),证明《娄景书》确有一定的可信度,但当时拿不出理论依据来诠释它。

表6.1 长江洪水年份古今比较

洪水年份		《娄景书》预测	准确性
公元	年干支		
1931	辛未	"辛未年来雨难催"	—
1935	乙亥	"低地淹没禾成腐"	准确
1945	乙酉	"乙酉年来雨水倾"	准确
1954	甲午	"甲午年来雨水多"	准确
1991	辛未	"辛未年来雨难催"	准确

(2)高建国、陈玉琼、姚国干1986年报道数十条关于气象的准60年周期现象[7],但当时也未能给出合适的解读。

(3)翁氏干支纪年预测洪旱60年周期公式之谜

1993年翁文波、张清在其著作《天干地支纪历与预测》中依公元1000年以来长江的20次洪水记载(1133,1191,1248,1305,1325,1373,1404,1426,1432,1494,1560,1788,1860,1870,1905,1917,1931,1935,1945,1954年等),拟合一个预测长江洪水60年周期公式[6]

$$y=1135+60\times i \tag{6-1}$$

其中y为长江发生洪水的计算年份。有13个年份接近这个公式,长江发生洪水年份的计算值y和实际值x比较如表6.2所示。

表6.2 公元1000年后长江洪水计算年份与实际比较

i	y	实际时间 x	$x-y$(年)
0	1135	1133	−2
1	1195	1191	−4
2	1255	1248	−7

续表

i	y	实际时间 x	x-y（年）
3	1315	1305，1325	-10，10
4	1375	1373	-2
5	1435	1432	-3
6	1495	1494	-1
7	1555	1560	5
11	1795	1788	-7
12	1855	1860	5
13	1915	1905，1917	-10，2

翁、张二人1993年公布，依华北公元1479、1528、1586、1587、1638、1639、1640、1721、1877、1878、1900、1965共12年发生严重干旱记载，拟合一个预测华北干旱60年周期公式[6]

$$y=1469+60\times i \quad (6-2)$$

其中y为华北发生严重干旱的计算年份。有11个年份接近这个公式，华北发生严重干旱的计算值y和实际值x比较如表6.3所示。

表6.3　华北1479—1965年12次严重干旱年计算值y与实际值x比较

i	y	x	x-y（年）
0	1469	1479	10
1	1529	1528	-1
2	1589	1586，1587	-3，-2
3	1649	1638，1639，1640	-11，-10，-9
4	1709	1721	12
7	1889	1877，1878，1900	-12，-11，11

翁、张二人依上述预测涝旱60年周期公式，成功预测了1992年我国长江、黄河等水系的洪涝和局部的干旱，如表6.4所列。

表 6.4　1992 年涝旱预测与实际对比

预测	实际	新闻报道
①"1992 年 7 月初有可能有洪峰过武汉";②"长沙一带……7 月初……多雨"	"长江洪水近日猛涨""湖南……490 万余人遭受洪涝灾害……受灾面积 511.1 万亩……"	《人民日报》1992 年 7 月 1 日、7 月 8 日报道
"黄河水系的洪峰……过花园口,流量可能达 10000m³/s 以上"	"黄河花园口……第一号洪峰,每秒流量 6260 立方米"	《人民日报》1992 年 8 月 18 日报道
"红水河再度发生洪水"	"黔桂线水害塌方"	《农民日报》1992 年 7 月 7 日报道
"福建、广西局部多雨"	"闽西暴雨成灾损失严重"	《北京晚报》1992 年 7 月 8 日报道
"新安江可能出现近似 1988 年水情"	"钱塘江流域遭暴雨袭击"	《人民日报》1992 年 7 月 7 日报道
"山东局部,湖南局部……可能有旱情"	"临沂地区久旱无雨""湖南……2664 个乡镇受旱"	《农民日报》1992 年 7 月 3 日报道《人民日报》1992 年 8 月 17 日报道
北京大雨集中在 1992 年 7 月 18 日—8 月 8 日	"一个多小时降雨 71 毫米""昨晨……日降雨 200 毫米"	《北京日报》1992 年 7 月 24 日报道《北京日报》1992 年 8 月 4 日报道

6.2.2 破解年干支预测气象、洪旱灾荒之谜

依照天人第 1 规律:太阳系七曜对地、对人周年视运动具有 60 年的准周期,施加给地、人体影响的准周期为 60 年。地球大气运动的动力主要来自太阳系七曜的三大作用,既然七曜的作用具有 60 年准周期性,那气象运动也自应有 60 年准周期性,这样就破解了《娄景书》、翁氏公式等的气象预测以及高建国等人的气象 60 年准周期性报道。《娄景书》预测:"己亥年来雨水多,平地三尺总成河。"2019 己亥年中国和世界大多江河果然发生洪灾。《娄景书》还预测:"庚子年来春色晴,夏秋无雨万民惊,灾害疾病当荒岁……吉凶极应正分明。"2020 庚子年全世界果然新冠肺炎大流行。由此也可以看出中华先哲们创造干支纪年的神奇魅力。

6.3 翁氏年干支预测地震 60 年周期公式之谜及其破解

6.3.1 翁氏年干支预测地震 60 年周期公式之谜

目前预测地震应验率的世界水平仍 ≤ 30%,可见其难度。

翁文波及其合作者吕牛顿、张清等,在 20 世纪 80—90 年代借用年干支的 60 年周期性拟合历史上发生的地震,再外推预测未来地震,卓有成效。

(1) 中国东部地震预测

1303—1976 年间在中国东部北纬 15°～53°、东经 107.5°～135°区域内

曾发生 8 次震级大于或等于 7.5 级地震，具体月、日用十进制小数年表示时，x=1303.713，1556.063，1604.996，1668.568，1679.672，1695.383，1806.030，1976.577。这 8 次地震中除 1695.383 外，有 7 次可近似用下面 60 年周期式表示，成功预测：

$$y=1314.86+60\times i \quad (6-3)$$

其中 y 为中国东部发生地震的计算年份。对应于不同 i 的相应 y 和实际 x 值及偏差（$x-y$）如表 6.5 所示。

表 6.5　中国东部 7.5 级以上强震预测与实际时间比较

i	y	x	偏差（$x-y$）
0	1314.86	1303.713	−11.147
4	1554.86	1556.063	1.203
5	1614.86	1604.996	−9.864
6	1674.86	1668.568 1679.672	−6.292 4.812
8	1794.86	1806.030	11.170
10	1914.86	（1920.960）	（6.100）
11	1974.86	（1969.549） （1975.096） 1976.577	（−5.311） 0.236 1.717

括号内的数字是实际地震时间，但不符合原定义地域和震级要求。如 x=1920.960（1920 年 12 月 16 日）海原 8.5 级大地震地点是东经 104.9°，在定义区东经 107.5° 的西边。又如 x=1969.549（1969 年 7 月 18 日）渤海大地震的震级为 7.4 级，小于定义的 7.5 级；x=1975.096（1975 年 2 月 4 日）海城大地震的震级为 7.3 级，也小于定义的 7.5 级。

（2）华北地震预测

1290—1976 年间在北纬 34°～45°、东经 111°～123° 的华北地区曾发生 20 次震级大于或等于 6.6 级地震。20 次地震的时间序列为：x=1290.741，1303.713，1484.079，1626.493，1668.568，1679.672，1683.894，1695.383，1720.533，1815.813，1830.450，1888.452，1910.022，1937.586，1966.589，1966.227，1969.549，1975.094，1976.577，1976.874。在这 20 次地震中有 11 次可近似用下面 60 年周期式表示，成功预测：

$$y=1308.70+60\times i \quad (6-4)$$

其中 y 为华北发生地震的计算年份。对应于不同 i 的相应 y 和实际 x 值及偏差 (x–y) 如表 6.6 所示。

表 6.6　华北地区 1290—1976 年间 6.6 级以上地震预测与实际时间比较

i	y	x	偏差 (x–y)
0	1308.70	1303.713	–4.987
3	1488.70	1484.079	–4.621
6	1668.70	1668.568	–0.132
7	1728.70	1720.533	–8.167
10	1908.70	1910.022	1.322
11	1968.70	1966.589	–2.111
11	1968.70	1966.227	–2.473
11	1968.70	1969.549	0.849
11	1968.70	1975.094	7.394
11	1968.70	1976.577	7.877
11	1968.70	1976.874	8.174

（3）美国加利福尼亚地震预测

美国加利福尼亚州 1812—1989 年间发生 16 次大于 7 级的地震，其时间序列为：x=1812/12/8，1812/12/21，1838/6（原文缺日），1872/3/26，1906/4/18，1915/10/3，1915/11/21，1922/1/31，1923/1/22，1927/11/4，1932/12/21，1934/12/31，1952/7/21，1954/12/16，1980/11/8，1989/10/17，其中 4 次发生在壬申年，可近似用下面 60 年周期式表示，成功预测：

$$y=1812.736+60\times i \tag{6-5}$$

其中 y 为美国加利福尼亚地震的计算年份。对应于不同 i 的相应 y 和实际 x 值及偏差 (x–y) 如表 6.7 所示。

表 6.7　美国加利福尼亚州 1812—1989 年间 7 级以上地震预测与实际时间比较

i	y	x	北纬（°）	西经（°）	震级	偏差 (x–y)
0	1812.736	1812.939	34.2	117.9	7	0.203
0	1812.736	1812.974	34.2	114.0	7	0.238
1	1872.736	1872.238	36.7	118.1	8	–0.498
2	1932.736	1932.974	38.75	118.0	7.2	0.238
预　测						
3	1992.736	1992.321	42.0	123.8	7	–0.415

1991年底翁院士等根据美国壬申地震概周期及其他预测方法预测1992年8月25日前后会在北纬42°、西经123.8°附近可能发生7级左右地震,并将信息转递给美国朋友。8个月后预测被成功证实:1992年4月25日美国加州北部西海岸(北纬35.2°、西经123.8°)发生里氏6.9级地震,1992年6月28日加州南部(北纬35.2°、西经118.5°)发生里氏7.9级地震。

1992年1月除成功预测到美国壬申地震外,翁院士还成功预测到美国将于1992年6月19日发生6.8级地震,实震时间仅推后9天。

表6.8概括列出翁院士等借用年干支的60年周期性拟合发生地震及外推预测未来地震情况。据统计报道,翁院士至仙逝(1994年)前预测天灾的应验率达到83.73%,震惊国内外[8]。

表6.8 干支纪年60年的周期性拟合地震公式预测地震

预测地震发生地区及震级	年干支拟合预测公式	拟合和预测效果
中国东部曾发生7级以上地震	$y=1314.86+60\times i$	8次有7次能成功拟合
华北曾发生6.6级以上地震20次	$y=1308.7+60\times i$ $y=1275+60\times i$	其中11次能用本式拟合, 另9次能用本式拟合
日本曾发生7.8级以上地震23次	$y=1591.15+60\times i$ $y=1308.7+60\times i$	其中10次能用本式拟合, 另8次能用本式拟合
美国壬申年曾发生7级以上地震4次	$y=1812.736+60\times i$	不仅4次能用本式拟合,且于1992年1月成功预测到美国将于1992年8月发生6.8级地震

另,学者徐道一、王湘南1992年也利用年干支60年周期性成功预测了1992年7—8月在天山地区可能发生>8级地震,实际发生于1992年8月19日,震级7.5级[9]。

翁院士创造的年干支60年周期性预测公式屡屡取得成功,震惊国内外,被誉为当代预测宗师[8]。然而天干、地支的来源及干支纪年的背后玄机在20世纪一直未能解开,使翁老遗憾终生。

6.3.2 破解年干支预测地震60年周期公式之谜

地震是地球表层的震动,分天然地震、人工地震、脉动地震,以天然地震给人类造成的危害最大。天然地震依发生原因不同又分构造地震、火山地震、塌陷地震,其中构造地震占90%以上,因此构造地震成了主要研究对象。目前研究构造地震的主要理论是大陆漂移学说:地幔上有北美洲、南美洲、南极洲、欧亚洲、非洲、印度与澳洲板块、纳斯卡（NAZCA）板块、太平洋等八大板块漂浮着，板块之间平均以几cm/年的相对速度运动着，至少已有2亿年，还会持续下去。由于板块漂移碰撞，自会造成某处岩石破裂、错动等，当应力累积到某一极限时，能量在瞬间释放就形成地震。由于印度板块与欧亚板块的碰撞，中国东部向西部的推挤，致使我国横断山脉、喜马拉雅山脉、帕米尔高原成为世界三大地震带之一。

地外天体日、月、水、金、火、木、土七曜可能通过引力和引潮力、电磁波、高能粒子流影响地震，主要为引力和引潮力，地震学上把影响机制概括为三种假说：

（1）触发说：认为地震孕育和积累主要由内部因素形成，当震源介质承受的应力达到临界值时，天体作用尽管较为微弱，也可起导火索的触发作用，促使地震发生。如当月处于朔望，又在近地点时，日月引潮力相加是日引潮力的3.6倍，月不在近地点也有3.1倍，即使不处于朔望，月的引潮力也有2.1倍，均极易诱发地震。如2019年6月17日月望，又接近近地点，四川宜宾市长宁县发生6.0级地震，中国地震局认为该地震机制为走滑型地震，为近地点引潮力所触发。

（2）调制说：认为天体不仅有触发作用，还有制约和影响地震的孕育与发展的更重要作用。

（3）共振说：认为地震区是一个振动系统，它不断受到天体场周期性策动力的作用，当地震区的某一自由振动周期与某天体场的周期一致或接近整数倍时，就可能发生共振，导致岩石破裂，发生地震[9]。

翁氏年干支预测地震60年周期公式可一般地表为

$$y=y_0+60\times i$$

其中 y 为某地区发生地震的计算年份。

当 $i=0$ 时，y_0 表示某年某地区岩石结构振动系统，遇上该年某种天象周期性策动力的作用诱发地震。这次地震发生后释放了能量，暂时缓解了此地区的岩石结构应力。而板块漂移在持续进行，岩石结构应力又开始新一轮积累。上次地震遇上的天象，依天人第1规律，又会在下一个准60年后来临，即使下一个准60年未诱发地震，总会在第 i 个60年诱发地震。这样就可以解读翁氏年干支预测地震公式之谜。当然，天体运动还有413.32日（近朔月回合）、4 年（近点月）、5 年（金星）、10 年（水星）、12 年（木星）、30 年（土星、朔望月）等其他周期性（参看表 4.3），以及天体本身的不稳定性（太阳黑子爆发等），能做出准确预测并不这么简单，需要丰富的天文、地质知识及预测经验作背景，但可以肯定的是翁氏年干支预测地震 60 年周期公式在改善大地震预测方面可继续发挥巨大作用。

6.4 七曜干支生命历为国历回归中华奠定了理论基础

法定历法和研究历法虽是两个不同概念，但可以相互借鉴发展。干支农历曾促进了七曜生命历法的发展，下面则是七曜生命历法反过来可促进国历发展的体例。

6.4.1 国历历元西化不能不说是重大失误

中华文化泛称东方文化，其核心是"天人合一"整体论，属"有机宇宙哲学观"；西方文化的特征是"拆零"，属"机械的局部世界观"，对认识客观世界各有其"格物致知"（Science）优势，它们是优势互补关系[10]。

如前述，中华早在四千年前就创立了夏历，和古巴比伦、古埃及并称为世界上有原创历法能力的三个民族。

世界文明古国的历法无不经历复杂的演变过程，都是在探求其平均年长与回归年的最小误差。我国自古至清顺治元年（1644），均是采用中华农历。有案可查的历法演变有 100 余种，至清顺治元年，中华农历平均年长演化改进为 365.25 日，与回归年 365.242 2 日误差 0.007 8 日/年，称为中历法时期。西方历法也在不断演化改进，至 1582 年，改进闰年规则后的格里历精度明显提高，平均年长 365.242 5 日，与回归年误差降低为 0.000 3 日/年，比当时中国农历误差要小 26 倍，居世界之最，一直沿用至今。清顺治二年（1645）起，以中为本、洋为中用，改用阳历数据来编制中国农历和干支农历，力求减少与回归年的误差，称为中西合历法时期。[11]

一个国家采用何种国历是衡量这个民族科学文化发展水平、体现民族尊严的重要标志。世界上很多国家即使无奈采用公历纪元，也都制定自己民族的历元以维护民族尊严。如日本虽采用公历纪元，但历元一直坚守天皇年号。现今历元就是德仁天皇登基（2019）年，称令和元年。再如朝鲜，现今历元就是采用金日成诞辰（1912）年为本体元年。可见国历历元对维护民族尊严的至关重要性。1911 年辛亥革命后，1912 年元旦孙中山就任临时大总统，次日发布《改历改元通电》（附录6.2），出于历法落后的无奈，改用阳（格里）历纪元，但仍取中华民国元年（1912）为历元，保持了中华尊严。1949年中华人民共和国成立时，9月27日第一次政治协商会议把国历纪元和历元全部西化为公（阳）历，取想象的耶稣诞辰年为中华国历历元，后者不能不说是重大失误[12-13]。

6.4.2 国历回归中华是时代的呼唤

国家的统一首先是文化的统一，其本质是让所有人对本国文化产生强烈的认同感，而国历纪元、历元的认同则是最直接和最有效的方法。每个人都拥有本民族的血脉，每个人的出生时间都应该跟本民族的始祖相比较，而每个民族的历史丰碑和朝代事件也应该由本民族的时标记录，这是任何国家、任何民族、任何个人都应该遵从的基本伦理规则。公历充满着基督教色彩，到16世纪才在欧洲普及。国历采用公历，尤其是历元跟耶稣扯上关系，有损八千年文明中华民族的尊严！2007年就有清华学者倡议国历使用干支（干支农历）纪元法。

习近平总书记拨乱反正、正本清源，指出："培育和弘扬社会主义核心价值观必须立足中华优秀传统文化""中华优秀传统文化是中华民族的突出优势，是我们最深厚的文化软实力。"国历改革是时代的呼唤，2015、2016年全国两会上又有政协委员提出国历改革议案。

当然，国历改革的硬道理还在于中华能否拿出比公历更优秀的纪元历法。

6.4.3 生命历比公历更优秀是国历能回归中华的硬道理

（1）七曜干支生命历已达到公历的精度，可建立中华七曜干支国历

七曜干支生命历立春作年首，节作月首，纪的年是立春到立春（或春分到春分）的回归年，年首、月首都具有明显的日象意义。生命历历年、历月不是整日，用它作国历纪元，历年、历月要四舍五入取整日，出现平年（365日）、闰年（366日）误差。但这种误差公历照样存在。我们至少可采用公历的400年97闰法，使平均年长与公历相同（365.242 5日），与回归年的符合精度和公历持平，建立中华七曜干支国历。

（2）七曜干支生命历已登上了人类历法之巅

公历只反映太阳一曜对地、对人体的影响，而七曜干支生命历却能反映日、月、水、金、火、木、土七曜对地、对人体的影响，尽管有近似性，但其信息内涵大大超越公历、农历、回历，是公历望尘莫及的，已登上了人类历法之巅，是世界上最优秀的历法。

这就是七曜干支生命历能超越公历，回归中华作国历的硬道理。

6.4.4 历元的实质就是民众心灵认同的最大公约数——可取黄帝诞辰元年

中华先哲制历向来重视历元，一直孜孜探求以甲子那天恰好是夜半朔旦冬至，还要日月合璧、五星连珠作历元。苦苦探索了几千年，最后理论上才发现这是不可能的[15]。

既然理论上不可能，其他历法也不例外。它们的起始历元实质就是民众心灵认同的最大公约数。如太阴历回历历元，就是选伊斯兰教（回教）创始人穆罕默德从麦加迁到麦地那的一天（公元622年7月16日）作为历元。公（格里）历以基督教创始人耶稣诞辰为元年，是根据公元532年一位传教士迪奥尼西倒推出来建议采用的，而基督教创始人耶稣诞生的真实年代，无论从历史还是从教义上都是悬案，无从察考[11]。我国目前国历取耶稣诞辰年为历元，实际也是被忽悠了！

七曜干支生命历用六十甲子纪年、纪月、纪日、纪时，可以向前、向后无限延伸纪历，也有一个纪历起点即历元问题。近代革命党人、实证史学家刘师培于清光绪二十九年（1903）在《国民日报》发表《黄帝纪年论》称：中华历史文献上确有黄帝，因断代虽没有直接记载黄帝诞生日期，但能确定大约诞生于公元前27世纪，主张把黄帝诞生年作为中华纪历元年，能迎合民族心灵认同的最大公约数。武昌起义后此主张曾得到各省军政府的响应。

黄帝诞生年既作历元，必须是甲子年。1911年是辛亥年，以六十甲子倒翻转76次（76×60=4560）年仍为辛亥年，再前移47位即到甲子年，这对应于（注意公元无零年，4560+48-1911=）前2697年，正应对前27世纪，即可作为黄帝诞辰元年用作历元（参看表6.9）。国历回归中华，公历2015年应表述为黄帝（2697+2015）4712乙未年，2018年为黄帝4715戊戌年，2019年为黄帝4716己亥年，2020年为黄帝4717庚子年。

建议国历回归中华的同时用括弧保留格里公历作为辅助历法并用，方便国际交往；照顾民俗，保留农历作为生活历法并用。国历改革事关千秋，应提请党中央、全国人大及全国学者审查。

2014年9月24日习近平总书记在人民大会堂纪念孔子诞辰2565周年国际学术研讨会上，进一步把孔子创建的儒学提升到中国传统文化的主体地位，今日孔子的显赫不言而喻。国内外每年都要举行孔子诞辰纪念会，何时开，就要依他的诞辰纪历来定。而他的诞辰纪历是依公历，还是依中华干支国历（或生命历）？这是最核心问题。具体参看附录6.3。

表 6.9　基督教（西或公）历、干支农历、七曜干支生命历、黄帝历元纪年对照表

历类	基督教（西或公）历			干支农历	中华干支命历	黄帝历元纪年（中华国历元）
	儒略历	后儒略历	格里历		七曜干支生命历（中华纪元）	
创立时间	前46年	前8年	1582年	前104年	约800年	
适用期间		前8年—1582年	1582年—	前104—2012年	口授秘传约800年至2012年正式使用2013年—	
孙中山就任临时大总统发布通电：改历改元对应时间			1912年元旦—中华民国元年	辛亥年庚子月丙子日	辛亥年庚子月丙子日	4608年
各历对应年			1911年（立春→元旦前）	辛亥	辛亥（立春→元旦前）	4608年（立春→元旦前）
六十甲子转31次前移1860年 各历对应年			→51年		↓	2748年
前移50年各历对应年			→1年		辛酉	2698年
各历对应年			→前1年		辛酉	2697年
六十甲子周转9次前移540年 各历对应年			→前541年		庚申	2146年
前移11年孔子诞辰 各历对应年	前552年10月9日	前552年10月9日	前552年9月28日		己酉年癸酉月庚子日	2146年
六十甲子转44次前移2640年 各历对应年			前2641年		庚申	57年
前移56年 各历对应年			前2697年（立春→元旦前）		甲子（立春→元旦前）	元年（立春→元旦前）
孔子诞辰2565周年 各历对应日期			2014年9月26日		黄帝4711甲午年癸酉月庚子日	4711年

6.5 七曜干支生命历是我国世界申遗的优秀选项[16-18]

既然七曜干支生命历是目前世界上最顶层的优秀历法，是中华文化对人类历法的独一无二贡献，自然应是我国申遗的优秀选项，对提高文化自信意义重大。这个优秀文化遗产不属于哪个民族、哪个地域，而属于整个中华。建议国家文化和旅游部责无旁贷地将其纳入世界申遗计划。

附录 6.1《娄景书》——娄景先生判定六十花甲荒旱疫病诗歌[4-5]

（1）甲子年来值水灾　　流郎四季长青苔　　高田成熟低田损
　　　乌金了角土中埋　　麻麦难禾成稻熟　　谷米增钱病患灾
　　　鲜鱼粟麦平增价　　更忧疾病挂心怀

（2）乙丑年来雨泽奇　　夏秋流郎水满堤　　赤脚乌金结实好
　　　红娘豹子也相宜　　禾稻了角宜勤耘　　麻麦豆菜实难齐
　　　米麦价钱无长价　　贫民众人笑嘻嘻

（3）丙寅年来种植时　　惟有高田得便宜　　大小兄弟收成好
　　　赤脚乌金结实奇　　疾病有些人多怨　　鱼贱米贵招君知
　　　提防春秋五六月　　家门户帘挂旌旗

（4）丁卯年来雨应时　　高低田禾正相宜　　农夫迁春些微旱
　　　夏季人亦有灾危　　鱼米贱时人快乐　　禾稻收获积成堆
　　　叟童竭力多辛苦　　处处舟舡不动移

（5）戊辰年来雨淋淋　　流郎夏秋其反迟　　高处田禾又无雨
　　　夏来低田少水催　　大小兄弟无烦恼　　了角赤脚有半归
　　　禾稻早迟皆有熟　　乌金成熟稻成堆

（6）己巳年来雨水迟　　夏秋流郎未肯回　　高乡人户夏熟盛
　　　上下田禾种相宜　　中田勤谨收一半　　乌金豹子有灾危
　　　大小兄弟人相贺　　高作田墙紧筑堤

（7）庚午年来雨绵绵　　种得田禾防水干　　高田大熟低田损
　　　赤脚乌金豹子全　　了角高处偏宜种　　五谷成熟谢苍天
　　　大小兄弟相和合　　更防六畜有灾危

（8）辛未年来雨难催　　夏秋流郎次第宜　　高田低禾宜早种
　　　乌金豹子便得回　　赤脚豆麦真个好　　秋冬百种果为奇
　　　谷米低价多快乐　　四海讴谣笑呵呵

（9）壬申年来雨水宽　　四季流郎总一般　　高收八分低一半
　　　水行低处也受煎　　米价五分买一斗　　鱼盐处处菜园边
　　　家家户户官租少　　小民无病自安然

（10）癸酉年来雨水流　　低乡人户也忧愁　　高乡田禾顿然熟
　　　中节低田必少求　　大小兄弟长兴旺　　赤脚豆子满山头
　　　人病畜疫休愁问　　秋冬十月八分收

（11）甲戌年来少水流　　高低田户实心愁　　低田幸喜八分熟
　　　大小兄弟两颇收　　乌金豹子添烦恼　　赤脚红娘也带愁
　　　不信但看九秋后　　向前摇橹唱歌游

（12）乙亥年来处处忧　　高低田禾满田畴　　低田淹没禾成腐
　　　中田只有四分收　　乌金豹子宜高处　　粟麦桑麻将自由
　　　不信但看七八月　　家家门首望高楼

（13）丙子年来雨更多　　低乡田地变成河　　乌金豹子了角种
　　　红娘赤脚受喜波　　大小兄弟喜相逢　　鱼柴米贵笑哈哈
　　　婆婆大熟低乡恼　　顶礼焚香余太平

（14）丁丑年来病患多　　春来秋去水长流　　低田禾稻多淹没
　　　高处田禾七分收　　兄弟赤脚多烦恼　　乡村豆麦亦丰求
　　　不信但看十二月　　寒冷寂寞小人愁

（15）戊寅年来雨平平　　春夏流郎渐渐增　　水从低处多受苦
　　　田中禾稻将半盈　　了角想有天虫食　　红娘无籽半收成
　　　流郎四季长快乐　　兄弟相合有半亨

（16）己卯年来雨水稀　　夏秋流郎四季归　　高乡种作人烦恼
　　　低乡成收满户盈　　乌金豹子高处有　　兄弟联芳喜及时
　　　小童有病多灾瘴　　家家秋后哭沉沉

（17）庚辰年来雨虽新　　夏秋流郎星不归　　低乡田禾宜多种
　　　高乡禾稻莫延迟　　山田薄星惟遂愿　　大小兄弟合相宜
　　　冬月雨雪多兴有　　小民灾危祷神祇

（18）辛巳年来雨水干　　高低人户叫皇天　　泉干水里鱼稀少
　　　禾稻三分已难收　　了角焦枯人乏食　　乌金豹子不得全
　　　拆屋卖柴难度活　　父子分散没盘缠

（19）壬午年来遇春旱　　夏秋将雨却均平　　高田却有七分熟
　　　低乡处处喜欢欢　　小民病少相合顺　　鱼肉米贱上斗盈

　　　　　秋冬五谷增时价　　饥荒度活看来春
（20）癸未年来雨水阴　　二三五月水来浸　　流郎夏季添三巳
　　　　田地高处被水沉　　大小兄弟高低好　　乌金豹子雨般成
　　　　四季流郎交接往　　鱼儿八月上高村
（21）甲申年来雨水宽　　春夏人户好行船　　高田丰收低田损
　　　　乌金豹子赤脚圆　　稻麦了角人相看　　四海谷米远处搬
　　　　靠天求救金中土　　众民患病祷神天
（22）乙酉年来雨水倾　　夏秋流郎略有增　　高乡须有田禾稻
　　　　豆麦桑麻总不成　　乌金赤脚兄弟好　　客官入市过门庭
　　　　疾病沿来多饥死　　路旁死尸两边停
（23）丙戌年来雨水行　　流郎四季未曾停　　高田且喜十分收
　　　　中下低田亦有成　　大小兄弟相合顺　　赤脚乌金也怕惊
　　　　天虫且喜人保杀　　祷天谢地保安宁
（24）丁亥年来雨不通　　流郎四季不相逢　　秋冬二季无滴雨
　　　　高乡田禾总成空　　低下七分禾稻熟　　五金赤脚喜相逢
　　　　大小兄弟重相见　　家家冬景乐兴浓
（25）戊子年来雨水流　　夏秋雨泽满山头　　高乡田禾收成好
　　　　可恨虫蝗在深秋　　流郎九月当回少　　乌金豹子兄弟收
　　　　鱼米无价一般贱　　了角此年也带愁
（26）己丑年来雨连连　　田中深处好行船　　高乡人处多欢乐
　　　　低下耕锄不见田　　大小兄弟多争叹　　乌金豹子正堪眠
　　　　流郎四季多定数　　米贵人病受熬煎
（27）庚寅年来好流郎　　低乡田禾被水防　　高乡种作十分收
　　　　乌金豹子见虫蝗　　了角天虫小儿病　　惟有早禾收满仓
　　　　迟禾丰收多烦恼　　家家祈祝谢苍天
（28）辛卯年来雨立春　　夏月不雨登车轮　　高处田禾八分收
　　　　低处禾稻受苦辛　　了角二平时价贱　　大小兄弟自相亲
　　　　人多疾病宜求福　　敬重神灵贺太平
（29）壬辰年来雨淋淋　　田中流郎水又深　　夏雨连秋赤次第
　　　　高乡田禾称人参　　低处种植兴苗稼　　先忧后喜胜黄金
　　　　众民安乐无灾瘴　　米贱鱼多酒满瓶
（30）癸巳年来雨应时　　流郎四季送船归　　高处田禾多兴旺

	低乡禾稻也不肥	虫蝗地火求神保	赤脚红娘笑便宜
	兄弟相合同喜悦	一家快乐笑嘻嘻	
（31）	甲午年来雨水多	夏忧田地也成河	高处田禾宜早种
	低乡禾稻在奔波	大小兄弟黄鹅色	赤脚面波筑满箩
	小民疾病添烦恼	求神作喜保安和	
（32）	乙未年来雨水来	田禾五谷地生灾	高田禾稻多受累
	秋后流郎浸生苔	了角有病难成实	低田禾稻水田埋
	兄弟红娘多磨折	米谷秋来求石田	
（33）	丙申年来雨交流	三尺流郎好忧愁	大小兄弟无踪迹
	低处田禾总不收	乌金赤脚十分好	高乡人户可兴钩
	高田半收了角少	无灾无瘴过三秋	
（34）	丁酉年来雨水稀	夏秋四季水依期	高乡大熟人安乐
	赤脚乌金加倍利	一分下种十分熟	大小兄弟笑嘻嘻
	四民鼓舞讴歌唱	雨顺风调乐雍熙	
（35）	戊戌年来雨水干	夏秋二季俱一般	低田禾稻多兴旺
	高处人民苦告天	乌金豹子兄弟好	小民疾病受灾缠
	但看来年霜风雪	其年谷米涨价钱	
（36）	己亥年来雨水多	平地三尺总成河	高田大熟低田苦
	了角均之损伤多	兄弟相与不相识	乌金赤脚笑哈哈
	冬秋依旧决波见	谷米中平莫奈何	
（37）	庚子年来春色晴	夏秋无雨万民惊	灾害疾病当荒岁
	赤脚乌金好伤情	低处田禾依旧熟	高乡田内起灰尘
	时至冬来有雨雪	吉凶极应正分明	
（38）	辛丑年来雨不愁	夏忧春季水长流	高乡禾稻多成熟
	可恨虫蝗到处游	婆婆草子多兴旺	高低田禾定有收
	乌金豹子并赤脚	他乡晚禾也无忧	
（39）	壬寅年来雨均平	早种禾稻将丰盈	夏秋炎天风恶起
	秋来晚禾有收成	低田早禾八分收	高中略有六分兴
	婆娘公子宜多种	收足备藏变性命	
（40）	癸卯年来少水通	夏秋雨泽不相逢	高乡人户愁难种
	低处田禾好用功	大小兄弟无人问	赤脚红娘一半空
	旱荒逐年轮方向	大雪须防腊月中	

（41）甲辰年来雨淋淋　　夏秋流郎渐渐增　　低田禾稻难得种
　　　高田早禾及时兴　　乌金赤脚豆子好　　了角头儿也受惊
　　　天禾少养丝绵盛　　秋冬谷米贵如金

（42）乙巳年来雨满田　　夏秋五尺水连连　　高田宜早斗耕种
　　　低田众民叫黄天　　早禾五月宜又有　　了角赤脚不周全
　　　沿门病患防少可　　兄弟豹子又团圆

（43）丙午年来色景忧　　四时有雨满天畴　　天降虫蝗平地起
　　　高田早种损低收　　乌金豹子相逢吉　　上中惜惜七分收
　　　幸喜疾病离远去　　鱼蛤遍地满田溪

（44）丁未年来雨水通　　夏秋祈祷水相连　　先夏洪水难收麦
　　　后来天晴枉费功　　六七月中田正旱　　中晚田禾总是空
　　　乌金豹子了角好　　泉干鱼死也堪愁

（45）戊申年来甚堪愁　　二难麦食两夏逢　　勤力耕锄收晚稻
　　　不车不救总成空　　赤脚红娘乌金少　　婆婆草子颇兴隆
　　　谷米甚如金宝贵　　妻儿难保各西东

（46）己酉年来春雨生　　夏秋人户叫时耕　　高乡禾稻多逢秀
　　　兄弟相逢结实成　　了角山头多结实　　红娘赤脚乌金盈
　　　天降虫蝗飞北海　　不损禾苗有消形

（47）庚戌年来雨水均　　春夏秋冬便农夫　　高田种作多兴旺
　　　早晚求熟喜欢欢　　赤脚乌金半有收　　天虫叶贵难收成
　　　惟有腊月多霜雪　　家家谷米有余盈

（48）辛亥年来雨更愁　　二麦青苗水浸天　　兄弟豹子难成实
　　　麻豆稻田长成丘　　红娘了角赤脚少　　夏时雨少秋雨调
　　　秋前半月逢甘雨　　谷米三冬有人求

（49）壬子年来雨及时　　夏秋流郎亦相随　　田中五谷多宜得
　　　禾稻丰登百事宜　　了角婆婆难见面　　乌金豹子也相亏
　　　草民疾病求神保　　家家户户稻满堆

（50）癸丑年来低处忧　　春来二尺水长流　　高乡草民勤耕种
　　　低处迟种略有收　　乌金豹子多烦恼　　赤脚红娘豆子熟
　　　谷米增价有丰贵　　水旱提防小民愁

（51）甲寅年来雨水流　　夏季连秋雨不畴　　二麦半收了角没
　　　田禾却被风来收　　高田喜雨滋禾稼　　低处将来大半收

　　　　　谷米增价收土户　　冬晴快乐人少忧
（52）乙卯年来雨不通　　流郎四季略相逢　　麻麦赤脚豆子损
　　　　高低田禾且喜容　　了角天虫有防损　　叶贵少有广兴隆
　　　　病患相逢人亦乐　　烧香顶礼谢天宫
（53）丙辰年来春丰收　　夏秋流郎次第平　　高田种作宜施力
　　　　低田禾稻半收成　　乌金赤脚多有损　　兄弟艰难不相明
　　　　五和六月多灾瘴　　家家瘟疫不离门
（54）丁巳年来雨水通　　夏秋二季雨不逢　　高低宜种田禾稻
　　　　更防野草长蝗虫　　兄弟中平豆子广　　农夫烦恼枉施工
　　　　乌金赤脚须防损　　秋旱甘霖雨在冬
（55）戊午年来秋应时　　四时流郎准相依　　高低田禾多有熟
　　　　兄弟相逢笑嘻嘻　　赤脚红娘多欢喜　　豹子乌金一样脚
　　　　小民欢乐少灾危　　更有鱼游遍野溪
（56）己未年来春雨微　　流郎夏季过野溪　　二麦全收宜广种
　　　　高田低禾正逢期　　了角红娘多种下　　乌金豹子两相宜
　　　　禾稼高低八分收　　且喜冬晴雨雪稀
（57）庚申年来雨最多　　流郎四季水波波　　高处田禾多结实
　　　　低处兄弟也相合　　桑麻多种蚕又老　　米麦自收藏颇乐
　　　　劝君勤苦宜早种　　小民安乐唱凯歌
（58）辛酉年来旱魃天　　流郎四季不相逢　　塘坝堤川宜紧筑
　　　　及早修工观麦园　　早收禾稻成谷米　　交秋免起虫蝗缠
　　　　三冬多雪成寒冷　　多备粮被及衣棉
（59）壬戌年来雨水流　　夏季水旱告天求　　高低田禾七分熟
　　　　儿儿秋保大日头　　大小兄弟多结实　　乌金赤脚也无愁
　　　　其年了角俱般好　　天降虫蝗处处游
（60）癸亥年来雨水通　　流郎四季正相逢　　高处田禾宜多种
　　　　兄弟相睦喜相迎　　了角红娘愁结实　　乌金豆子怕天虫
　　　　水宜祈福求神保　　谷米平收价不同

[注] 每年九种如下：
流郎—水　　赤脚—荞　　大兄—大麦　　小弟—麦　　红娘—蚕　　乌金—油菜
豹子—黄豆　　了角—禾棉　　婆婆—稻

附录 6.2 孙中山就任临时大总统后发布的《改历改元通电》及其概念质疑

许多文献报道黄帝纪年元年对应于公历前 2697 年，是根据 1912 年元旦孙中山就任临时大总统次日发布的《改历改元通电》："中华民国改用阳历，以黄帝纪元四千六百九年即辛亥十一月十三日，为中华民国元年元旦"。这个通电本身出现概念混乱，不得不在此予以澄清。

众所周知，格里历、生命历、干支农历的年首不同，格里历年首元旦一般落在冬至后第 10 日；生命历年首是立春，立春一般落在格里历 2 月 4 日或 5 日；干支农历年首春节落在与立春最近的朔日，在立春前后徘徊；生命历的月以节界定。这样，生命历与格里历自立春至下一个元旦前（长达近 11 个月），二者纪年均保持不变；到了元旦至立春（35～36 天），格里历纪年就会额外增加 1 年，而生命历纪年仍保持不变。因而黄帝干支纪年与格里历纪年换算时，选在立春至次年元旦前间为好。若选在元旦至立春间换算，就应注意格里历纪年要额外增加 1 年，而生命历纪年不变。孙中山通电中的"辛亥"指的是干支农历纪年，也是生命历纪年，"十一月十三日"是农历，对格里历已是元旦，从前一天的 1911 年跨年到 1912 年。当年冬至落在格里历 1911 年 12 月 23 日，小寒落在格里历 1912 年 1 月 7 日。元旦前或元旦，对生命历（或干支农历），都是辛亥年庚子月。按 60 甲子纪年的推算（表 6.1），通电中与辛亥相一致的黄帝纪年只能是 4608 年时，黄帝元（甲子）年才为格里历前 2697 年。若依通电，与辛亥相对的是"以黄帝纪元四千六百九年"，那格里历前 2697 年是乙丑，只有格里历前 2698 年才是甲子，才能作历元黄帝元年。因此，格里历 1912 年元旦时的黄帝纪年应仍为 4608 年，孙中山通电应改为"以黄帝纪元四千六百八年即辛亥十一月十三日"才对。

附录 6.3 每年纪念儒学鼻祖孔子的诞辰应在何日举行

2014 年 9 月 24 日习近平总书记在人民大会堂纪念孔子诞辰 2565 周年国际学术研讨会上，进一步把孔子创建的儒学提升至中国传统文化的主体地位。今日孔子的显赫不言而喻。国内外每年都要举行孔子诞辰纪念会，何时开，就要依他的诞辰纪历来定，因而他的诞辰纪历就显得特别重要。

关于孔子诞辰，历史上有几种说法。一说为司马迁《史记·孔子世家》："鲁襄公二十二年而孔子生。"二说出自孔子五十一代孙金代孔元措的《孔氏

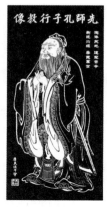

附图 6.1 儒学鼻祖孔子

祖庭广记》(卷八):"周灵王二十一年庚戌岁,即鲁襄公二十二年,当襄公二十二年冬十月庚子日,先圣生,十月庚子即今之八月二十七日。"国民政府据此曾将农历八月二十七日定为传统的祭孔日和教师节。三说出自孔子十哲之一卜商(字子夏)之手的《春秋穀梁传》:"鲁襄公二十一年。九月,庚戌朔,日有食之。冬,十月,庚辰朔,日有食之。曹伯来朝。公会晋侯、齐侯、宋公、卫侯、郑伯、曹伯、莒子、邾子于商任。庚子,孔子生。"一说、二说共同点是鲁襄公二十二年。国民政府后期又把祭孔日农历八月二十七日改为阳(格里)历 9 月 28 日。此后至今,山东曲阜每年举行的孔子祭祀大典就是公历 9 月 28 日,这是第四说。2014 年 9 月 24 日国家在人民大会堂举行纪念孔子诞辰 2565 周年国际学术研讨会,只点明孔子诞生在前 2565 年,但并未认同孔子诞辰纪念应在 9 月 28 日举行,意味深长,这是第五说。

前三说历史久远,后两说也是依前三说考证来的。前三说中,如司马迁写《史记》应在公元前 104 年—前 50 年间,相距孔子诞辰约 500 年,且记载十分笼统,价值不大。孔子五十一代孙金代孔元措虽为亲嫡,但相距一千数百年,记述未必可信。历史考证中最具客观性、真实性的是亿万人皆能看到的月朔、日月食等天象记载。笔者认为第三说最可信,原因如下:

(1)《春秋穀梁传》出自孔子十哲之一卜商之手,得意弟子对老师诞辰的记载应该是最可信准确的。

(2)有月朔、日食记载。

(3)有日干支"庚子,孔子生"记载,与二说一致,这点非常金贵。如前述,我国干支纪日最早,至迟春秋周幽王元年(公元前 776 年)十月开始辛卯起至今没有错乱过,这是世界上连续性最长(近 2800 年)最完整的历法。利用天象和干支纪日的连续性考证,最具信服力。2013 年起七曜干支生命历法在我国已正式启用,下面先从三说考究孔子诞辰日期及其干支表述,再与四说、五说进行对比自明。

格里公历开启于 1582 年,迄今不到 500 年,如 3.4.1 节所述,它是由儒略历、后儒略历演变而来,统称为西历。而孔子诞辰于 2500 年前,远在公历启用之前。当今我国出版的各种中国古代干支历书,所列与之对照历法统称为西历,分不出是格里历,或儒略历、后儒略历,因此必须要厘清西历中格里历与后儒略历、儒略历的关系，然后再厘清格里公历与干支历的关系，才能考证出孔子诞辰的正确日期表述。

附 6.3.1　孔子诞辰公历年、月、日的推定

依三说"鲁襄公二十一年。九月，庚戌朔，日有食之"，查《中国古代历法》中"春秋载日食及曲阜见食情况"，对应于公元前 552 年 8 月 20 日[19]，并得到《三千五百年历日天象》等印证[20-21]。依六十甲子推，从九月庚戌朔到十月庚辰朔相隔 30 日，再相隔 20 日便是庚子，就是孔子的生日，似应对应于公历前 552 年 10 月 9 日，这明显与四说 9 月 28 日不一致，需要进一步考证。

附 6.3.2　孔子诞辰从儒略历到格里历的转换

张培瑜等所著《三千五百年历日天象》《中国古代历法》等资料所用的历法[19-22]，虽都称公历，但实际是按儒略历、后儒略历、格里历三个演化阶段依史实记载的：1582 年 10 月 15 日及以后，用的是格里历；1582 年 10 月 4 日至公元前 8 年，用的是后儒略历，公元前 8 年以前是儒略历。前面从《三千五百年历日天象》《中国古代历法》等查出孔子诞辰于公元前 552 年 10 月 9 日，恰是儒略历的月、日。

从上可知，儒略历、后儒略历、格里历纪年是一致的，但纪月有差别。儒略历逢单为大月、31 天，逢双为小月、30 天，它的公元前 552 年 8 月 20 日庚戌朔至公元前 551 年元旦间，9、11 月为大月，共 132 天；而后儒略历 8、10、12 月为大月，公元前 552 年中距公元前 551 年元旦 132 天的庚戌朔是 8 月 19 日，也就是说儒略历的公元前 552 年 8 月 20 日庚戌朔，对应于后儒略历的公元前 552 年 8 月 19 日庚戌朔。由于后儒略历与格里历纪日有 10 日的间断，后儒略历公元前 552 年 8 月 19 日庚戌朔，换算到格里历则为公元前 552 年 8 月 9 日庚戌朔。50 天后的庚子为孔子诞辰，对应于儒略历公元前 552 年 10 月 9 日，对应于后儒略历也是公元前 552 年 10 月 9 日，但对应于公（格里）历则为公元前 552 年 9 月 28 日（表 6.9）。

公元前 552 年到 2014 年相隔 2565 年（表 6.9），三说正好与五说 2014 年国家纪念孔子诞辰 2565 周年一致；9 月 28 日正好又与四说一致。所以考证孔子诞辰，儒略历、后儒略历为公元前 552 年 10 月 9 日，而格里历则为公元前 552 年 9 月 28 日，都是正确的。

附 6.3.3　孔子诞辰七曜干支生命历年干支、月干支的推定

（1）孔子诞辰生命历年干支的推定

众所周知，格里（公）历 1911 年对应生命历辛亥年，如表 6.9 所示，利

用纪年干支六十甲子周转规律，可倒推前552年的干支为己酉。

（2）孔子诞辰生命历月干支的推定

查生命历法[16]，1931年白露落在格里历9月8日23时18分，寒露落在格里历10月9日14时27分。生命历与天象基本是零误差，因而可判定，公元前552年的白露应落在格里历9月7—9日间，寒露应落在格里历10月8—10日间。孔子诞辰9月28日应处在白露之后、寒露之前，处酉月。该年干支为己酉，依附录表5.3，月干支为癸酉，即孔子诞辰月干支为癸酉。

依此，孔子诞辰生命历表为：己酉年癸酉月庚子日。

附6.3.4　孔子诞辰纪念会每年应在何日召开

如前述，孔子诞辰，格里公历为公元前552年9月28日，中华七曜干支生命历为黄帝2146己酉年癸酉月庚子日，两种纪历无疑都对。由于两种纪历法则不同，后续每年格里（公）历的9月28日和七曜干支生命历酉月庚子日并不一定指同一天，如2014甲午年癸酉月庚子日对应于公历9月26日，就不是9月28日，9月28日对应的是癸酉月壬寅日（其他年看附表6.1）。这就摆在国人面前一个现实问题：每年孔子诞辰纪念会到底应以何种纪历为准来开？

习近平总书记一直在拨乱反正，倡导弘扬中华优秀传统文化，倡导中国梦。笔者认为：中华子孙纪念孔子诞辰，为的就是弘扬中华优秀传统文化，天经地义应以中为本，依中华七曜干支生命历在每年酉月或最靠近酉月的庚子日举行，以凸现我中华民族今人用我中华民族的历法来纪念我中华民族先哲圣贤的气节与尊严。附表6.1列出近15年孔子诞辰纪念日生命历与公历对照表。山东曲阜每年不在孔子诞辰庚子日举行孔子祭祀大典，而按基督教格里（公）历9月28日举行，却又想借此弘扬中华优秀传统文化，二者岂不相悖荒唐！2014年9月24日国家在人民大会堂隆重举行纪念孔子诞辰2565周年国际学术研讨会时，只明确是诞辰2565周年，孔子具体诞辰月、日避而不谈，就反映这种谨慎与纠结。百年来国历西化与弘扬中华优秀传统文化、中国梦本身就是相悖的。只有国历回归中华七曜干支生命历，这种相悖纠结才能理顺解除，否则，今后还会一直纠结下去。当今七曜干支生命历已超越格里公历成为世界上最优秀的历法，国历回归中华生命历条件已经成熟，加快国历回归中华步伐是时代的呼唤。[12-14]

附表 6.1 近 15 年孔子诞辰纪念生命历与公历对照表

生命历	乙未/乙酉/庚子	丙申/丁酉/庚子	丁酉/己酉/庚子	戊戌/庚申/庚子	己亥/壬申/庚子
公历	2015/9/21	2016/9/15	2017/9/10	2018/9/5	2019/8/31
生命历	庚子/甲申/庚子	辛丑/戊戌/庚子	壬寅/庚戌/庚子	癸卯/壬戌/庚子	甲辰/癸酉/庚子
公历	2020/8/25	2021/10/19	2022/10/14	2023/10/9	2024/10/4
生命历	乙巳/乙酉/庚子	丙午/丁酉/庚子	丁未/己酉/庚子	戊申/辛酉/庚子	己酉/癸酉/庚子
公历	2025/9/28	2026/9/23	2027/9/18	2028/9/12	2029/9/7

参考文献

[1] 靳九成，云歌，黄建平，等.中医学用历法国家标准探讨[J].北京：中华中医药杂志，2014，29（11）：3378-3384.

[2] 雷顺群.《内经》多学科研究[M].南京：江苏科学技术出版社，1990.

[3] 云歌，靳九成，靳浩，等.中医学的阴阳模型、阴阳分类与阳光一气阴阳太极图[J].中华中医药杂志，2017，32（7）：2962-2967.

[4] 曾芝松，高建国.我国古代利用干支纪年和气候变迁预测农事的一部著作《娄景书》[J].湖南气象，1984，4.

[5] 廖君湘.《娄景书》（湖南民间抄本）整理与校译[M].湘潭：湘潭大学出版社，2017.

[6] 翁文波，张清.天干地支纪历与预测[M].北京：石油工业出版社，1993.

[7] 高建国，陈玉琼，姚国干.气象、地象及天象中的准六十年周期现象[C]//天文气象学术讨论会文集.北京：气象出版社，1986，150-157.

[8] 王志明.当代预测宗师[M].北京：中国文学出版社，1994.

[9] 徐道一.宇宙圈与地震研究进展[J].华南地震，1982，2（4）：1-8.

[10] 卢嘉锡，路甬祥.《中国古代科学史纲》序言//中国古代科学史纲.石家庄：河北科学技术出版社，2000.

[11] 苏宜.天文学新概念[M].北京：科学出版社，2009.

[12] 靳九成，陈存富，廖墨香，等.国历改革探讨[M]//曾荣禄.科教兴国之二.北京：中国广播影视出版社，2014，134-140.

[13] 靳九成，任国瑞，薛开伍，等.国历回归中华，实现历法"中国梦"[J].湖南

年鉴·文献与人物,2016,(1):45-47.

[14] 靳九成.人类历法之巅:中华七曜生命历[J].湖南年鉴·文献与人物,2016,(5):43-44.

[15] 陈遵妫.中国天文学史(3)[M].上海:上海人民出版社,1984,2006.

[16] 靳九成,靳浩,朱胆,等.生命(医易)百年历[M].太原:山西科学技术出版社,2013.

[17] 骆宏悌.《生命(医易)百年历》出版为生命历世界申遗奠定了现代理论基础[J].湖南大学学报(社会科学版),2014,28(1):封二.

[18] 靳九成,云歌,靳浩,等.加快基础理论创新,焕发中华科学文化软实力[J].湖南年鉴·文献与人物,2015,(5):36-41.

[19] 张培瑜,陈美东,薄树人,等.中国古代历法[M].北京:中国科学技术出版社,2007.

[20] 张培瑜.三千五百年历日天象[M].郑州:大象出版社,1997.

[21] 刘次沅,马莉萍.中国历史日食典[M].北京:世界图书出版公司,2006.

[22] 饶尚宽.春秋战国秦汉朔闰表[M].北京:商务印书馆,2006.

第三编

阴阳、五行的新定位，中医学阴阳模型，七曜阴阳，天人第5规律发现——五行生克新模式中华文化的基本思维基因是阴阳、五行、干支、八卦。本编首先提出阴阳的新定位，首次提出中医学阴阳论模型，论述七曜一气阴阳的周期性消长规律；继而提出五行的新定位，发现天人第5规律——太阳视运动对地、对人五行生克新模式和人体五脏五行生克新模式。

第 7 章　阴阳的新定位，中医学阴阳模型，日午照度归一太极图，日午归一照度四季和日照度昼夜阴阳消长可近似表征为正弦曲线和圆旋转归一极径 y 轴投影

阴阳是五行理论的基础。本章首先讨论古代哲学阴阳论及其与矛盾的关系，中医学阴阳论与古代哲学阴阳论的区别，首次提出中医学阴阳论模型，论述阳光一气阴阳消长太极图和直角坐标图。

7.1 古代哲学阴阳学说

中华文化源头——周易阴阳观念大约在西周末期与气的观念已融为一体，形成了古代阴阳学说，用以阐释宇宙间万事万物和人类的发生、发展、变化。本原指为"道"、或"太极"、或"元气"，本原再依不同方式演化为阴阳二气。历史上阴阳各种流派提出不同的太极图（图 7.1）来说明宇宙的本原和演化，诠释模型也是仁智相见，如北宋周敦颐的太极图（图 7.1a）、南宋杨甲的太极图（图 7.1b）、明初赵㧑谦的太极图（图 7.1c）、明末来知德的圆图（图 7.1d）、民间太极图（图 7.1e），各有阐释重点特色[1-3]。

古代哲学阴阳论认为，阴阳双方在性态上表现出两类特定的相反趋向：阳的趋向特性为明亮，活跃，向前，向上，温热，充实，外露，伸张，扩散，开放等；阴的趋向特性为暗晦，沉静，向后，向下，寒凉，虚空，内藏，压缩，凝聚，闭阖等。古代阴阳论的这两种不可反称性表现出它们是相互对立、相互排斥和相互制约的；阴阳的统一性表现为阴阳互根互用，交感互藏，消长转化及和合与平衡。

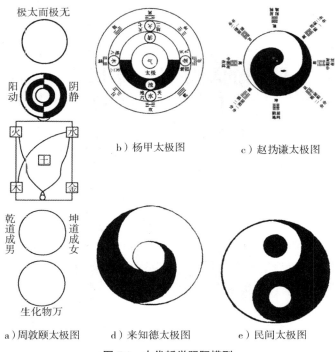

图 7.1 古代哲学阴阳模型

7.2 古代哲学阴阳论遇到的世纪性难题

大半个世纪来，古代阴阳论遇到了两个难题：

（1）如何解决古代阴阳论对立统一"和合"特性与传统矛盾论对立统一"斗争绝对性"的"相悖"佯谬

大学自然辩证法教程在指出所有事物内部包含的对立都是矛盾时，历来把阴阳列为矛盾的首例。而大半个世纪来并行的中医学基础理论教程阐述古代阴阳论时，却居然只字不提矛盾论，压根回避阴阳论与矛盾论扯上关系[1]。这显然不是中医著作者的疏忽，明摆着是：古代阴阳论具有相反相成、"和合"特征；而自然辩证法教程在相当一段时间还在宣扬传统矛盾论的"矛盾的斗争性是绝对的、无条件的"，著作者不想惹来与其"相悖"的纠葛，为了洁身自好，权宜地将阴阳对立统一特性与矛盾对立统一特性的"相悖"佯谬搁置了起来，却为难了几代学生和读者。

世界在不可抗拒地与时俱进，矛盾论已有新的发展，时至今日该是破解这个"相悖"佯谬难题的时候了。下节将扼要阐明新矛盾论的进展，指出古代阴阳对立统一特性与矛盾对立统一特性并不相悖，古代哲学阴阳是一类趋谐性的特殊矛盾。之所以出现"相悖"佯谬，全在于传统矛盾论的失误所致。

（2）如何区分中医学天人合一阴阳论与古代哲学阴阳论

易学除阐释宇宙的发生、演化形成古代哲学阴阳论外，还和中医学会通，阐述天人合一阴阳，形成中医学的天人合一阴阳论。二者主体不同，古代哲学阴阳论主体是宇宙，宇宙是一个巨系统；而中医学天人合一阴阳论主体是人体，人体是宇宙的子系统，两论内涵是不同的。两千多年前《黄帝内经》论述阴阳时是二论混谈，无可厚非，而当今中医学界在论述阴阳时，从未明确提出过古代哲学阴阳论与天人合一阴阳论的异同问题，仍在传承《黄帝内经》的二论混谈模式，致使普遍认为阴阳概念比较难以把握，歧义层生，争论不断[4,5]。有学者把阴阳的实质概括为无序/有序、低有序度/高有序度[6]；或把"阴"概括为能流较低或正在下降事物的属性，"阳"概括为能流较高或正在上升事物的属性[7]；或把阴阳区分为抽象阴阳和具体阴阳[5]等等。因此学界应提出独立的中医学天人合一阴阳论的命题、模型，并阐述其特征。

7.3 新矛盾论的进展

7.3.1 矛盾的基本概念

黑格尔准确无误地说过："既对立，又统一，这就是矛盾。"[8]诸如阴阳，有无，晴阴，明暗，冷暖，亲疏，上下，左右，前后，先后，大小，长短，直曲，高低，方圆，内外，硬软，升降，沉浮，紧张，生熟，正负，好坏，同异，加减，乘除，乘方开方，微分与积分，作用与反作用，运动与静止，吸引与排斥，化合与分解，同化异化，变异与保守，无机有机，贫富，祸福，悲欢，离合，新旧，生死，因果，实虚，强弱，进退，胜败，进攻防御，阶级斗争，精神物质，有限无限，主观客观，感性理性，内容与形式，必然与偶然，现象与本质，可能性与现实性，先进与落后，激进渐进，理论与实际，战略与战术，集中与分散，整形与分形，线性与非线性，平衡与非平衡，有序与无序，确定性与随机性，稳定与不稳定性，完全性与不完全性，等等。

对比矛盾概念与阴阳概念，二者虽都讲对立统一，前者是一个更大的范畴，后者只是前者大范畴中的一个子范畴[9]。

黑格尔曾说过，相互作用是一切事物的真正的终极原因，指出："我们不能追溯到比对这个相互作用的认识更远的地方，因为正是在它没有什么要认识的了。"[8] 相互作用双方是典型的矛盾。作用是矛，反作用就是盾，反之亦然。

7.3.2 新矛盾论

历史上对矛盾"统一性"或"同一性"的理解争论不大，对"对立性"的理解却比较曲折，其认识根源于两千五百年前欧洲大哲学家赫拉克利特的"一切都是由对立而产生""一切都是通过斗争而产生"的双关误植。[10] 以列宁为代表，在接受传承时依其政治理念选择了后者——"相互排斥的对立面的斗争则是绝对的"（《列宁全集》第2卷），致使大半个世纪中国传统矛盾学一说起矛盾关系，就是斗争性与同一性的关系或对立性与统一性的关系，把"斗争性"与"对立性"等同为一个概念。"文化大革命"的深层次缘起是"斗争性"矛盾论。"文化大革命"已被党的十一届三中全会否定，应视为矛盾斗争哲学的终结。

改革开放以来，大力解放思想，特别是党的十七大以来，胡锦涛和习近平总书记又相继提出了"和谐社会""社会主义核心价值观""世界命运共同体"等，持续否定"相互排斥的对立面的斗争则是绝对的"论断。但要从思想上消除矛盾斗争哲学片面性的影响，还必须发展新矛盾论，从理论上厘清矛盾斗争绝对性哲学片面性错误的根源。我国近二十多年在马克思主义指导下新矛盾论述不断涌现，其中有一定代表性的是郭和平所著《新矛盾观论纲》[9]，提出：矛盾关系反映的是矛盾双方之间基于矛盾每方的极性并在一定的矛盾体系背景下发生的相互作用，它是多层次的、动态的、非线性的；应对矛盾对立统一关系理解精确化，区分其极性关系与运演关系、结局关系。其要点如下：

（1）矛盾的极性关系分对立性和统（同）一性。对立性是绝对的，统（同）一性是相对的。

（2）所谓矛盾的对立性即极性相斥，指当且仅当"两种因素本身彼此内在具有的恰相反对的差异性、相互排斥性、相互否定性、相互区别性（相互独立性）"[9]。正如黑格尔所说："在对立中，有差别之物并不是一般的他物，而是与它正相反对的他物""每一方都是它自己的对方的对方"，而且"每一方只有在它与另一方的联系中才能获得它自己的'本质'规定，此一方只有反映另一方，才能反映自己。另一方也是如此"[11]，前述诸矛盾举例都符合极性相斥。

（3）所谓矛盾的统（同）一性，指当且仅当事物内部两种因素本身彼此内在具有的同一本质、相互渗透性、相互依存性、极的相互转化性，以及两极结构的转化性。统一性总是同时联系着对立性，它们是共轭概念或孪生概念。

（4）极性相斥即对立性是个中性概念，它具有多个方向发展的可能。任何矛盾都不可能孤立存在。同一种极性关系因所处矛盾体系背景不同及与其他矛盾的关系，特别是与基本矛盾、关键矛盾、主要矛盾的关系不同等，其对立统一的演化可能会有或常会出现不同的运演模式。

（5）矛盾的对立性有两种基本类型，即趋异性对立与趋谐性对立。

（6）趋异性对立两极很有可能依斗争性模式演化，其结局趋向不相容性，即单存或双亡；但也不一定，或会出现既有斗争性又有合作性的模式演化。

（7）趋谐性对立两极很有可能依竞争性或合作性模式演化。竞争性模式演化结局趋向于相容性，可单赢，但败者亦存；或可平局，或可双赢。后者属既竞争又合作情形。合作性模式演化特征是互需、互助、互利、互足，结局趋向于共荣同华，如夫妻对立关系。

由此可见：对立性的相互排斥，并不能逻辑地确定演化模式或结局上的相容或不相容，相互排斥未必就是相互不容，即对立性未必就能导致演化或结局的斗争性，对立性和斗争性两者不是一个概念，对立性是元概念，斗争性是后演概念。传统矛盾学的根本失误就在于混淆了对立性与斗争性这两个概念，把对立性与斗争性等同起来。

7.4 古代哲学阴阳新定位，阴阳"和合"与矛盾"斗争性是绝对的"相悖佯谬的破解

用新矛盾论来看古代哲学阴阳，其对立性属于趋谐性的对立，其对立统一按竞争性或合作性模式演化，结局趋向于相容性。其中按合作性模式互需、互助、互利、互足演化，结局趋向于共荣同华。因此可名正言顺地说：古代哲学阴阳范畴属于一类趋谐性的特殊矛盾范畴，或将其定位为一类趋谐性的特殊矛盾。尤其是稳定体系中的阴阳运演关系，表现为合作性，即平常所说的互根互用、交感互藏、消长转化、相反相成，其结局是"和合"平衡，甚至达到共荣同华最高境界，谐极必至新。"男女媾精，万物化生"（《周易·系辞下》），"万物负阴而抱阳，冲气以为和"（《道德经》），就是这种谐极必至新

境界的写照。

这样,古代阴阳对立统一特性与矛盾对立统一特性的"相悖"是一个佯谬。之所以出现"相悖"佯谬,全在于传统矛盾论的"对立性"等同于"斗争性"错误理论所致。

7.5 笔者首次提出中医学阴阳论模型

中医学天人合一阴阳论研究的主体是人体。宇宙是个巨系统,人体是个开放的子系统,和外界交换物质、能量及信息,全方位讨论至少要涉及熵、耗散结构、分形、自组织等概念。医家通常定性地把人体本原归结为先天之精——父阳精(精子)、母阴精(卵子)结合的胚胎,它本有阴阳。由胚胎到生出人体之精,涵先天之精和后天水谷之精。人体之精也分阴阳,又生出人体的气和神,气和神亦分阴阳。其功能医家概括为精是人体生命之本原,气是生命之维系,神为生命之主宰[1]。

仿照宇宙阴阳模型,笔者首次提出了中医学阴阳论模型,如图2.4所示:中心圆圈代表人体的本原胚胎;第二圈代表人体的阴阳二气,它们与古代哲学阴阳一样,属于趋谐性的一类特殊矛盾;第三圈是天人合一七曜一气阴阳。

人体子系统与宇宙其他子系统发生相互作用,即通常说的"天人合一"作用。如前述,"天"可简化为二十八宿背景下的日、月、水、金、火、木、土七曜,其与人体的相互作用不外万有引力、电磁波和高能粒子流三大机制(第2章)[13]。每一种机制的作用与反作用互为阴阳。"天"对人体的每一种机制作用仅是一气,随着时空的变迁,一气的消长即为一气阴阳。前述中医学界对阴阳的能流、有序度消长、抽象阴阳和具体阴阳的种种定义和举例[5-7],都不外电磁波、万有引力、高能粒子流三大机制作用的消长,都可概括到一气阴阳中来,这就必然引出图7.2中的第三圈七曜一气阴阳。

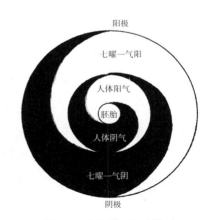

图7.2 中医学阴阳论模型

7.6 日午圭表表影太极图与日午照度太极图

人体生命是在二十八宿背景下七曜"天"的电磁波、万有引力、高能粒子流亿万年作用下进化来的,"天地合气,命之曰人""人以天地之气生,四时之法成"(《素问·宝命全形论》),人的生命过程、体质很大程度上由父母基因和自然环境基因决定。自然环境主要是由二十八宿背景下的七曜"天"阴阳消长决定的,因而研究二十八宿背景下的七曜"天"电磁波、万有引力、高能粒子流三大作用的一气阴阳消长,理应成为中医学发展的重头戏之一。遗憾的是,目前中医学对一气阴阳消长的探讨方兴未艾,多只论及七曜中日、月的光照阴阳,并把日午圭表表影太极图(图7.3)误当作日午照度太极图[7],其他金、木、水、火、土五曜对人体的阴阳消长论述基本未涉及,还停留在两千多年前的《太始天元册》的水平上。

本节将指出太阳光照一气阴阳的日午照度太极图与日午圭表表影太极图二者是两个概念,不能贸然把日午圭表表影太极图当作日午照度太极图。

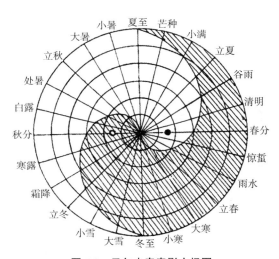

图 7.3　日午圭表表影太极图

7.6.1 日午圭表表影太极图的由来

日午圭表表影太极图最早记载于公元前1世纪西汉成书的《周髀算经》,其图中阴阳鱼分界线现确定为阿基米德螺线 $\rho(\theta)$。若以圆心为极点,取冬至向为极轴建立极坐标系,阿基米德螺线方程表为:

$$\rho(\theta)=R\theta/\pi \qquad 0\leq\theta\leq\pi, \quad \rho \text{ 为白鱼极径} \qquad (7-1)$$

$$\rho(\theta)=R(\theta/\pi-1) \quad \pi \leqslant \theta \leqslant 2\pi,\ \rho\ 为黑鱼极径 \quad (7-2)$$

式中 R 为圆半径。

如 5.6.1 节所述，早在公元前七世纪，中国先哲们为了研究太阳沿黄道视运动规律，确定二分二至、二十四个节气的时间节点、回归年长度等，发明了圭表仪（参图 5.1）。在很长一段历史时期内，中国所测定的回归年数值准确度居世界之冠。

改进的圭表仪如图 7.4 所示：圭表仪中心及圆周各有圆孔，中心立定表，圆周立游表，表高 h 均 8.000 尺，定表和游表均调整在南北方向上，逐日转动，一年 365（或 366）日转一周，午时测表影（B'）。显然，若圭表仪安装在北回归线（纬度 23.43º）上，又正处冬至，太阳转到南回归线上空，表影应最大；冬至后太阳沿黄道北移，表影由最大变小；若到夏至太阳转到北回归线上空，表影应为零（图 7.4）。古时圭表仪都安装在皇城附近，不可能恰在北回归线上。《周髀算经》中所载各个节气所实测表影 B' 数据如表 7.1 所列。

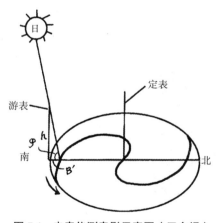

图 7.4 圭表仪测表影示意图（田合禄）

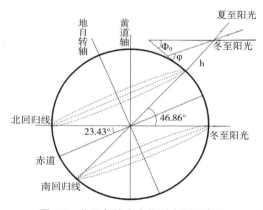

图 7.5 北回归线上圭仪测表影示意图

表 7.1 日午表影对应各节气实测值

项目	冬至	小寒	大寒	立春	雨水	惊蛰	春分	清明	谷雨	立夏	小满	芒种	夏至
B'（尺）	13.500	12.550	11.514	10.523	9.522	8.541	7.550	6.555	5.564	4.573	3.582	2.591	1.600
B=B'-1.600（四舍五入）	12	11	10	9	8	7	6	5	4	3	2	1	0
坐标极角	0°	345°	330°	315°	300°	285°	270°	255°	240°	225°	210°	195°	180°
φ	30.65°	32.50°	34.80°	37.20°	40.00°	43.15°	46.65°	50.66°	55.17°	60.25°	65.86°	72.06°	78.69°

项目	夏至	小暑	大暑	立秋	处暑	白露	秋分	寒露	霜降	立冬	小雪	大雪	冬至
B'（尺）	1.600	2.591	3.582	4.573	5.564	6.555	7.550	8.541	9.522	10.523	11.514	12.550	13.500
B=B'-1.600（四舍五入）	0	1	2	3	4	5	6	7	8	9	10	11	12
坐标极角	180°	165°	150°	135°	120°	105°	90°	75°	60°	45°	30°	15°	0°
φ	78.69°	72.06°	65.86°	60.25°	55.17°	50.66°	46.65°	43.15°	40.00°	37.20°	34.80°	32.50°	30.65°

夏至时表影不为零而为 1.600 尺，表明圭表仪落在北回归线偏北 α 角纬度上（图 7.6）。《周髀算经》将上述不同节气点的实测值 B' 值数据扣除 1.600 尺得 B，考虑到测量误差四舍五入，如表 7.1 所列。若把图 7.2 圆半径 R 设定为 12 尺，图中各节气点对应黑鱼的各径长，恰与表 7.1 中各节气点对应的 B 值一致。这就表明日午圭表表影太极图确出自《周髀算经》。

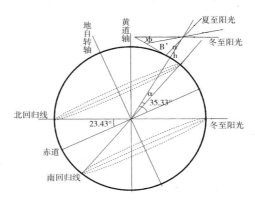

图 7.6 《周髀算经》中圭仪测表影示意图

7.6.2 圭表仪座落纬度估算

如图 7.5 所示，夏至时表影最小为 B'_{min}，$tg\alpha=B'_{min}/h=1.6/8=0.20$，可得 $\alpha=11.30°$，圭表仪落在北纬 $23.43°+11.30°=34.73°$ 线上。如按冬至表影 $B'_{max}=13.500$ 尺，有 $tg\varphi=h/B'_{max}=8.000/13.500$，可得 $\varphi=30.65°$，圭表仪落在北纬 $90°-30.65°-23.43°=35.92°$ 线上。二者仅相差 $1.19°$，这在三千多年的古代已经是相当难得了，平均得 $(34.73°+35.92°)/2=35.33°$，即可认定圭表仪落在北纬 $35.33°$，沿黄河中下游一线。依此，可定出各节气实测表影时的 φ 角值，如表 7.1 所列。

值得指出的是，太极图中虽有阴阳黑白两鱼，但用来定量表征一气阴阳消长时，我们只能盯着一条鱼身极径的大小变化，变大了就是阳，变小了就是阴。看表影的消长，就盯着黑鱼，白鱼只是一个形象化的提醒，更无有的学者理解的所谓"阴 + 阳 = 常数"之说。

7.6.3 日午照度太极图

如前述，日午表影长度与太阳沿黄道视运动的空间位置相联系，而阳光的强弱也与太阳空间位置相联系。有不少学者就凭这种联系，直接把某处圭表表影太极图认定为某处日午照度太极图来使用。有这种联系，逻辑上并不意味着日午表影太极图就一定能正确表征圭表处日午照度随节气变化，下面来分析这种直接认定的不合理性。

设日午的亮度（即入射垂直断面照度）为 G_0。圭表仪所在地阳光与地面入射角 φ 随节气变化，日午照度 $T=G_0\sin\varphi$，冬至时日午的照度 $T_0=0.510G_0$，夏至时日午的照度 $T_0=0.981G_0$，各节气的日午照度列于表 7.2（$0\leq\theta\leq\pi$）。夏至时日午的照度最大，是阳极，冬至时日午的照度最小，是阴极。用太极图表征日午照度阴阳的消长，只能盯着白鱼身极径的大小变化。将各节气的日午照度扣除冬至照度基数并归一化，$\Delta T(\theta)=[(T/G_0-0.510)/0.471]=[(\sin\varphi-0.510)/0.471]$，数据列于表 7.2。其归一化的日午照度白鱼身曲线如图 7.6 所示（$0\leq\theta\leq\pi$）。根据中心对称性，可画出 $\pi\leq\theta\leq2\pi$ 区间归一化的日午照度白鱼身曲线，可得日午照度黑白双鱼太极图，主白鱼（图 7.7）。

表 7.2　日午照度对应各节气计算值

项目	冬至	小寒	大寒	立春	雨水	惊蛰	春分	清明	谷雨	立夏	小满	芒种	夏至
θ	0º	15º	30º	45º	60º	75º	90º	105º	120º	135º	150º	165º	180º
φ	30.65º	32.50º	34.80º	37.20º	40.00º	43.15º	46.65º	50.66º	55.17º	60.25º	65.86º	72.06º	78.69º
$T/G_0=\sin\varphi$	0.510	0.537	0.571	0.605	0.643	0.684	0.727	0.773	0.821	0.868	0.913	0.951	0.981
$\Delta T(\theta)$	0	0.057	0.130	0.202	0.282	0.370	0.461	0.558	0.660	0.760	0.856	0.936	1.000
$\rho/R=\theta/\pi$	0	0.083	0.167	0.250	0.333	0.417	0.500	0.583	0.667	0.750	0.833	0.917	1.000

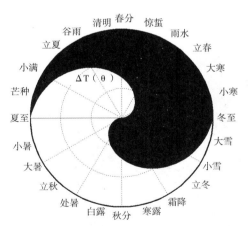

图 7.7　日午照度归一太极图（白鱼）

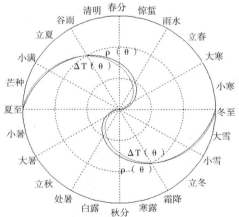

图 7.8　日午表影与日午照度太极图比较（附彩图）

为了方便比较，也可将日午圭表表影曲线归一化，$\rho(\theta)/R=\theta/\pi$，数值列于表 7.2，在图 7.7 基础上画出日午圭表表影归一太极图，如图 7.8 所示，现出日午照度和日午表影两个太极图的差异：

（1）日午照度太极图的阴阳两极虽与日午表影太极图的阴阳两极冬至、夏至时点相同，但不是一个概念，前者阴阳两极是日午照度，主白鱼，后者阴阳两极正相反，是日午表影，主黑鱼。

（2）黑白鱼分界线有差别。阳光穿过大气层会削弱日午照度，并随大气层厚度增大削弱增加，穿过厚度又随地面入射角 φ 的减少增加。若计入这些因素，会拉大黑白鱼分界线从冬至到春分间的差别。因而严格说，日午照度太极图分界线不是日午表影太极图分界线。

7.7 日午气象太极图和日午物候生化太极图

使用太极图时还常遇到另一个误区，是认为某处日午表影太极图能表征该处日午气象随节气变化的年节律。

衡量气象的一个关键指标是地面温度。如5.6.2节所述，由于地面的热容量较大，夏至时圭表地日午照度虽然最强，但地表温度并不立即升到最高；冬至时日午照度虽然最弱，地表温度并不立即降至最低。根据我国黄河流域的历史记录，地表温度平均要滞后日午照度一节一气[14]，即日午地面温度大暑最高（阳极），大寒最低（阴极），因而日午气象太极图应比日午照度太极图滞后一节一气位相，如图7.9所示，主白鱼。大寒气象温度最低，处阴极，大暑气象温度最高，处阳极。某处日午照度太极图不能表征该处日午气象随节气变化的年节律。

如5.6.3节所述，物候生物生化又比气象滞后一气，阴极点推迟到立春，因而日午物候生化太极图又比日午气象太极图滞后一个节气位相，如图7.10所示，主白鱼，用以表述物候生物生化阴阳年节律。

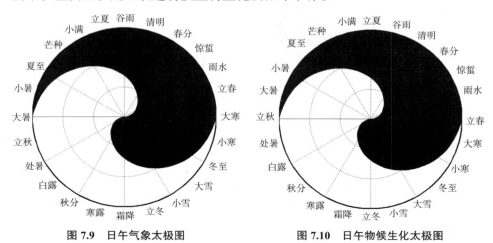

图7.9　日午气象太极图　　　　图7.10　日午物候生化太极图

7.8 阳光昼夜阴阳太极图和月光周月阴阳太极图

把日午照度太极图（图 7.6）上的冬至、……春分、……夏至、……秋分……冬至的气换成子……卯、……午、……酉、……子时辰，就可变成由于地球自转该处阳光昼夜阴阳太极图（图 7.11），主白鱼，昼为阳，夜为阴。卯时至午时阳光由弱变强，"天之阳，阳中之阳也"；午时至酉时由最强变弱，"天之阳，阳中之阴也"；酉时至子时由弱至极弱，"天之阴，阴中之阴也"；子时至卯时由极弱至弱，"天之阴，阴中之阳也"，阴阳互根，阴中有阳，阳中有阴，互相渗透，互相转化。

把日午照度太极图上的冬至、春分、夏至、秋分换成朔月、上弦、望月、下弦，这就是学术界常见的月绕地转动之月光阴阳太极图（图 7.12），主白鱼。

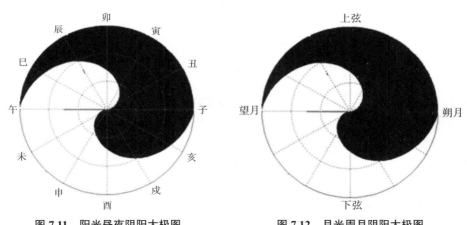

图 7.11　阳光昼夜阴阳太极图　　　图 7.12　月光周月阴阳太极图

7.9 民间太极图之误，照度太极图替代之

7.9.1 民间太极图表征日、月一气阴阳消长之误

不少学者常引用民间太极图（图 7.1e)）来表征阳光周年、周日阴阳和月光周月一气阴阳的消长，如图 7.13 所示，在学界几乎通行无阻。民间太极图好画，多了两个鱼眼，表征一气阴阳消长阳中有阴、阴中有阳形象是其优点，但其阴阳周期性消长节奏却有误。以日午照度年周期阴阳消长为例，按表 7.2 和图 7.6，日午照度正确的阴阳消长，从冬至零到春分增长到夏至时阳极的 0.461 倍，经谷雨 0.660、小满 0.856 到夏至的阳极 1.00。而在民间太极

图 7.12 中,阳从冬至到春分快速从 0.00 增长至阳极 1.00 照度,此后一直保持到夏至,这显然是不正确的。夏至经秋分到冬至错误类似。从夏至起到秋分从阳极 1.00 快速消退至 0.00,后一直保持到冬至不变。民间太极图用于表征阳光的周日阴阳消长和月光周月阴阳消长等,错误类似,可见应摒弃民间太极图表征有关日、月的一气阴阳消长。

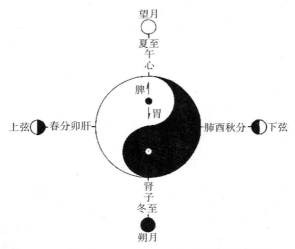

图 7.13 阳光周年、周日阴阳和月光周月阴阳消长太极图

7.9.2 笔者推出照度太极图替代之

上述表征有关日、月的一气阴阳消长的日午气象太极图、日午物候生化太极图、阳光昼夜阴阳太极图和月光周月阴阳太极图等,都是以日午照度的阴阳鱼太极图为基础,因而笔者在此推出所谓"照度太极图":将日午照度太极图阴阳鱼按上为阳下为阴竖向放置,在阴阳鱼头处各添加阴阳鱼眼,以形象表征一气阴阳消长中阳中有阴、阴中有阳特性,如图 7.14 所示。照度太极图阴阳鱼分界线具体画时,如图 7.7 所示,日午照度阴阳鱼分界线与日午表影阴阳鱼的分界线十分接近,可采用阿基米德螺线方程(7.6.1 节)。

有了照度太极图,就可在有关日、月的一气阴阳消长图中替代民间太极图,如图 7.15 所示,在八卦太极图或邵雍实用八卦太极图中替代民间太极图,如图 7.16a)、b)所示,避免失误。

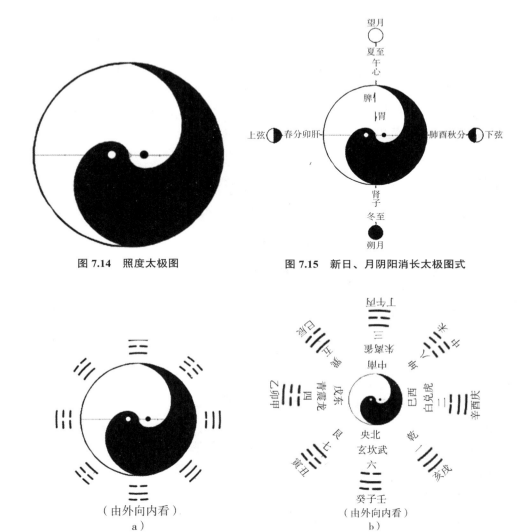

图 7.14 照度太极图

图 7.15 新日、月阴阳消长太极图式

图 7.16 新八卦太极图

7.10 "阴极必阳，阳极必阴""阴阳自和"，只能是稳定体内的消长规律

当一个事物仅处于稳定量变阶段而非质变阶段时，其内部之阴阳消长必须要保持平衡，"阴极必阳，阳极必阴""阴阳自和"，阴阳平衡是事物稳定存在的必要条件。人体若阴阳乖戾，疾病必起，这时就要治病，治病之实质是调节阴阳。"凡阴阳之要，阳密乃固，两者不和，若春无秋，若冬无夏，因而

和之，是谓圣度。故阳强不能密，阴气乃绝，阴平阳秘，精神乃治，阴阳离决，精气乃绝。"（《素问·生气通天论》）因此说"阴极必阳，阳极必阴""阴阳自和"，阴阳具有自组织功能，只能是人体或稳定体内部的规律。有的学者把它说成是一个普遍哲学阴阳规律，是欠妥当的。

值得指出，中医学中还常有"日为阳，月为阴"之说。若从日表昼、月表夜意义讲，是可以的；但严格讲，日、月对人体还不是一对阴阳对立统一关系。

7.11 日午归一照度四季和日归一照度昼夜阴阳消长可近似表征为直角坐标正弦曲线和圆旋转归一极径 y 轴投影

7.11.1 太极图表征阴阳消长的局限性

需要指出，太极图表征一气阴阳消长有其局限性。我们在讨论日午表影何以会出现太极图（阴鱼）和日午归一照度何以会出现太极图（阳鱼）时，都是以太阳视运动黄道是圆形（或地绕日公转轨道是圆形）为基础的。类似，讨论月光阴阳太极图时，也是以月、日视运动轨道是圆形为基础的。失去这个圆形条件，就没有太极图之说。因此太极图只适合描述七曜中视运动轨迹接近于圆的日、月情况，而水、金、火、木、土五曜的周年视运动轨迹如图4.12 所示，与圆相差很远，它们的引潮力阴阳消长须用直角坐标或圆旋转归一极径 y 轴投影表征。

7.11.2 日午归一照度 ΔT 随时间的直角坐标阴阳消长图

太阳是七曜中对地、对人体生命影响的主体因素，因而今后综合论述七曜影响时，太阳的日午归一照度及日月的万有引力（引潮力）年、月、日周期阴阳消长也须转换到直角坐标表征：

在人所在地设置直角坐标，y 轴沿地球半径方向朝上，表日午照度 ΔT（α(t)），x 轴沿水平方向表时间，原点表冬至。依表 7.2 所列数据，可画出北纬 35.33°ΔT～冬至经春分到夏至曲线，根据对称性，又可画出 ΔT～夏至经秋分到冬至曲线，如图 7.17 所示，接近于正弦曲线。

7.11.3 中华大地日午照度年周期阴阳消长可近似用正弦曲线 sin（α-π/2）表征

图 7.16 所示的 ΔT～t 曲线很像 $y_2=\sin(\alpha-\pi/2)$ 的正弦曲线，如图 7.18 所示，但图 7.17 必须作坐标变换：时间轴需提升到图中间，与 y 轴交点 0.5 处要改为 0，y 轴下 0 要改为 –1，这时的曲线 y_1 实表 $y_1=2\Delta T(\alpha(t))-1$ 的

日午照度（可用表 7.3y_1 数据核实）。y_1 与 ΔT 呈线性关系，其阴阳变化趋势是相同的，但微商加倍，使阴阳消长可加倍明显。

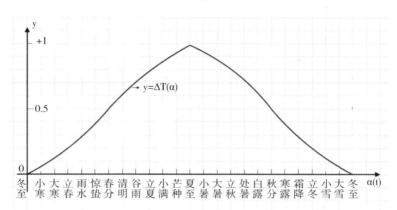

图 7.17

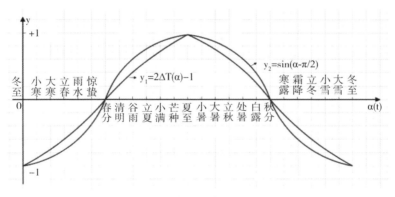

图 7.18　日午照度年周期直角坐标阴阳消长图

表 7.3　日午照度对应各节气的代数值

项目	冬至	小寒	大寒	立春	雨水	惊蛰	春分	清明	谷雨	立夏	小满	芒种	夏至
α	-90º	-75º	-60º	-45º	-30º	-15º	0º	15º	30º	45º	60º	75º	90º
$\Delta T(\theta)$	0	0.057	0.130	0.202	0.282	0.370	0.461	0.558	0.660	0.760	0.856	0.936	1.000
$y_1=2\Delta T(\alpha)-1$	-1.000	-0.886	-0.740	-0.596	-0.436	-0.260	-0.078	0.116	0.320	0.520	0.712	0.872	1.000

中华幅员辽阔，各纬度日午照度消长曲线会有所不同，但大同小异，都具有相同的阴阳消长特点：冬至是阴极，夏至是阳极，中间都是单调上升或下降，都接近于正弦曲线。因此今后论述太阳对中华大地、对人的电磁波照

度年周期变化归一消长时，我们就近似用正弦曲线 $y_2=\sin(\alpha-\pi/2)$ 来模拟。

7.11.4 日午照度年周期正弦曲线消长图也可表征为圆旋转极径归一 y 轴投影

如图 7.19 所示，图右正弦曲线一般表为 $y_2=\sin(\omega t+\alpha_0)$，$\omega=2\pi/T$，$T$ 表周期年。此正弦曲线又可看成长度为 1 的极径以 ω 角速度匀速反时针圆旋转在 y 轴上的投影，如图左所示。标出 24 个节气，如图 7.20 所示。

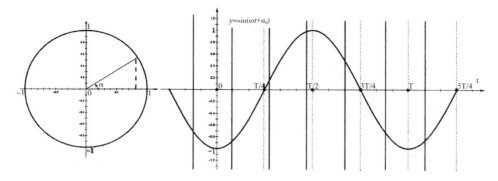

图 7.19 日午照度的阴阳周期性消长图

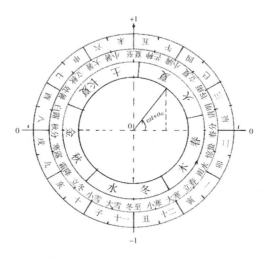

图 7.20 日午照度年周期、日周期变化圆旋转极径归一图

7.11.5 太阳照度日周期归一阴阳消长也可用圆旋转极径归一 y 轴投影近似模拟

由于地球自转太阳照度有日周期，日午为阳极，半夜子时为阴极。太阳

照度的日周期归一变化阴阳消长图也可近似用圆旋转极径归一 y 轴投影近似模拟，如图 7.19 所示。

参考文献

[1] 孙广仁. 中医基础理论［M］. 2 版. 北京：中国中医药出版社，2007.

[2] 朱伯崑，王德有，郑万耕. 易学基础教程［M］. 北京：九州出版社，2004.

[3] 朱伯崑. 易学哲学史（2、4 卷）［M］. 北京：昆仑出版社，2005.

[4] 邢玉瑞. 阴阳学说研究中的几个问题［J］. 中国中医基础医学杂志，2004，10（1）：9-10.

[5] 王正山，张其成. 论阴阳的本质及数学特性［J］. 中国中医基础医学杂志，2015，21（2）123-124，129.

[6] 陈小野. 阴/阳：无序/有序、低有序度/高有序度［J］. 中华中医药杂志，2010，25（12）：2013-2015.

[7] 王永炎，张启明，赵宜军. 太极图反映了自然界最基本的周期运动——简谐振动［J］. 自然杂志，2008，31（2）：69-72.

[8] 黑格尔著，朱光潜译. 美学：第 1 卷［M］. 北京：商务印书馆，1979.

[9] 郭和平. 新矛盾观论纲［M］. 北京：中国社会科学出版社，2004.

[10] 北京大学哲学系外国哲学史教研室. 西方哲学原著选读：上卷［M］. 北京：商务印书馆，1981.

[11] 黑格尔. 小逻辑［M］. 北京：商务印书馆，1980.

[12] 云歌，靳九成，靳浩，等. 中医学的阴阳模型、阴阳分类与阳光一气阴阳太极图［J］. 中华中医药杂志，2017，32（7）：2962-2967.

[13] 靳九成，彭再全，赵亚丽. 运气学理论的天文学背景探讨［J］. 中国医药学报，2004.（S1）：200-204.

[14] 秦广枕. 浅谈《内经》六季的科学性和现实意义［J］. 上海中医药杂志，1979，（4）：46-48.

第8章 地心黄道坐标系中七曜电磁波、万有引力、引潮力对地、对人作用的阴阳周期性消长律

前已指出,太极图描述阴阳消长虽很形象,但仅适合于视运动轨道接近圆形的日、月一气阴阳消长,有其局限性。

本章定量探讨七曜对人体的电磁波,万有引力(引潮力)两大作用(高能粒子流的作用由于地磁和大气的保护,对地面人群影响较弱暂不考虑)的周期性阴阳消长,为后续各章破解五行生克、干支五行等玄机提供基础。

如前所述,七曜中只有太阳发射电磁波阳光,阳光照度是七曜对地、对人体作用的主体、基础,七曜万有引力(引潮力)只是对阳光作用的调制。太阳对地、对人的日午照度与其离地、离人距离的平方等反比,以冬至为起点随节气的阴阳年周期(T)消长特点可用地心黄道坐标系中长度为1的极径以 ω 角速度匀速反时针圆旋转在 y 轴上的投影正弦曲线模拟,如图8.1所示。

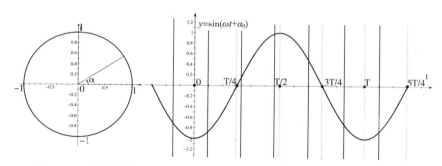

图8.1 日午照度的年周期性消长归一图(左)及阴阳年周期性消长图(右)
(其中 $\alpha=\omega t-\pi/2$,$\omega=2\pi/T$,T 为周期)

七曜对地、对人体的万有引力(引潮力)作用都是矢量,具有方向性,大小与其离地、离人的距离平方(立方)成反比。它们对地、对人作周期性视运动时,皆可用旋转矢量表示,指向天体。

8.1 地心黄道坐标系中日、月于地、于人引力（引潮力）的阴阳消长律特征

8.1.1 《内经》"朔望腠理开郄、贼风入深入浅"的启示

《内经》曰："人与天地相参也，与日月相应也。故月满则海水西盛，人血气积，肌肉充，皮肤致，毛发坚，腠理郄，烟垢著，当是之时，虽遇贼风，其入浅不深。至其月郭空，则海水东盛，人气血虚，其卫气去，形独居，肌肉减，皮肤纵，腠理开，毛发残，膲理郄，烟垢落。当是之时，遇贼风则其入深，其病人也卒暴。"（《灵枢·岁露论》）人们对此长期不解，其实来看这是由日、月引潮力所致。

月球温度低，本身不发光，更不会有高能粒子流，除有引潮力之外，只能反射阳光即月光，月对人只有这两种作用机制。

众所周知，即使望月时，月光与阳光比也很弱，昼午夜子阳光照度之消长烈度远比朔望月光照度之消长烈度大得多，据估计（2.5.1 节）前者约是后者的 40 万倍，但学界并没有子午"腠理开郄、贼风入深入浅"之说，因而朔望月光阴阳消长不能说明"腠理开郄、贼风入深入浅"效应。

第 2 章已指出月球引潮力是宇宙之最，平均是太阳引潮力的 2.1 倍。所谓朔望，必依太阳作参考系，太阳引潮力必参与其中。当月球绕地出现朔望时，人必处在地日月联线上，对人体上的作用，是既有月球引潮力，也有太阳引潮力。下面来看合引潮力怎么随月相变化阴阳消长的。如图 8.2 所示，在黄道面上地球 E 绕太阳 S 公转时，太阳引潮力 $\vec{F_1}$ 总向着太阳东方。月球 M 绕地球旋转时，月球引潮力 $\vec{F_2}$ 总向着月球，随月球旋转。以地球为原点设坐标轴，朝东为正。太阳引潮力投影为（+1），为阳。

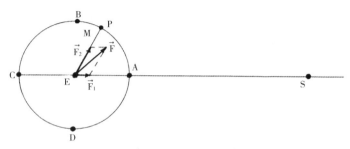

图 8.2　月、日合引潮力随月相变化

当月球处在日地间 A 点（农历月初0—1日）月相为朔时，月引潮力（+2.1）为阳极，月日合引潮力 F =+3.1，达到最大，偏加于人体东方一侧，故有"月郭空，则海水东盛"；引潮力东西很不平衡，故导致"腠理开……遇贼风则其入深……卒暴"，引起负面生理效应最大。当月球均匀转到 B、D 点月相为上弦、下弦时，月引潮力方向与阴阳轴成直角，阴阳为零。月、日合引潮力比朔时较小。当月球转到 C 点（农历月中十五—十六）月相为望时，人体西侧有月之引潮力（-2.1）作用，东侧有日之引潮力（+1）作用，较为平衡，合引潮力为（-1.1）朝西，故有"月满则海水西盛……腠理郄……虽遇贼风，其入浅不深"，引起负面生理效应最小。

引潮力是引力的延伸力。上述医学实践表明：研究七曜视运动于地、于人引力（引潮力）阴阳消长率的重要性。

8.1.2 太阳于地、于人引力（引潮力）阴阳周年消长律特征

地心黄道坐标系中时间 t 取冬至作起点，夏至时太阳方向作 y 轴方向，春分时太阳方向作 x 轴方向。

设质量 m_1 为的人处地表某地，依 2.1.1 节，太阳对人引力矢量 $\vec{r}$ 方向指向太阳，随太阳以角速度 ω 随时间 t 绕地均速旋转，周期 $T=1$ 年，$\omega=2\pi$，大小（$\frac{Gmm_1}{d^2}$，其中 G 为常数，m 为太阳质量，d 为日地距离）不变，归一为 1，如图 8.3 左所示。

引力矢量 $\vec{r}$ 在地心黄道坐标系中可分解为 y 轴分量 $y=\sin(\omega t-\pi/2)$ 和 x 轴分量 $x=\cos(\omega t-\pi/2)=\sin(\omega t)$ 两个标量，如图 8.3 右所示，二者都是正弦曲线，但位相相差 $\pi/2$，在 1 年周期内二者正负峰均匀穿插分布，出现负、正、正、负峰格局；与图 8.1 比较，太阳 y 轴引力与日午照度同步，而 x 轴引力与日午照度位相相差 $\pi/2$。

太阳于地、于人引潮力失量，与引力矢量类似，在地心黄道坐标系中分解的 y 轴和 x 轴分量也有如图 8.3 的负、正、正、负峰分布格局，读者可自行检验。

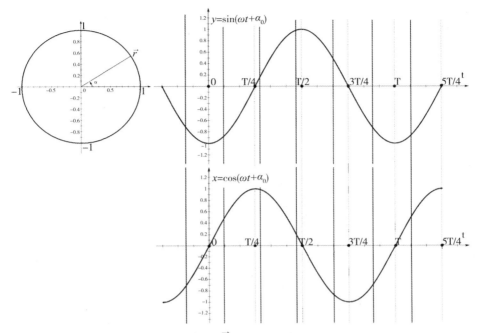

图 8.3 太阳、月球于地、于人引力矢量 $\vec{r}$ 在地心黄道坐标系中可分解为 y 和 x 两个分量，位相相差 $\pi/2$

8.1.3 近点月于地、于人引力（引潮力）阴阳周月消长律特征

月球视运动和太阳类似，也是绕地作匀速圆周运动，只是月球质量、与地距离、周期（变为 1 年 /13.25）、角速度（变为 $2\pi \times 13.25$）不同。当月球运动到黄道坐标系 y 轴反方向时，取作时间 t 起点。归一后，上节（8.1.2）关于太阳于地、于人引力（引潮力）的讨论完全适用于月球于地、于人引力（引潮力），如图 8.3 所示，在地心黄道坐标系中也可分解为 y 轴分量 $y = \sin(\omega t + \alpha_0)$ 和 x 轴分量 $x = \cos(\omega t + \alpha_0) = \sin(\omega t + \alpha_0 + \pi/2)$ 两个标量，它们在 1 近点月周期内随时间的变化都是正弦曲线，但位相相差 $\pi/2$，二者正负峰均匀穿插分布，出现负、正、正、负峰格局特征。

与太阳引潮力类似，月球引潮力在地心黄道坐标系中可分解的 y 轴和 x 轴分量，也有如图 8.3 的负、正、正、负峰分布格局，读者可自行检验。

8.1.4 推论：上述日、月于地、于人引力（引潮力）阴阳消长律特征结论，也适用于其阴阳周日消长特征。

8.2 地心黄道坐标系中五曜万有引力对地、对人的作用矢径周期性消长律

下面将在第 4 章五曜视运动方程的基础上，在地心黄道坐标系中讨论五曜引力对地、对人的作用矢径周期性消长律。

设 $\vec{r}$ 是某曜离地、离人距离矢径，五曜引力作用强度都 $\propto 1/r^2$，由此可从五曜视运动轨迹方程导出其对地、对人引力阴阳的消长图。设 x'、y' 为万有引力矢径 $\vec{r}'$ 直角坐标，其消长方程为：

$$x' = x / r^3 = x / (x^2 + y^2)^{3/2} \quad (8\text{-}1)$$

$$y' = y / r^3 = y / (x^2 + y^2)^{3/2} \quad (8\text{-}2)$$

其中 x、y 为某曜的视运动矢径坐标，分别代入（8-1）、（8-2）式，即可得该曜的万有引力的矢径 r'（$=\sqrt{x'^2 + y'^2}$）。该曜的万有引力 $= Gm_1m_2r'$，其中 G 为万有引力恒量，m_1 为地或人的质量，m_2 为该曜的质量。与极径 r' 成正比，由比例常数 Gm_1m_2 可知，因而该曜极径 $\vec{r}'$ 随时间的消长律就能表征该曜对地、对人的万有引力随时间的消长律。

8.2.1 火星万有引力对地、对人作用矢径周期性消长方程及消长图

火星万有引力对地、对人作用矢径周期性消长方程在地心黄道直角坐标中表为：

$$x_{火}' = x_{火} / (x_{火}^2 + y_{火}^2)^{3/2} \quad (8\text{-}3)$$

$$y_{火}' = y_{火} / (x_{火}^2 + y_{火}^2)^{3/2} \quad (8\text{-}4)$$

将火星周年视运动方程（4-3）、（4-4）式

$$x_{火} = 1.5237\cos\left(\frac{\pi}{365}t + \alpha_{0火}\right) - \cos\frac{2\pi}{365}t \quad (4\text{-}3)$$

$$y_{火} = 1.5237\sin\left(\frac{\pi}{365}t + \alpha_{0火}\right) - \sin\frac{2\pi}{365}t \quad (4\text{-}4)$$

（式中 $\alpha_{0火}$ 是火星在日心黄道坐标系中的初位相）

代入（8-3）、（8-4）式中，即可画出火星万有引力矢径 2 年周期性消长图。

（1）火星在日心黄道坐标系中初位相 $\alpha_{0火} = \pi/5$ 情况

火星的周年视运动轨道如图 4.4 所示。其对地、对人万有引力矢径 2 年周期性消长律如图 8.4 所示，不仅不再像日、月是圆，而且矢径扫描速度不再

均匀，第 1 年从 A 上升到 C，再由 C 下降到 B；第 2 年从 B 到达 D，再由 D 到 A，以后如此往复。若将其在 x、y 向分解为两个分量，火星万有引力阴阳不再像日、月万有引力是简单的正弦消长，呈现复杂态势。近地点（接近 C）万有引力是远地点（接近 D）万有引力的 23.2 倍（参看表 2.2），每年内万有引力阴阳特大幅度变化，给地、给人的特大幅度阴阳消长影响是一种强烈的干扰因素（蝴蝶效应）。这就解读了火星对中医学的重要性，如干支的阴阳，五运太过、不及等。

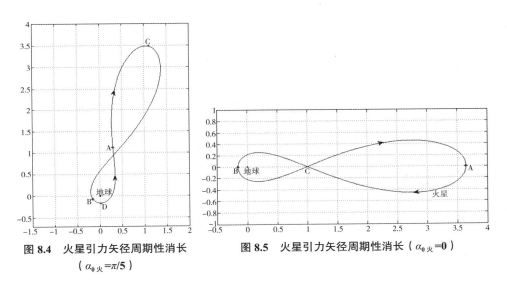

图 8.4　火星引力矢径周期性消长（$\alpha_{0火}=\pi/5$）　　　图 8.5　火星引力矢径周期性消长（$\alpha_{0火}=0$）

（2）当火星初位相 $\alpha_{0火}=0$ 情况

火星视运动轨道如图 4.3 所示，其万有引力矢径 2 年周期性消长律如图 8.5 所示：第 1 年从 A（近地点）经历阳消阴长→阳长阴消→阳消阴长到达 B（远地点），第 2 年由 B 阳消阴长→阳长阴消→阳消阴长回到 A，以后如此往复。

（3）当火星初位相 $\alpha_{0火}=-\pi/2$，其万有引力矢径消长如图 8.6 所示。

（4）当初位相 $\alpha_{0火}$ 为其他值时，相当于矢径周期性消长图相对坐标系转一个角度。

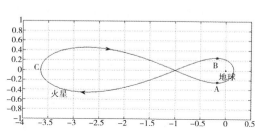
图 8.6 火星引力矢径周期性消长（$\alpha_{0火}=-\pi/2$）

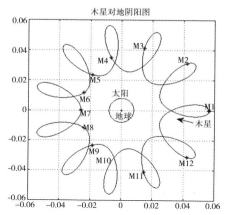
图 8.7 木星引力矢径周期性消长图（附彩图）

8.2.2 木星万有引力对地、对人作用矢径周期性消长方程及消长图

木星万有引力对地、对人作用矢径周期性消长方程在地心黄道直角坐标表为：

$$x_木{}' = x_木 / (x_木^2 + y_木^2)^{3/2} \qquad (8-5)$$

$$y_木{}' = y_木 / (x_木^2 + y_木^2)^{3/2} \qquad (8-6)$$

将木星周年视运动（4-9）、（4-10）式

$$x_木 = 5.2028\cos\left(\frac{\pi}{6\times 365}t + \alpha_{0木}\right) - \cos\frac{2\pi}{365}t \qquad (4-9)$$

$$y_木 = 5.2028\sin\left(\frac{\pi}{6\times 365}t + \alpha_{0木}\right) - \sin\frac{2\pi}{365}t \qquad (4-10)$$

代入（8-5）、（8-6）式中，取 $\alpha_{0木}=0$，即可画出木星万有引力矢径 12 年周期性消长图，如图 8.7 所示，矢径扫描速度不再均匀，大轮廓呈现出圆形消长，但每年又出现幅度较大且不同的调制涨落。近地点（M_1）万有引力是远地点（M_7）万有引力的 2.20 倍（参看表 2.2），每年内阴阳幅度变化较大，给地、给人的大幅度阴阳消长影响是一种强烈的干扰因素（蝴蝶效应），这就解读了木星对中医学的重要性，如地支的六气五行及其正化对化等。

当初位相 $\alpha_{0木}$ 不为零时，相当于木星引力矢径周期性消长图相对坐标系转一个角度。

8.2.3 土星万有引力对地、对人作用矢径周期性消长方程及消长图

土星万有引力对地、对人作用矢径周期性消长方程在地心黄道直角坐标表为：

$$x_{±}' = x_{±} / (x_{±}^2 + y_{±}^2)^{3/2} \quad (8-7)$$

$$y_{±}' = y_{±} / (x_{±}^2 + y_{±}^2)^{3/2} \quad (8-8)$$

将土星周年视运动（4-11）、（4-12）式

$$x_{±} = 9.5388\cos\left(\frac{\pi}{15 \times 365}t + \alpha_{0±}\right) - \cos\frac{2\pi}{365}t \quad (4-11)$$

$$y_{±} = 9.5388\sin\left(\frac{\pi}{15 \times 365}t + \alpha_{0±}\right) - \sin\frac{2\pi}{365}t \quad (4-12)$$

代入（8-7）、（8-8）式中，取 $\alpha_{0±}=0$，即可画出土星万有引力 30 年矢径周期性消长图，如图 8.8 所示，矢径扫描速度不再均匀，大轮廓仍呈现出圆形消长，但每年又出现幅度较大且不同的调制涨落。近地点（T_1）万有引力是远地点（T_{16}）万有引力的 1.51 倍（参看表 2.2），每年内阴阳幅度变化较大，给地、给人的大幅度阴阳消长影响是一种强烈的干扰因素（蝴蝶效应），这就解读了土星对中医学的重要性，如纳音五行等。

当初位相 $\alpha_{0±}$ 不为零时，相当于土星引力矢径周期性消长图相对坐标系转一个角度。

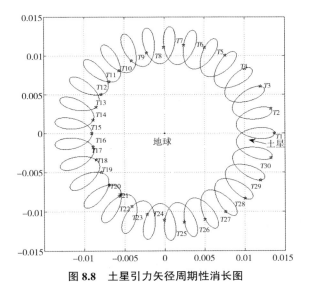

图 8.8　土星引力矢径周期性消长图

8.2.4 水星万有引力对地、对人作用矢径周期性消长方程及消长图

水星万有引力对地、对人作用矢径周期性消长方程在地心黄道直角坐标表为：

$$x_{水}' = x_{水} / (x_{水}^2 + y_{水}^2)^{3/2} \qquad (8-9)$$

$$y_{水}' = y_{水} / (x_{水}^2 + y_{水}^2)^{3/2} \qquad (8-10)$$

将水星周年视运动（4-7）、（4-8）式

$$x_{水} = 0.3871\cos\left(\frac{82\pi}{3650}t + \alpha_{0水}\right) - \cos\frac{2\pi}{365}t \qquad (4-7)$$

$$y_{水} = 0.3871\sin\left(\frac{82\pi}{3650}t + \alpha_{0水}\right) - \sin\frac{2\pi}{365}t \qquad (4-8)$$

代入（8-9）、（8-10）式中，取 $\alpha_{0水}=0$，即可画出水星万有引力矢径10年周期性消长图，如图8.9所示，矢径扫描速度不再均匀，呈现出矢径消长幅度很大、复杂而有序的态势。第1年从 A_1（近地点）历经阳长阴消→阳消阴长→阳长阴消→阳消阴长→阳长阴消→阳消阴长→阳长阴消到达 A_2。第2年从 A_2 历经阳消阴长→阳长阴消→阳消阴长→阳长阴消→阳消阴长→阳长阴消到达 B_1。第3年从 B_1 到达 B_2，第4年从 B_2 到达 C_1，第5年从 C_1 到达 C_2，第6年从 C_2 到达 D_1，第7年从 D_1 到达 D_2，第8年从 D_2 到达 E_1，第9年从 E_1 到达 E_2，第10年从 E_2 历经阳消阴长→阳长阴消→阳消阴长→阳长阴消→阳消阴长→阳长阴消到达 A_1。水星近地点（A_1）万有引力是远地点（C_2）万有引力的5.11倍（参看表2.2），每年内阴阳大幅度变化，给地、给人的大幅度阴阳消长影响是一种强烈的干扰因素（蝴蝶效应），这就解读了水星对中医学的重要性，如天干的正五行等。

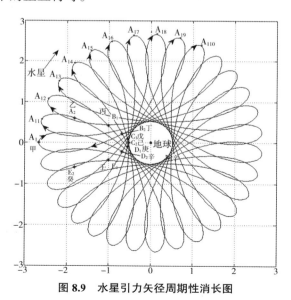

图8.9 水星引力矢径周期性消长图

当初位相 $\alpha_{0水}$ 不为零时，相当于矢径周期性消长图相对坐标系转一个角度。

8.2.5 金星万有引力对地、对人作用矢径周期性消长方程及消长图

金星万有引力对地、对人作用矢径周期性消长方程在地心黄道直角坐标表为：

$$x_{金}' = x_{金} / (x_{金}^2 + y_{金}^2)^{3/2} \tag{8-11}$$

$$y_{金}' = y_{金} / (x_{金}^2 + y_{金}^2)^{3/2} \tag{8-12}$$

将金星视运动方程（4-5）、（4-6）式

$$x_{金} = 0.7233\cos\left(\frac{3.2\pi}{365}t + \alpha_{0金}\right) - \cos\frac{2\pi}{365}t \tag{4-5}$$

$$y_{金} = 0.7233\sin\left(\frac{3.2\pi}{365}t + \alpha_{0金}\right) - \sin\frac{2\pi}{365}t \tag{4-6}$$

代入（8-11）、（8-12）式中，取 $\alpha_{0金}=0$，即可画出金星万有引力矢径 5 年周期性消长图，如图 8.10a）所示，图 8.10b）为中心局部放大图，矢径扫描速度不再均匀，呈现出万有引力矢径消长幅度特大、复杂而有序的态势。第 1 年从近地点 A 历经阳长阴消→阳消阴长→阳长阴消→阳消阴长到达 B，第 2 年从 B 阳消阴长→阳长阴消→阳消阴长到达 C，第 3 年从 C 历经阳消阴长→阳长阴消→阳消阴长到达 D，第 4 年从 D 历经阳消阴长→阳长阴消→阳消阴长到达 E，第 5 年从 E 历经阳消阴长→阳长阴消→阳消阴长→阳长阴消回到

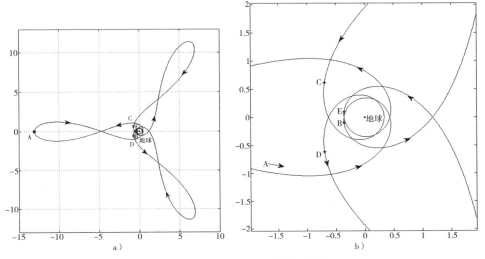

图 8.10 金星引力矢径周期性消长图

A。近地点（A）万有引力是远地点万有引力的 38.8 倍（参看表 2.2），每年内万有引力阴阳特大幅度变化，给地、给人的特大幅度阴阳消长影响是一种强烈的干扰因素（蝴蝶效应），这就解读了金星对中医学的重要性，如天干的天五行五运等。

当初位相 $α_{0金}$ 不为零时，相当于金星引力矢径周期性消长图相对坐标系转一个角度。

8.3 地心黄道坐标系中五曜引潮力对地、对人的作用矢径周期性消长律及其阴阳周期性消长律

下面将在第 4 章五曜视运动方程的基础上，在地心黄道坐标系中讨论五曜引潮力对地、对人的作用矢径周期性消长律及其阴阳周期性消长律。

设 $\vec{r}$ 是某曜离地、离人距离矢径，五曜引潮力作用强度都 $\propto 1/r^3$，由此可从五曜视运动矢径轨迹图导出其对地、对人引潮力矢径消长图及其阴阳消长图。

设 x''、y'' 为引潮力矢径 $\vec{r}''$ 的直角坐标，其消长方程为：

$$x'' = x / r^4 = x / (x^2 + y^2)^2 \qquad (8-13)$$

$$y'' = y / r^4 = y / (x^2 + y^2)^2 \qquad (8-14)$$

其中 x、y 为某曜的周年视运动矢径直角坐标，分别代入（8-13）、（8-14）式，即可得该曜引潮力的矢径 $\vec{r}''$ 消长图。该曜的引潮力 $= \dfrac{Gmh}{r^3} = Gmhr''$，与矢径 r'' 成正比，比例常数 Gmh 可知，因而该曜矢径 $\vec{r}''$ 随时间的消长律就能表征该曜对地、对人的引潮力随时间的消长律。

8.3.1 火星引潮力对地、对人作用矢径周期性消长及其阴阳周期性消长

（1）火星初位相 $α_{0火} = 0$ 情况

① 火星引潮力对地、对人作用矢径周期性消长方程及消长图

火星引潮力对地、对人作用矢径周期性消长方程在地心黄道直角坐标表为：

$$x_火'' = x_火 / r_火^4 = x_火 / (x_火^2 + y_火^2)^2 \qquad (8-15)$$

$$y_火'' = y_火 / r_火^4 = y_火 / (x_火^2 + y_火^2)^2 \qquad (8-16)$$

将火星视运动方程（4-3）、（4-4）式代入（8-15）、（8-16）式中，即可画出火星引潮力对地、对人作用矢径 2 年周期性消长图，如图 8.11.a）所示，第 1 年从近地点 A 到远地点 B，第 2 年从 B 到 A。

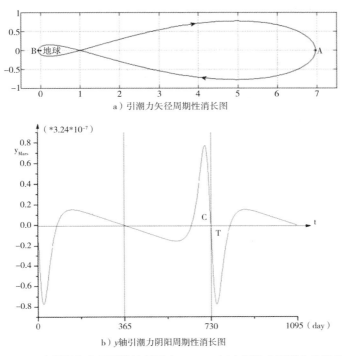

图 8.11 火星引潮力周期性消长图（$\alpha_{0火}=0$，以太阳最大引潮力作单位）

②火星 y 轴引潮力对地、对人作用的阴阳周期性消长图

火星 y 轴引潮力对地、对人作用的阴阳周期性（2年730天）消长图，如图 8.11.b）所示。

将图 8.11a）对比图 8.5，火星引潮力矢径消长比其引力矢径消长更加偏离圆形，而且近地点（A）引潮力是远地点（B）引潮力的 112.0 倍（参看表 2.2），远比其近地点（A）引力是远地点（B）引力的 23.2 倍为大，差不多翻了 5 倍。将图 8.11b）对比图 8.3（右），火星 y 轴引潮力阴阳消长偏离正弦曲线很大，2 年周期中，头一年开始有一个很大的负尖峰，后有一个平缓正峰，第 2 年开始有一个平缓负峰，后是一个很大的正尖峰，二者阴阳互反是其特征，对地、对人是一种强烈的阴阳互反干扰因素。这就为将来进一步解读诸如干支的阴阳，以及太过、不及等提供了基础。可见火星对中医学的重要性。

火星 x 轴引潮力阴阳周期性定性消长图，读者可自行试着画出。

（2）火星初位相 $\alpha_{0火}=\pi/5$ 情况

火星引潮力对地、对人作用矢径周期性消长图如图 8.12.a）所示，第 1 年从 A 经 C 到 B，第 2 年从 B 经 D 到 A。火星 y 轴引潮力对地、对人作用的阴阳周期性消长图如图8.12.b）所示，头一年有一个很大的正尖峰，第2年是一个很小的负平峰（如 t=1.4年=511天时，$y_{火}''=-0.230\times10^{-7}$），头年和第二年阴阳趋势互反特征明显。

火星 x 轴引潮力阴阳周期性定性消长图，读者可自行试着画出。

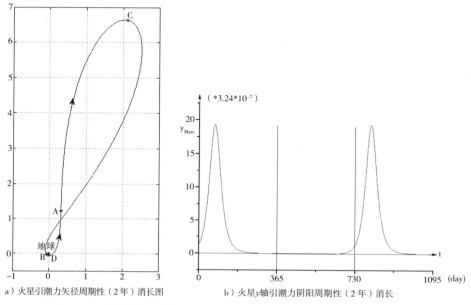

a）火星引潮力矢径周期性（2年）消长图　　　　b）火星y轴引潮力阴阳周期性（2年）消长

图8.12　火星引潮力周期性消长图（$\alpha_{0火}=\pi/5$，以太阳最大引潮力作单位）

（3）火星初位相 $\alpha_{0火}=-\pi/2$ 情况

火星引潮力对地、对人作用矢径周期性消长图如图8.13所示。

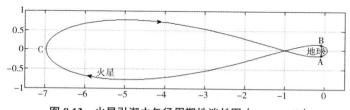

图8.13　火星引潮力矢径周期性消长图（$\alpha_{0火}=-\pi/2$）

（4）当初位相 $\alpha_{0火}$ 为其他值时，相当于阴阳周期性消长图相对坐标系转一个角度。

8.3.2　木星引潮力对地、对人作用矢径周期性消长及其阴阳周期性消长

（1）木星引潮力对地、对人作用矢径周期性消长方程及消长图

木星引潮力对地、对人作用矢径周期性消长方程在地心黄道直角坐标

表为：

$$x_木'' = x_木/r_木^4 = x_木/(x_木^2+y_木^2)^2 \quad (8-17)$$

$$y_木'' = y_木/r_木^4 = y_木/(x_木^2+y_木^2)^2 \quad (8-18)$$

将木星视运动方程（4-9）、（4-10）式代入（8-17）、（8-18）式中，取 $\alpha_{0木}$ =0，即可画出木星引潮力矢径 12 年周期性消长图，如图 8.14.a）所示，第 1 年从 M_1 到 M_2，……第 12 年从 M_{12} 到 M_1，矢径扫描速度不再均匀，大轮廓呈现出圆形消长，但每年又出现大幅度且不同的调制涨落。近地点 M_1 引潮力是远地点 M_7 引潮力的 3.24 倍（参看表 2.2）。

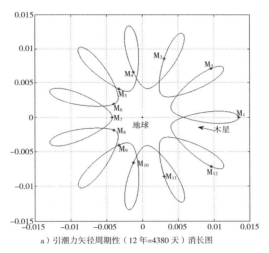

a) 引潮力矢径周期性（12 年 =4380 天）消长图

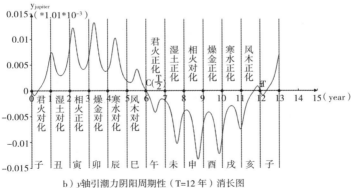

b) y 轴引潮力阴阳周期性（T=12 年）消长图

图 8.14　木星引潮力周期性（12 年）消长图（$\alpha_{0木}$=0，以太阳最大引潮力作单位）

（2）木星 y 轴引潮力对地、对人作用阴阳周期性消长图

木星 y 轴引潮力对地、对人作用的阴阳周期性（12 年 =4380 天）消长

图,如图8.14.b)所示,大轮廓呈现出正弦曲线消长,在其上又叠加11个尖峰调制,每12年内引潮力阴阳幅度变化较大,对地、对人是一种强烈的干扰因素,比其万有引力阴阳消长更明显,这就为进一步解读诸如地支的六气三阴三阳五行及其正化对化、纳音五行等提供了基础。可见木星对中医学的重要性。

木星 x 轴引潮力阴阳周期性定性消长图,读者可自行试着画出。

当初位相 $α_{0木}$ 不为零时,相当于引潮力矢径周期性消长图相对坐标系转一个角度。

8.3.3 土星引潮力对地、对人作用矢径周期性消长及其阴阳周期性消长

(1)土星引潮力对地、对人作用矢径周期性消长方程及消长图

土星引潮力对地、对人作用矢径周期性消长方程在地心黄道直角坐标表为:

$$x_±'' = x_±/r_±^4 = x_±/(x_±^2+y_±^2)^2 \quad (8-19)$$

$$y_±'' = y_±/r_±^4 = y_±/(x_±^2+y_±^2)^2 \quad (8-20)$$

将土星视运动方程(4-11)、(4-12)式代入(8-19)、(8-20)式中,取 $α_{0土}=0$,即可画出土星引潮力矢径30年周期性消长图,如图8.15a)所示,第1年从 T_1 到 T_2,……第30年从 T_{30} 到 T_1,矢径扫描速度不再均匀,大轮廓呈现出圆形消长,但每年又出现大幅度且不同的调制涨落。近地点 T_1 引潮力是远地点 T_{16} 引潮力的1.86倍(参看表2.2)。

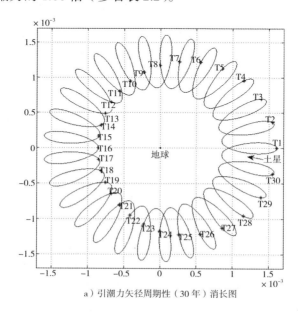

a)引潮力矢径周期性(30年)消长图

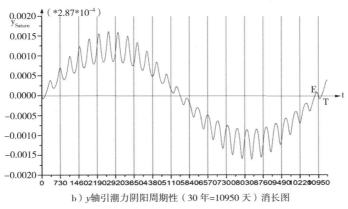

b）y轴引潮力阴阳周期性（30年=10950天）消长图

图 8.15　土星引潮力周期性（30年）消长图（$\alpha_{0\pm}=0$，以太阳最大引潮力作单位）

（2）土星 y 轴引潮力对地、对人作用阴阳周期性消长图

土星 y 轴引潮力对地、对人作用的阴阳周期性（30年=10950天）消长图，如图 8.15b）所示，大轮廓呈现出正弦曲线消长，在其上又叠加 28 个尖峰调制，每 30 年内引潮力阴阳幅度变化较大，对地、对人是一种强烈的干扰因素，这就为进一步解读诸如纳音五行等提供了基础。可见，土星对中医学的重要性。

土星 x 轴引潮力阴阳周期性定性消长图，读者可试画出。

当初位相 $\alpha_{0\pm}$ 不为零时，相当于引潮力矢径周期性消长图相对坐标系转一个角度。

8.3.4　水星引潮力对地、对人作用矢径周期性消长及其阴阳周期性消长

（1）水星引潮力对地、对人作用矢径周期性消长方程及消长图

水星引潮力对地、对人作用矢径周期性消长方程在地心黄道直角坐标表为：

$$x_{水}{''}=x_{水}/r_{水}^{4}=x_{水}/(x_{水}^{2}+y_{水}^{2})^{2} \qquad (8-21)$$

$$y_{水}{''}=y_{水}/r_{水}^{4}=y_{水}/(x_{水}^{2}+y_{水}^{2})^{2} \qquad (8-22)$$

将水星视运动方程（4-7）、（4-8）式代入（8-21）、（8-22）式中，取 $\alpha_{0水}=0$，即可画出水星引潮力矢径 10 年周期性消长图，如图 8.16a）所示，第 1 年从 A_1 到 A_2，……第 10 年从 E_2 到 A_1，矢径扫描速度不再均匀，大轮廓呈现出圆形消长，但每年又出现大幅度且不同的调制涨落。近地点 A_1 引潮力是远地点 C_2 引潮力的 11.54 倍（参看表 2.2）。

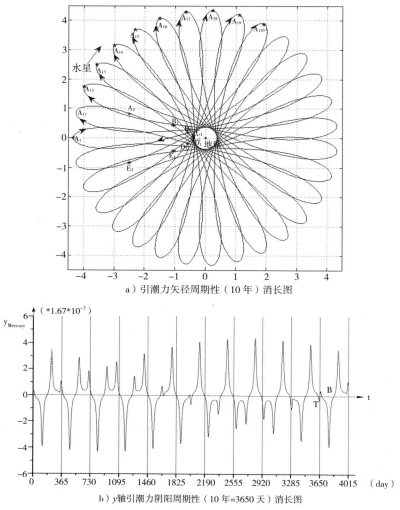

a) 引潮力矢径周期性（10年）消长图

b) y 轴引潮力阴阳周期性（10年=3650天）消长图

图 8.16 水星引潮力周期性（10年）消长图（$\alpha_{0水}=0$，以太阳最大引潮力作单位）

（2）水星 y 轴引潮力对地、对人作用阴阳周期性消长图

水星 y 轴引潮力对地、对人作用的阴阳周期性（10年=3650天）消长图，如图 8.16b）所示。水星每年都要经历近地点、远地点各三次，近地点引潮力又是远地点引潮力的 11.54 倍，因而阴阳消长十分强烈，对地、对人是一种十分强烈的干扰因素，且每年都不相同，这就为进一步解读诸如天干正五行等提供了基础。可见水星对中医学的重要性。

水星 x 轴引潮力阴阳周期性定性消长图，读者可试画出。

当初位相 $α_{0水}$ 不为零时，相当于引潮力矢径周期性消长图相对坐标系转一个角度。

8.3.5 金星引潮力对地、对人作用矢径周期性消长及其阴阳周期性消长

（1）金星引潮力对地、对人作用矢径周期性消长方程及消长图

金星引潮力对地、对人作用矢径周期性消长方程在地心黄道直角坐标表为：

$$x_{金}{''}=x_{金}/r_{金}{}^4=x_{金}/(x_{金}{}^2+y_{金}{}^2)^2 \qquad (8-23)$$

$$y_{金}{''}=y_{金}/r_{金}{}^4=y_{金}/(x_{金}{}^2+y_{金}{}^2)^2 \qquad (8-24)$$

将金星视运动方程（4-5）、（4-6）式代入（8-23）、（8-24）式中，取 $α_{0金}=0$，即可画出金星引潮力矢径 5 年周期性消长图，如图 8.17a）所示，其中心局部放大图如图 8.17b）所示，第 1 年从 A 到 B，……第 5 年从 E 到 A，矢径扫描速度不再均匀，呈现出引潮力消长幅度特大、复杂而有序的态势：近地点 A 引潮力是远地点引潮力的 241.8 倍（参看表 2.2），5 年内三次逼近近地点，三次逼近远地点，三次特大幅度消长，对地、对人是一种特大幅度的干扰因素，且每年都不相同。这就为进一步解读诸如天干天五行五运等提供了基础，可见金星对中医学的重要性。

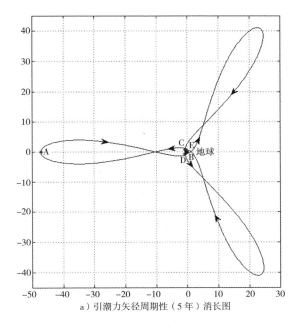

a）引潮力矢径周期性（5 年）消长图

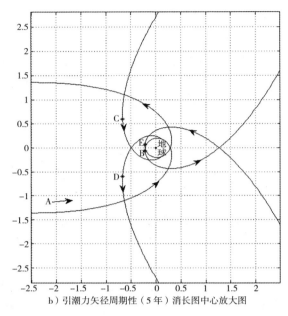

b）引潮力矢径周期性（5年）消长图中心放大图

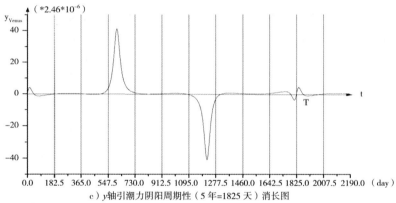

c）y 轴引潮力阴阳周期性（5年=1825天）消长图

图 8.17　金星引潮力周期性（5年）消长图（$\alpha_{0金}=0$，以太阳最大引潮力作单位）

（2）金星 y 轴引潮力对地、对人作用阴阳周期性消长图

金星 y 轴引潮力对地、对人作用的阴阳周期性（5年=1825天）消长图，如图 8.17c）所示。

金星 x 轴引潮力阴阳周期性定性消长图，读者可自行试着画出。

当初位相 $\alpha_{0金}$ 不为零时，相当于引潮力矢径周期性消长图相对坐标系转一个角度。

如 $\alpha_{0金}=\pi/5$ 时，引潮力矢径周期性消长图如图 8.18 所示。

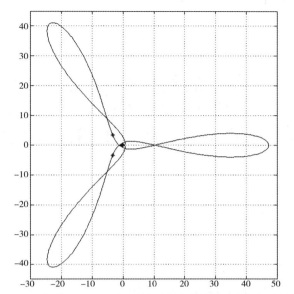

图 8.18 金星 $\alpha_{0金}=\pi/5$ 时,引潮力矢径周期性(5 年)消长图

参考文献

[1] 靳九成,高志丽.完善生命历法的月球参数[J].湖南中医杂志,2004,20(5):1-2.

[2] 靳九成,金世明,黄建平,等.中医阴阳、五行学说的天文学背景探讨[J].中华中医药杂志,2008,23(9):757-761.

[3] 靳九成,黄建平,靳浩,等.七曜阴阳周期性消长特性探讨[J].中华中医药杂志,2011,26(12):2800-2807.

第9章 五行的新定位，天人第5规律发现——太阳视运动对地、对人五行生克新模式和人体五脏五行生克新模式

9.1 中医学五行说

9.1.1 中医学五行说沿革

历史上很长一个时期五行说和阴阳说是独立并行发展的。五行说是在四时说、五方说和五材说基础上发展而来的。西周五材说认为金、木、水、火、土五种材质是构成和资生万物的基础，"故先王以土与金、木、水、火杂，以成百物"（《国语·郑语》）。五行说的最早提出应以《尚书·洪范》为标志："五行：一曰水，二曰火，三曰木，四曰金，五曰土。水曰润下，火曰炎上，木曰曲直，金曰从革，土爰（yuán）稼穑（sè）。润下作咸，炎上作苦，曲直作酸，从革作辛，稼穑作甘。"此处水、火、木、金、土已由五种有形材质升华为润下、炎上、曲直、从革、稼穑等五种功能性态。

先哲们后又进一步抽象提升：

（1）水具有寒凉、滋润、向下的功能特性，火具有温热、升腾、向上的功能特性，木具有生长、升发、条达、舒畅的功能特性，金具有肃降、收敛、清洁的功能特性，土具有生化、承载、受纳的功能特性。

（2）五行间的生、克、制化

五行间的相生，即滋助、生养、促进之意，如图9.1所示。相生关系是固定不变的，即水生木，木生火，火生土，土生金，金生水。为与以后讨论的其他相生区分，这种固定不变的相生本书称为常生。

五行间的相克指克制、压抑、约束之意。相克关系也是固定不变的，即水克火，火克金，金克木，木克土，土克水（图9.1）。为与以后讨论的其他相克区分，这种固定不变的相克本书称为常克。

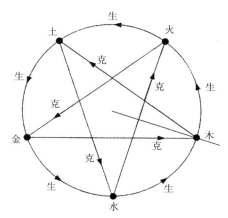

图 9.1　医、易学五行说五行间的常生、常克制化关系

每一行都承受"生我""我生""克我""我克"四种关系。五行间的这种常生、常克关系维持着事物正常生化和协调稳定发展，称为五行制化。没有生事物就不可能发展，没有克就不可能成方圆，故古人曰："金旺得火，方成器皿。火旺得水，方成相济。水旺得土，方成池沼。土旺得木，方能疏通。木旺得金，方成栋梁。"（唐代徐大升《元理赋》）

（3）五行间的乘、侮

若由于外界作用或事物本身失去平衡，使两行间的常克出现太过（强）或不及（弱）情况，会出现乘和侮。如木太强，则木会对土发生超过正常程度的克制，称之为"相乘"，简称"乘"。如若木相对金是太强，木不仅不能被金克制，反过来会对克它的金加以欺凌，称之为"相侮"或"反侮"，简称"侮"。故古人曰："金能克木，木坚金缺。木能克土，土重木折。土能克水，水多土荡。水能克火，火旺水乾。火能克金，金多火熄。"古人所说的"侮"，实为反克。因过去只有常克概念，不使用"反克"术语，把反克说成"侮"，这是局限性的反映。

9.1.2 五行取象比类、相应相通

（1）古人将自然界各种事物或现象取其象与润下、炎上、曲直、从革、稼穑的性质比类，将其归纳为水、火、木、金、土五行大类，如表 9.1 所列，称为取象比类。

表 9.1　五行取象比类

自然界							五行	人体							
五音	五星	五味	五色	五化	五气	五方	五季		五脏	五腑	五官	五体	五志	五液	五声	五神	五华
角	岁	酸	青	生	风	东	春	木	肝	胆	目	筋	怒	泪	呼	魂	爪
徵	荧惑	苦	赤	长	暑	南	夏	火	心	小肠	舌	脉	喜	汗	笑	神	面
宫	镇	甘	黄	化	湿	中	长夏	土	脾	胃	口	肉	思	涎	歌	意	唇
商	太白	辛	白	收	燥	西	秋	金	肺	大肠	鼻	皮	悲	涕	哭	魄	毛
羽	辰	咸	黑	藏	寒	北	冬	水	肾	膀胱	耳	骨	恐	唾	呻	志	发

（2）五行相应相通是指同一行中不同种类事物之间具有相同的功能属性，会发生同气相求的关系。如五味入胃，由于酸（木）、苦（火）、甘（土）、辛（金）、咸（水）依次与肝（木）、心（火）、脾（土）、肺（金）、肾（水）脏同行，各归其所喜攻，酸先入肝，苦先入心，甘先入脾，辛先入肺，咸先入肾。凡具有五行结构的不同事物之间，也会按五行法则发生同气相求、相应相通的生克关系。如六淫邪气侵体，风淫属木，戕害脾脏；暑淫属火，戕害肺脏；湿淫属土，戕害肾脏；燥淫属金，戕害肝脏；寒淫属水，戕害心脏。

（3）取象比类实属依经验同气相求、相应相通五行归纳法。这种取象比类认识世界的方法是一种积极的或然性推理，不一定全对。像表 9.1 所列的取象比类，大都是正确的；但像五星的取象比类五行归类（岁或木星五行属木，荧惑或火星五行属火，镇或土星五行属土，太白或金星五行属金，辰或水星五行属水），实为千古谬误，因为金（太白星）、木（岁星）、水（辰星）、火（荧惑星）、土（镇星）五曜每曜都有自己的本征五行（参看第 10 章）。

9.2 中医学五行说的局限性

9.2.1 未阐明五行与阴阳的关系，五行的本质，它何以"行"

五行说和阴阳说目前虽然同为中医学基础理论的核心组成部分，但仍作为两种独立学说来介绍，阴阳论述全部引用《说文》《国语》《周易》《内经》等春秋战国时代论述，现代无一句；五行全部引用《尚书·洪范》《左传》

《内经》《难经》时代论述,现代无一句。阴阳与五行各说各,是两张皮,未曾阐明两者间的层次联系和五行的本质,它何以"行"。

9.2.2 不能解释五脏正常生理功能间的10对互生关系

(1)心(火)主血脉,"诸血者皆属于心"(《素问·五藏生成》),血灌溉五脏六腑,起滋荣作用,因而心(火)对肺(金)、脾(土)、肝(木)、肾(水)都有相生作用,"水火相济"(孙思邈《备急千金要方》)。

(2)肺(金)主节气,主宣发、肃降,通调脏腑水道,为"水之上源","肺朝百脉""气为血之帅""诸气者皆属于肺"(《素问·五藏生成》)。因而肺(金)对心(火)、脾(土)、肝(木)、肾(水)都有相生作用。

(3)脾(土)主水谷水液运化、散精、升清(心肺)降浊(肝肾)、统血,为人体后天之本,气血生化之源,能滋养脏腑,对心(火)、肺(金)、肝(木)、肾(水)都有相生作用。

(4)肝(木)主藏血、调血量,主疏泄、舒展,调节气机、情志,促进消化,运化精微,滋养脏腑,故对心(火)、肺(金)、脾(土)、肾(水)都有相生作用。

(5)肾(水)主藏精(先后天),主生长发育,主水,主纳气,为人体先天之本,"为气之根",滋生脏腑,故对心(火)、肺(金)、脾(土)、肝(木)都有相生作用。

综上所述,五脏间存在10对互生关系,如图9.2中圆圈实箭头所示。五行常生、常克模式只能概括与阴阳消长演化方向相一致的5个邻位相生,不能概括其他相生关系。

9.2.3 不能解释病理情况下出现的常生两脏间互生、互克现象

如表9.2所示,在病理情况下,两脏间会出现互生、互克关系:

(1)当常生两脏A、B中A太过(A^+),会发生"母病及

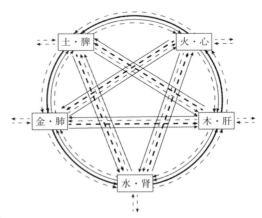

圆圈:粗实箭头表邻位行常生,实箭头表反生,虚箭头表互克;
圈内:粗虚箭头表隔位行常克,虚箭头表反克,实箭头表互生;
外圈:虚箭头表各行与外界的生克交流

图9.2 人体五脏生理、病理五行生克模式

子"，既会出现正生，也会出现正克现象。

（2）当常生两脏 A、B 中 A 不及（A^-），会发生"母不顾子"，出现正克现象。

（3）当常生两脏 A、B 中 B 太过（B^+），会发生"子病犯母"，既会出现反生，也会出现反克现象。

（4）当常生两脏 A、B 中 B 不及（B^-），会发生"子盗母气"，出现反生现象。

五行常生、常克模式不能概括病理情况下常生两脏（行）间的反生、互克现象。

综上所述，5 对常生两脏间存在着 10 对互生、互克关系，如图 9.2 中实箭头、虚箭头所示。

表 9.2 常生两脏（A、B）间出现的病理互生、互克关系[1]

一行失常 （太过 + 或 不及 - ）致 另一行失常 病理现象	母病及子 $A^+ \to B-\downarrow$		母不顾子 $A^- \to B-\downarrow$		子病犯母 $\downarrow -A \leftarrow B^+$		子盗母气 $\downarrow -A \leftarrow B^-$	
	B^+ 正生	B^- 正克	B^- 正生不足	B^- 正克不足	A^+ 反生	A^- 反克	A^- 正生太过	A^- 反生不足
肺（金）	金病及水 （肺风水肿）		金不生水 （肺肾阴虚）			水病及金 （水饮凌肺）	水虚金病 （阴虚肺燥）	
脾（土）	土盛及金 （脾湿犯肺）		土不生金 （脾虚肺燥）		金病及土 （肺病生痰）		金虚土弱 （脾肺气虚）	
心（火）	火盛及土 （热积胃病）		火不生土 （五更泄泻）		土病及火 （脾湿化热）	火实木郁 （邪热郁火）	土虚火衰 （小肠虚寒泄泻）	
肝（木）	木旺生火 （怒动肝火）	木旺火郁 （气郁实证）	木不生火 （胆虚不眠）		火病及木 （热极动风）			火衰木病 （血不养筋）
肾（水）		水盛及木 （寒滞肝经）		水不涵木 （阴虚肝亢）		木病及水 （郁火伤阴）	木衰水亏 （肝肾阴亏）	

9.2.4 不能解释病理情况下出现的常克两脏间互克关系

如表 9.3 所示，在病理情况下，常克两脏间会出现互克关系，如图 9.2 中虚箭头所示。五行常生、常克模式不能概括病理情况下常克两脏（行）间的 5

个反克现象。

表 9.3　常克两脏（行，A、B）间出现的病理互克关系[1]

一行失常（太过＋或不及－）致另一行失常病理现象	乘		侮	
	$A^+ \to B^- \downarrow$ B^- 正克	$A \to B^{--} \downarrow$ B^- 正克	$\downarrow -A \leftarrow B^+$ A^- 反克	$\downarrow -A^- \leftarrow B$ A^- 反克
肺（金）	金行乘木（肺燥肝热）	金胜乘木（肝弱肺旺）	木火刑金（肝火犯肺）	木旺金伤（肝火侮肺）
肝（木）	木行乘土（肝病传脾）	土败木贼（脾虚肝旺）	土盛木郁（肝胆湿热）	木不疏土（肝脾不调）
脾（土）	土行乘水（脾病及肾）	土旺克水（泄致癃闭）	水泛土崩（肾病水肿）	土不制水（脾虚水肿）
肾（水）	水行乘火（寒水冲心）	水胜克火（水饮凌心）	火胜水枯（热盛伤阴）	水虚火盛（心肾不交）
心（火）	火行乘金（心火伤肺）	火旺金囚（心热肺燥）	金旺火郁（肺热化火）	金冷火衰（寒滞胸痹）

综合 9.2.2～9.2.4 节人体生理、病理实践，5 对常生两脏（行）间存在着 10 对互生、互克关系；5 对常克两（行）脏间也会存在着 10 对互生、互克关系，即 5 脏（行）间存在 20 对互生、互克关系，如图 9.2 中所示。清代程芝田著《医法心传》曾对五脏生理、病理中所表现的两脏间互生互克现象做过系统论述。

实践是第一性的，五行常生、常克模式不能概括，就得发展。

9.3 五行与阴阳的关系、五行本质的新定位

9.3.1 五行与阴阳的关系，五行的本质

宋代周敦颐的《太极图说》中就有"太极动而生阳，动极而静，静而生阴，静极复动。一动一静，互为其根，分阴分阳，两仪立焉。阳变阴合而生水、火、木、金、土，五气顺布，四时行焉"的论述，明确指出了五行与阴阳的关系和五行的本质。

（1）五行与阴阳的关系

五行是在"动极而静，静而生阴，静极复动"，即阴阳周期性稳定消长基础上产生的。若阴阳消长随机变化，就不会有五行之说。人体"阴阳离决，精气乃绝"（《素问·生气通天论》），哪还有什么五行！

（2）五行的本质

阴阳能周期性稳定消长回到原点，系统必有其相互制约调控机制，金、木、水、火、土五行本质，就是这种相互制约调控机制的抽象。"阳变阴合而生水、火、木、金、土"五行，就是阴阳周期性稳定消长"阳变阴合"的五个阶段。为与其他如纳音五行相区别，这种五行本书称为本征五行。

"七曜周旋，曰阴曰阳"（《素问·天元纪大论》）。地球、人体的阴阳是在七曜周旋万有引力、电磁波、高能粒子流三大作用亿万年的叠加影响下形成的，其中太阳三大作用阴阳是主体因素，月、金、木、水、火、土六曜仅有引力（引潮力）阴阳，月球阴阳是次要因素，金、木、水、火、土五曜阴阳是更次要因素。太阳阴阳分周年、周日视运动阴阳，月、水、金、火、木、土六曜视运动出现周月、周10年、周5年、周2年、周12年、周30年阴阳。七曜每个曜对地、对人应都有自己的本征五行（第10章）。

9.3.2 五行间何以"行生"和"行克"判据

图9.3是太阳照度周年、周日视运动对地、对人作用稳定周期性阴阳消长归一图（参考7.11节）。其中孟凯韬画出了五行的不同阶段，每个阶段阴阳消长的趋势是不一样的：木、火两行所处阶段是阳长阴消，金行阶段是阳消阴长，水、土两行所处阶段既有阳长阴消，也有阳消阴长，符合"肾（水）是先天之本"和"脾（土）是后天之本"之特殊性。孟凯韬率先提出了行间何以"行生""行克"的判据："两行之间由于具有同一性而相生，由于具有对立性而相克"[6]。这里的"同一性"指两行具有相同的阴阳消长趋势，这里的"对立性"指两行具有相反的阴阳消长趋势。

靳九成等于2012年在此和文献[7]的基础上，发现了天人第5规律——五行生克新模式[4]，顺利破解了上述人体正常生理和病理情况下五脏间实际表现的、五行常生常克关系不能解释的许多复杂的生克关系。

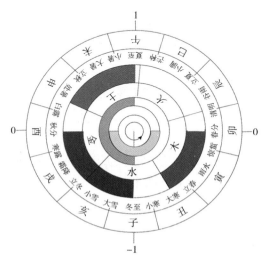

图9.3 太阳的周年或周日视运动阴阳周期性消长中的五行新定位

9.4 太阳日午照度对地、对人阴阳年周期性消长的五行生克新模式[4]

9.4.1 太阳日午照度对地、对人阴阳年周期性消长的数学表述

为了方便表述太阳周年、周日视运动阴阳稳定周期性消长过程,从矢径的逆时针周期性圆消长律归一图转换成阴阳消长律 $y=\sin(\omega t+\alpha_0)$,直角坐标 y—t 图,如图9.4右所示,冬至作时间 t 起点;五行划分如图9.4下所示。

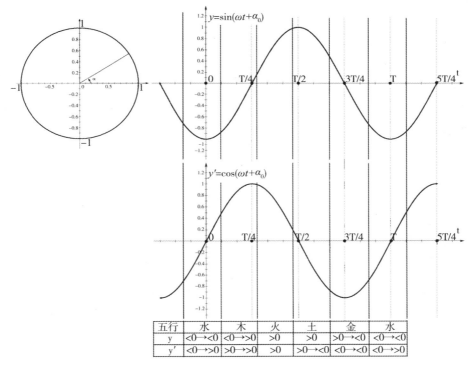

图9.4 太阳日午照度(y)阴阳年周期性消长及五行划分（$\alpha=\omega t-\pi/2$）

水行阶段 $y_水<0$ 经阴极 -1 过渡到 <0,木行阶段 $y_木<0$ 经 0 过渡到 >0,火行阶段保持 $y_火>0$,土行阶段 $y_土>0$ 经阳极 $+1$ 过渡到 >0,金行阶段 $y_金>0$ 经 0 过渡到 <0。

阴阳消长趋势用 y 对 t 的微商（变化率）y' 表示,$y'>0$ 表阳长,$y'<0$ 表阳消（图9.4右下）。依"两行之间由于具有同一性而相生,由于具有对立性而相克"判据,不同行间 y' 有同号则互生,y' 有异号则互克。现水行阶段

$y'_{水} < 0$ 经 0 过渡到 > 0,木行阶段 $y'_{木} > 0$ 经 +1 过渡到 > 0,火行阶段保持 $y'_{火} > 0$,土行阶段 $y'_{土} > 0$ 经 0 过渡到 < 0,金行阶段 $y'_{金} < 0$ 经 –1 过渡到 < 0。

9.4.2 太阳日午照度对地、对人常生五行间有 5 对互生、4 对互克证明

（1）金—水间有互生、互克证明

$y'_{金} < 0$ 经 –1 过渡到 < 0,$y'_{水} < 0$ 经 0 过渡到 > 0。$y'_{金}$ 与 $y'_{水}$ 前段邻位同号,具有同一性,因而金水两行间可互生。金生水方向与阴阳周期性逆时针消长演化方向一致,故有常生之称。$y'_{金}$ 与 $y'_{水}$ 后段异号,具有对立性,因而金水两行间可互克。

（2）水—木间有互生、互克证明

$y'_{水} < 0$ 经 0 过渡到 > 0,$y'_{木} > 0$ 经 +1 过渡到 > 0。$y'_{水}$ 后段与 $y'_{木}$ 同号,具有同一性,因而水木两行间可互生。水生木方向与阴阳周期性逆时针消长演化方向一致,故有常生之称。$y'_{木}$ 与 $y'_{水}$ 前段异号,具有对立性,因而水木两行间可互克。

（3）木—火间仅有互生证明

$y'_{木} > 0$,$y'_{火} > 0$,二者同号,只具有同一性,不具有对立性,因而木火两行间仅可互生,不能得到互克关系。木生火方向与阴阳周期性逆时针消长演化方向一致,故有常生之称。

（4）火—土间有互生、互克证明

$y'_{火} > 0$,$y'_{土} > 0$ 经 0 过渡到 < 0。$y'_{火}$ 与 $y'_{土}$ 前段邻位同号,具有同一性,因而火土两行间可互生。火生土方向与阴阳周期性逆时针消长演化方向一致,故有常生之称。$y'_{火} > 0$ 与 $y'_{土}$ 后段异号,二者具有对立性,因而火土两行间可互克。

（5）土—金间有互生、互克证明

$y'_{土} > 0$ 经 0 过渡到 < 0,$y'_{金} < 0$。$y'_{土}$ 后段与 $y'_{金}$ 同号,具有同一性,因而土金两行间可互生。土生金方向与阴阳周期性逆时针消长演化方向一致,故有常生之称。$y'_{金} < 0$ 与 $y'_{土}$ 前段异号,具有对立性,因而土金两行间可互克。

故太阳日午照度周年对地、对人作用常生五行间有 5 对互生、4 对互克关系,如图 9.5 圆圈所示。

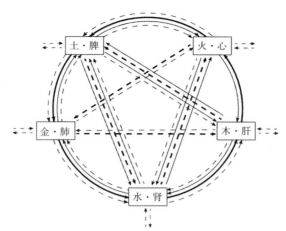

圆圈：粗实箭头表常生，实箭头表反生，虚箭头表互克；
圈内：粗虚箭头表常克，虚箭头表反克，实箭头表互生；
外圈：虚箭头表各行与外界的生克交流

图 9.5　太阳日午照度对地、对人的五行生克模式

9.4.3 太阳日午照度对地、对人常克五行间有 5 对互克、3 对互生证明

（1）水—火间有互克、互生证明

$y'_水 < 0$ 经 0 过渡到 > 0，$y'_火 > 0$。$y'_水$ 前段与 $y'_火$ 异号，具有对立性，因而水与火两行间可互克。水克火的方向与阴阳周期性逆时针消长演化方向一致，故有常克之称。由于 $y'_火$ 与 $y'_水$ 后段同号，具有同一性，因而水火两行间可互生。

（2）火—金间仅有互克证明

$y'_火 > 0$，$y'_金 < 0$，二者异号，只具有对立性，没有同一性，因而火与金两行间仅可互克，不能互生。火克金的方向与阴阳周期性逆时针消长演化方向一致，故有常克之称。

（3）金—木间仅有互克证明

$y'_金 < 0$，$y'_木 > 0$，二者异号，只具有对立性，没有同一性，因而金与木两行间仅可互克，不能互生。金克木的方向与阴阳周期性逆时针消长演化方向一致，故有常克之称。

（4）木—土间的互克、互生证明

$y'_木 > 0$，$y'_土 > 0$ 经 0 过渡到 < 0。$y'_木$ 与 $y'_土$ 后段异号，具有对立性，因而木与土两行间可互克。木克土的方向与阴阳周期性逆时针消长演化方向一

致，故有常克之称。由于 $y'_木 > 0$，与 $y'_土$ 前段同号，具有同一性，因而木与土两行间可互生。

（5）土—水间的互克、互生证明

$y'_土 > 0$ 经 0 过渡到 < 0，$y'_水 < 0$ 经 0 过渡到 > 0。$y'_土$ 的前段和 $y'_水$ 的前段、$y'_土$ 的后段和 $y'_水$ 的后段皆异号，具有对立性，因而土水两行间可相克。土克水的方向与阴阳周期性逆时针消长演化方向一致，故有常克之称。由于 $y'_土$ 的后段和 $y'_水$ 的前段、$y'_土$ 的前段和 $y'_水$ 的后段皆同号，具有同一性，因而土水两行间可互生。

故太阳日午照度对地、对人常克五行间有 5 对互克、3 对互生关系，如图 9.5 所示。

9.4.4 太阳日午照度对地、对人作用五行生克新模式——五行间有 8 对互生、9 对互克关系

综上而论之，太阳日午照度对地、对人作用阴阳年周期性消长五行间有 8 对互生、9 对互克关系，如图 9.5 所示。

9.5 太阳、月球视运动引力对地、对人周期阴阳消长的五行生克模式——五行间有 10 对互生，10 对互克关系

9.5.1 太阳引力对地、对人年周期阴阳消长的五行生克模式——五行间有 10 对互生、10 对互克关系

（1）太阳引力年周期阴阳在五行中的消长特点

如 8.1.2 节所指出，在地心黄道坐标系中，当时间 t 以冬至作起点，春分时太阳方向作 x 轴，夏至时太阳方向作 y 轴，太阳于地、于人引力矢量归一后，y 轴分量 $\{y = \sin(\omega t + \alpha_0)\}$ 和 x 轴分量 $\{x = \cos(\omega t + \alpha_0) = \sin(\omega t + \alpha_0 + \pi/2)\}$ 消长及五行划分如图 9.6 上所示。

引力 y 轴和 x 轴分量在五行中的消长特点如图 9.6 下所列。

（2）引力 y 轴分量对地、对人作用五行生克模式——五行间有 8 对互生、9 对互克关系

太阳引力 y 轴分量阴阳分布律与太阳日午照度相同，因而行间的生克关系与日午照度相同，如表 9.4 所列，其对地、对人作用五行生克模式——五行间有 8 对互生，9 对互克关系。

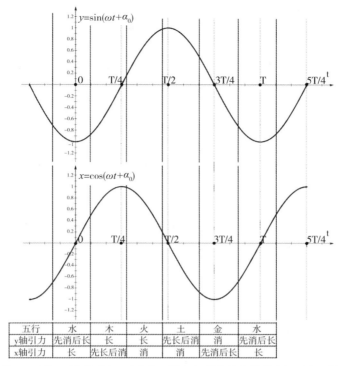

图 9.6 太阳、月球于地、于人归一引力矢量在地心黄道坐标系中 y 轴和 x 轴分量消长及五行划分

（3）引力 x 轴分量对地、对人作用五行生克模式——五行间也有 8 对互生、9 对互克关系

x 轴分量在五行中的消长特点如图 9.6 下所列，其行间的生克关系如表 9.4 所列，其对地、对人作用五行生克模式——五行间也有 8 对互生、9 对互克关系。

（4）引力 x 轴和 y 轴分量五行叠加合五行如表 9.4 所列，行间都是互生互克关系，因而太阳引力对地、对人作用五行生克模式——五行间有 10 对互生、10 对互克关系，如 9.7 图所示。

表 9.4 太阳、月球引力对地、对人作用五行生克模式

行间生克	常生					常克				
	水—木	木—火	火—土	土—金	金—水	水—火	火—金	金—木	木—土	土—水
y 轴引力	互生克	互生	互生克	互生克	互生克	互生克	互克	互克	互生克	互生克
X 轴引力	互生克	互生克	互生	互生克	互生克	互生克	互克	互生克	互生克	互克
合五行	互生克	互生克	互生克	互生克	互生克	互生克	互生克	互生克	互生克	互生克

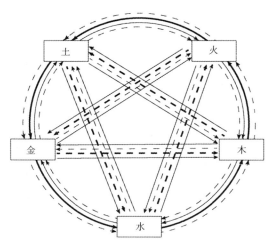

圆圈：粗实箭头表邻位行常生，实箭头表反生，虚箭头表互克；
圈内：粗虚箭头表隔位行常克，虚箭头表反克，实箭头表互生

图9.7　太阳和月球视运动引力对地、对人的周年、
周月五行生克模式

9.5.2　推论1：月球周月视运动引力对地、对人阴阳消长的五行生克模式——五行间有10对互生、10对互克关系

近点月视运动与太阳类似，近似都是黄道面内匀速圆周运动，只是质量、月地距离、周期不同，在地心黄道坐标系中，选适当的时间t起点，其引力归一后x轴和y轴分量随时间消长相位关系可与太阳相同，如图9.6所示，通过与9.5.1节类似的分析，可得月球引力对地、对人月周期阴阳消长的五行生克模式——五行间亦有10对互生、10对互克关系。

9.5.3　推论2：上述日、月于地、于人引力的年、月周期阴阳消长五行生克模式结论，也使用于周日消长五行生克模式——五行间有10对互生、10对互克关系

9.6　靳九成等2012年发现天人第5规律——太阳视运动对地、对人的周年、周日五行生克新模式和人体五脏生克新模式

9.6.1　太阳视运动对地、对人的周年、周日五行生克新模式——任两行间既可互生又可互克，五行间有20对互生、互克关系

太阳视运动对地、对人同时既有照度（电磁波），也有引力作用，其各自五行间生克关系如表9.5所列。现两五行叠加其总五行周年、周日五行生克新

模式——任两行间既可互生又可互克，五行间有20对互生、互克关系，如图9.8所示。

表9.5 太阳照度、引力对地、对人作用五行生克模式

行间生克	常生					常克				
	水—木	木—火	火—土	土—金	金—水	水—火	火—金	金—木	水—土	土—水
照 度	互生克	互生	互生克	互生克	互生克	互生克	互克	互克	互生克	互生克
引 力	互生克	互生克	互生克	互生克	互生克	互生克	互生克	互生克	互生克	互生克
总五行	互生克	互生克	互生克	互生克	互生克	互生克	互生克	互生克	互生克	互生克

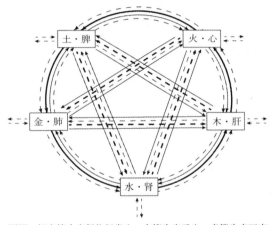

圆圈：粗实箭头表邻位行常生，实箭头表反生，虚箭头表互克；
圈内：粗虚箭头表隔位行常克，虚箭头表反克，实箭头表互生；
外圈：虚箭头表各行与外界的生克交流

图9.8 太阳视运动照度和引力对地、对人体叠加的周年、
周日五行生克新模式及人体五藏生克新模式

9.6.2 五行生克新模式中常生、常克的认定

（1）常生

一行与邻位行间既有互生，也有互克关系。互生是发生在两行衔接段，正生与阴阳逆时针消长演化方向相一致，独有优势，称为常生。故水生木、木生火、火生土、土生金、金生水为常生。

（2）常克

一行与隔位行间既有互生，也有互克关系。因常生在邻位行中独具优势，因而与阴阳逆时针消长演化方向相一致的隔位行间常克关系就独有优势，称为常克。

9.6.3 靳九成等 2012 年发现人体五脏生克新模式——任两脏间既可互生又可互克，五脏间出现 10 对互生、10 互克关系

人体生命是在七曜视运动阴阳周期性消长亿万年作用下演化形成的，其中太阳周年、周日阴阳周期性消长的五行生克模式是基础，月、金、木、火、水、土六曜视运动的五行生克模式仅是一种调制。

太阳的周年、周日阴阳周期性消长五行生克模式如图 9.8 所示，由此演化出的人体五脏五行生克模式亦应如图 9.8、图 9.2 所示：任两脏行间既可互生又可互克，五脏五行间出现 10 对互生、10 对互克关系，两行、两脏间邻位常生，隔位常克。六曜视运动五行生克模式对人体五脏五行生克模式的调制，在《内经》中，水星的调制体现在天干正五行上，金星的调制体现在天干天五行上，木星的调制体现在地支正五行、天五行上，火星的影响未依五行调制形式单列出现，而是体现在天干、地支的阴阳上以及天干化运的太过、不及上（《素问·七篇大论》，见第 10 章）。月球、土星的影响也未在中医学中依五行调制形式单列出现，而是间接体现在 15 对阴阳纳音五行上（见第 12 章）。

9.6.4 天人第 5 规律发现——太阳视运动对地、对人的周年、周日五行生克新模式和人体五脏生克新模式：任两行、两脏间既可互生又可互克，五行、五脏间出现 20 对互生互克关系

综上所述，可得天人第 5 规律——太阳视运动对地、对人的周年、周日五行生克新模式和人体五脏生克新模式：任两行、两脏间既可互生又可互克，五行、五脏间出现 20 对互生互克关系，如图 9.8 所示，2012 年以论文形式发表（图 9.9）。

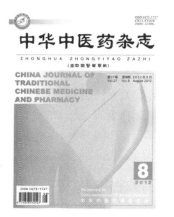
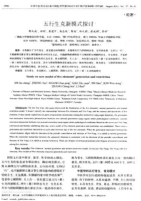

图 9.9

由天人第 5 规律就能顺利破解人体正常生理和病理情况下五脏间实际表现的、五行常生常克关系不能解释的诸多复杂的生克关系，以及徐大升著《元理赋》的所有唯象论断。

参考文献

［1］邹学熹.中国五脏病学［M］.成都：四川科学技术出版社，1988.

［2］孙广仁.中医基础理论［M］.2 版.北京：中国中医药出版社，2007.

［3］王惟恒，胡顺强，强刚.家庭中医药 1000 问［M］.合肥：安徽科技出版社，2004.

［4］靳九成，郑陶，黄建平，等.五行生克新模式探讨［J］.中华中医药杂志，2012，27（8）：1998-2003.

［5］靳九成，金世明，黄建平，等.中医阴阳、五行学说的天文学背景探讨［J］.中华中医药杂志，2008，23（9）：757-761.

［6］孟凯韬.哲理数学概论［M］.北京：科学出版社，2005.

［7］靳九成，黄建平，靳浩，等.七曜阴阳周期性消长特性探讨［J］.中华中医药杂志，2011，26（12）：2800-2807.

第四编

七曜视运动的本征五行，《内经》"五行对应五星"的千年谬误；年支正五行、六气（天五行）及其正化对化千年玄机破解；纳音五行玄机破解；发展运气学提出六曜论平气，发现天人第6规律，提前成功预测出己亥（2019）年为疠气年，下一个疠气年为乙卯（2035）年中医学中除表9.1所列的五行比类外，还有干支阴阳、干支正五行、干支天五行、纳音五行等，它们共同构成中医学天人合一的基础理论构架。尽管学界将此代代传承，但都述而不论，从未给出过现代解读，成为千古之谜。第9章已破解了日、月的本征五行，本编将在五行生克新模式基础上破解五曜视运动的本征五行、干支阴阳，首次指出《内经》"五行对应五星"的千年谬误。首次破解了年支正五行、六气（天五行）及其正化对化，纳音五行等玄机；进而指出运气加临论平气的千年失误，提出六曜论平气。在此基础上对疠气预测这个混沌难题进行探讨，发现天人第6规律——一个六十甲子至少有6个疠气年，提前成功预测出己亥（2019）年为疠气年，下一个疠气年为乙卯（2035）年。

第 10 章　七曜视运动的本征五行特性，《内经》"五行对应五星"的千年谬误

我们在 4.1 节利用天人第 1 规律大体给出了结论："十天干的天文学背景是水星周 10 年视运动。火星影响叠加在水星的影响上，使天干具有阴阳性，甲、丙、戊、庚、壬为阳干，乙、丁、己、辛、癸为阴干"；"十二地支的天文学背景是木星周 12 年视运动。火星的影响叠加在木星影响上，使子、寅、辰、午、申、戌为阳支，丑、卯、巳、未、酉、亥为阴支"。9.4 节、9.5 节已讨论了日、月二曜的本征五行。水、金两曜为地内行星，火、木、土三曜为地外行星，其视运动都是超年稳定周期性运动，因而其引力、引潮力阴阳消长必有其各自的本征五行。它们稳定周期性视运动与圆运动差别很大，其阴阳消长各有其特殊复杂性。本章在五行生克新模式基础上讨论它们的本征五行，进一步破解表 10.1 中的干支阴阳五行特性，其中地支正五行、天五行因涉及二十八宿，将在第 11 章讨论。另七曜视运动具有 60 年周期性，因而其阴阳消长也必有其相应的本征五行，也将予以讨论。

为讨论方便，须先明确两个结论：

依公式（8-1）、（8-2）和（8-3）、（8-14），

有　　$x'/y'=x''/y''=x/y$

故得：（1）七日曜视运动矢径、引力矢径、引潮力矢径尽管大小不同，但它们方向相同。

（2）因而引力和引潮力的消长趋势相同。

七曜视运动中日、月是最简单的等速圆运动，其引力五行尚具有 10 对互生、10 对互克模式；其他五曜视运动都较复杂，因而可预推知：火、水、金、木、土五曜引力五行都具有 10 对互生、10 对互克模式。

表 10.1 七曜的本征五行和干支五行

五行	木		火		土		金		水	
阴阳	阳	阴	阳	阴	阳	阴	阳	阴	阳	阴
五季	春		夏		长夏		秋		冬	
天干正五行 天干天五行 (五运干)	甲 壬 (木运)	乙 丁	丙 戊 (火运)	丁 癸	戊 甲 (土运)	己 己	庚 庚 (金运)	辛 乙	壬 丙 (水运)	癸 辛
地支天五行 (六气支)	巳亥 (厥阴风木)		子午寅申 (少阴君火, 少阳相火)		辰戌 丑未 (太阴湿土)		申 卯酉 (阳明燥金)		辰戌 子 (太阳寒水)	
地支正五行 (五脏旺月)	寅 (一二月)	卯	午 (四五月)	巳	辰戌 丑未 (三六九十二四季月)		申 (七八月)	酉	亥 (十一月)	
纳音五行	戊辰 (大林木) 壬午 (杨柳木) 庚寅 (松柏木) 戊戌 (平地木) 壬子 (桑柘木) 庚申 (石榴木)	己巳 癸未 辛卯 己亥 癸丑 辛酉	丙寅 (炉中火) 甲戌 (山头火) 戊子 (霹雳火) 丙申 (山下火) 甲辰 (覆灯火) 戊午 (天上火)	丁卯 乙亥 己丑 丁酉 乙巳 己未	庚午 (路旁土) 戊寅 (城墙土) 丙戌 (屋上土) 庚子 (壁上土) 戊申 (大驿土) 丙辰 (沙中土)	辛未 己卯 丁亥 辛丑 己酉 丁巳	甲子 (海中金) 壬申 (剑锋金) 庚辰 (白蜡金) 甲午 (沙中金) 壬寅 (金箔金) 庚戌 (钗钏金)	乙丑 癸酉 辛巳 乙未 癸卯 辛亥	丙子 (涧下水) 甲申 (井泉水) 壬辰 (长流水) 丙午 (天河水) 甲寅 (大溪水) 壬戌 (大海水)	丁丑 乙酉 癸巳 丁未 乙卯 癸亥

10.1 地外火星周 2 年视运动的本征五行特性，干支阴阳特性之谜破解

10.1.1 火星周 2 年视运动的本征五行特性

（1）引力 y 轴分量的五行生克模式

火星是 5 个地外行星中最靠近地球的行星，视运动周期约 2 年。火星周 2 年视运动引力矢径周期性消长和引潮力阴阳周期性消长分别如图 10.1a）、b）、c）所示。火星引力矢径大体是逆时针运行（EBDGHE，参看图 8.4），但由于发生内环又出现顺时针运行（EAICE 段）。与太阳周日、周年阴阳周期性消长类似，可把火星引力矢径阴阳周期性消长分为 5 个阶段，每段 0.4 年：火星从 F 经历第 1 个 0.4 年到达 G 代表本征水行，从 G 经历第 2 个 0.4 年到达 H 代表本征木行，从 H 经历第 3 个 0.4 年到达 I 代表本征火行，从 I 经历第 4

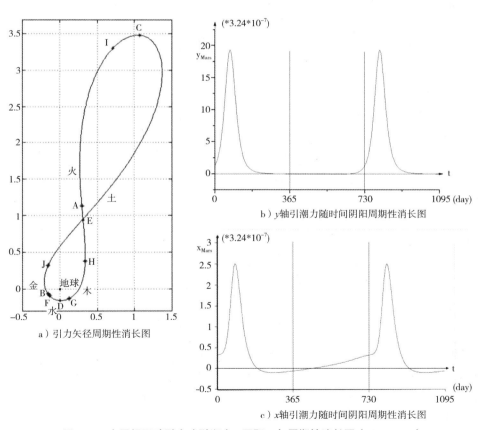

a）引力矢径周期性消长图

b）y 轴引潮力随时间阴阳周期性消长图

c）x 轴引潮力随时间阴阳周期性消长图

图 10.1　火星视运动引力（引潮力）阴阳 2 年周期性消长图（$\alpha_{0火} = \pi/5$）

个 0.4 年到达 J 代表本征土行；从 J 经历第 5 个 0.4 年回到 F 代表本征金行。其引力 y 轴分量在本征水行和本征土行阶段既有阳消（$y'<0$）也有阳长（$y'>0$），而本征金行只有阳消（$y'<0$），本征木行和火行只有阳长（$y'>0$），金、木、火三行与水行、土行，水行与土行之间既有 y'_i 与 y'_j 同号，又有异号情况，即任两行间若常生，就会可能反生和互克；若常克，就会可能反克和互生，出现 7 对互生、7 对互克关系；本征金行与木、火二行间仅有 y'_i 与 y'_j 异号情况，仅出现 2 对互克；本征木行与火星间仅有 y'_i 与 y'_j 同号情况，仅出现 1 对互生，本征五行共有 8 对互生、9 对互克关系，如表 10.2 所列。

（2）引力 x 轴分量的五行生克模式

x 轴引力分量在水行和木行只有阳长，其他三行既有阳长也有阳消，因而其五行共有 10 对互生、9 对互克关系，如表 10.2 所列。

（3）火星引力合五行具有 10 对互生、10 对互克模式，如表 10.2 所列，如图 10.2 所示，也即是火星周 2 年视运动的本征五行特性。

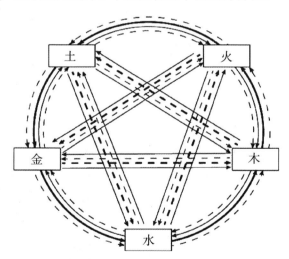

图 10.2 火星视运动阴阳 2 年周期性消长对地、对人的本征五行生克模式

表 10.2 火星引力对地、对人作用五行生克模式

行间	水—木	木—火	火—土	土—金	金—水	水—火	火—金	金—木	水—土	土—水
y 轴	互生克	互生	互生克	互生克	互生克	互生克	互克	互克	互生克	互生克
x 轴	互生	互生克	互生克	互生克	互生克	互生克	互生克	互生克	互生克	互生克
合五行	互生克	互生克	互生克	互生克	互生克	互生克	互生克	互生克	互生克	互生克

10.1.2 干支阴阳特性之谜破解

火星本征五行是个新概念。由于火星本征五行间转换时限为0.4年,与生命历的基本节律周期年、月、日、时均不协调,无法用干支表达,故中医学从未使用过火星的本征五行概念来表征其影响,更多的是采用阴阳概念[1-2]。如图10.1b)、c)所示,在初位相不为0($\alpha_{0火}=\pi/5$)时,其引力(引潮力)阴阳周期性消长具有明显的特征,头年(从A到B)以阳为主,下一年(从B到A)以阴为主,交替变化。随着初位相$\alpha_{0火}$减少,这种一年阴一年阳的明显性也在减少。即使在$\alpha_{0火}=0$最不明显时,如图10.3所示,一年还是偏阴,另一年还是偏阳。故医、易学利用其阴、阳年间交替的特点叠加在干支上来体现其影响:甲、丙、戊、庚、壬为阳干,乙、丁、己、辛、癸为阴干;子、寅、辰、午、申、戌为阳支,丑、卯、巳、未、酉、亥为阴支。

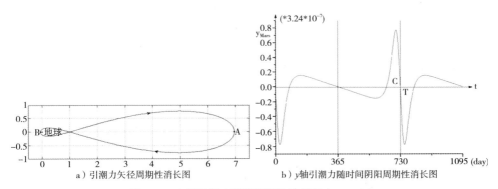

a) 引潮力矢径周期性消长图　　b) y轴引潮力随时间阴阳周期性消长图

图10.3　火星引潮力阴阳周期性消长图($\alpha_{0火}=0$)

10.2 地内水星周10年视运动的本征五行特性,天干正五行之谜破解[1-5]

水星属地内行星,每年的视运动都环绕过地球一周(图4.9),并具有10年周期性,其引力(引潮力)矢径周期性消长如图10.4所示,其中y轴引力(引力潮)随时间消长如下:

第1年水星从A_1先阳长($y'>0$)、后阳消($y'<0$)、转阳长又阳消、阳长、阳消到达A_2时间段以甲表之。

第2年水星从A_2先阳消($y'<0$)、后阳长($y'>0$)、转阳消又阳长、阳消到达B_1时间段以乙表之。

第3年水星从B_1先阳消($y'<0$)、后阳长($y'>0$)、转阳消又阳长、阳

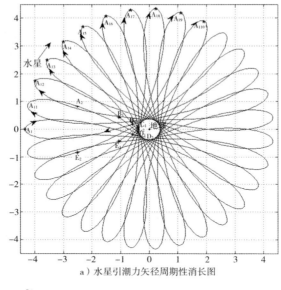

a）水星引潮力矢径周期性消长图

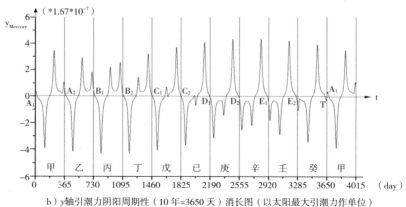

b）y轴引潮力阴阳周期性（10年=3650天）消长图（以太阳最大引潮力作单位）

图10.4 水星视运动引潮力矢径10年周期性消长图（$a_{0水}=0$）

消到达 B_2 时间段以丙表之。

第4年水星从 B_2 先阳消（$y'<0$）、后阳长（$y'>0$）、转阳消又阳长、阳消到达 C_1 时间段以丁表之。

第5年水星从 C_1 先阳消（$y'<0$）、后阳长（$y'>0$）、转阳消又阳长、阳消到达 C_2 时间段以戊表之。

第6年水星从 C_2 先阳消（$y'<0$）、后阳长（$y'>0$）、转阳消又阳长、阳消到达 D_1 时间段以己表之。

第7年水星从 D_1 先阳消（$y'<0$）、后阳长（$y'>0$）、转阳消又阳长、

阳消到达 D_2 时间段以庚表之。

第 8 年水星从 D_2 先阳消（$y' < 0$）、后阳长（$y' > 0$）、转阳消又阳长、阳消到达 E_1 时间段以辛表之。

第 9 年水星从 E_1 先阳消（$y' < 0$）、后阳长（$y' > 0$）、转阳消又阳长、阳消到达 E_2 时间段以壬表之。

第 10 年水星从 E_2 先阳消（$y' < 0$）、后阳长（$y' > 0$）、转阳消又阳长、阳消、阳升回到 A_1 时间段以癸表之。

由于水星视运动具有 10 年周期性，与 5 具有公约数，因而其本征五行可将水星的周 10 年视运动阴阳消长划分为 5 段各两年，分别为甲乙木、丙丁火、戊己土、庚辛金、壬癸水。

如 10.1 节所述，火星的影响叠加在水星上，使甲、丙、戊、庚、壬为阳干，乙、丁、己、辛、癸为阴干，因而甲乙木分为甲阳木、乙阴木，丙丁火分为丙阳火、丁阴火，戊己土分为戊阳土、己阴土，庚辛金分为庚阳金、辛阴金，壬癸水分为壬阳水、癸阴水，如表 10.1 所列，称为天干正五行。其形式特征是：两行间邻位常生，隔位常克。因为 y 轴引力（引潮力）十天干甲乙、丙丁、戊己、庚辛、壬癸五行间，五阳干甲、丙、戊、庚、壬五行间，五阴干乙、丁、己、辛、癸五行间，都会出现 y'_i 与 y'_j 既同号又异号情况，即任两行间若常生，就会可能反生和互克；若常克，就会可能反克和互生，出现 20 对互生、互克关系。水星引力（引潮力）y 轴和 x 轴合五行就出现 20 对互生、互克关系，如图 10.5 所示。

天干甲乙木、丙丁火、戊己土、庚辛金、壬癸水这种天干正五行，在中医学中属必背经典，其背后玄机一直是千古之谜，如今揭开神秘面纱，原是来自水星对地、对人的本征五行。

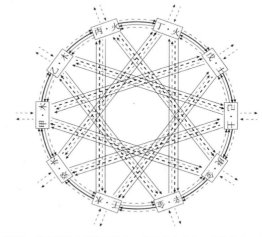

圆圈：粗实箭头表邻位行常生，实箭头表反生，虚箭头表互克；
圈内：粗虚箭头表隔位行常克，虚箭头表反克，实箭头表互生
外圈：虚箭头表各行与外界的生克交流

图 10.5 水星视运动引力、引潮力阴阳 10 年周期性消长对地、对人的本征五行生克模式

10.3 地内金星周5年视运动的本征五行特性，天干天五行之谜破解[1-5]

金星属地内行星，每年的视运动大体都环绕过地球一周，并具有5年周期性（参见图4.7，$a_{0金}=0$）。金星在五曜中对地、对人具有最大引潮力（见表2.2），其周5年视运动y轴引潮力阴阳周期性消长如图10.6a)、b)、c)所示：第1年金星从A先阳长（$y'>0$）、后阳消（$y'<0$）、转阳长又阳消到达B点，以甲表之；第2年金星从B先阳消（$y'<0$）、后阳长（$y'>0$）、转阳消到达C点，以乙表之；第3年金星从C先阳消（$y'<0$）、后阳长（$y'>0$）、转阳消到达D点，以丙表之；第4年金星从D先阳消（$y'<0$）、后阳长（$y'>0$）、转阳消到达E点，以丁表之；第5年金星从E先阳消（$y'<0$）、后阳

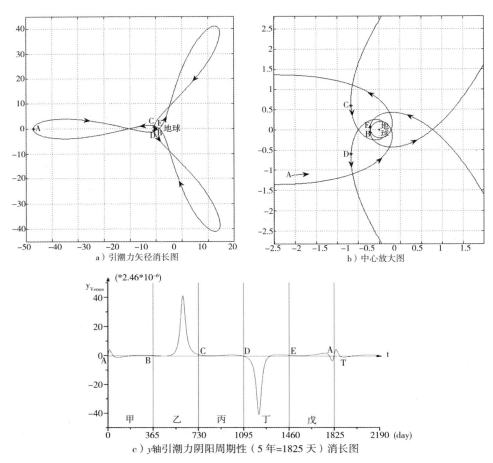

图10.6 金星视运动y轴引潮力阴阳5年周期性消长图（$a_{0金}=0$）

长（$y_i' > 0$）、转阳消又阳长回到 A 点，以戊表之。

由于金星视运动具有 5 年周期性，与 5 具有公约数，因而可将金星的周 5 年视运动阴阳周期性稳定消长划分为甲、乙、丙、丁、戊 5 段各一年作为其本征五行，称为天干天五行。其形式特征是：两行间邻位常生，隔位常克。由于 y 轴引潮力每行都有 $y' > 0$ 阶段，又有 $y' < 0$ 阶段，各行间都会出现 y_i' 与 y_j' 既同号又异号情况，即任两行间若常生，就会可能反生和互克；若常克，就会可能反克和互生，五行间出现 20 对互生、互克关系。金星引潮力 y 轴和 x 轴合五行就出现 20 对互生互克关系，如图 10.7 所示。金星的本征五行与天干的关系在中医五运六气学中称为天干化运。先哲们依长期实践将甲行拟合为土中运，乙行拟合为金中运，丙行拟合为水中运，丁行拟合为木中运，戊行拟合为火中运。

如 10.1 节所述，火星引潮力（引力）头一年（或大体）阳，第二年（或大体）必阴，叠加在金星上，会使金星的甲、丙、戊行化的土中运、水中运、火中运偏阳或称为"太过"，表为土中运⁺、水中运⁺、火中运⁺，而使乙、丁行化的金中运、木中运偏阴或称为"不及"，表为金中运⁻、木中运⁻。

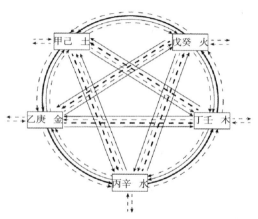

圆圈：粗实箭头表邻位行常生，实箭头表反生，虚箭头表互克；
圈内：粗虚箭头表隔位行常克，虚箭头表反克，实箭头表互生；
外圈：虚箭头表各行与外界的生克交流

图 10.7 金星视运动引潮力阴阳 5 年周期性消长对地、对人的本征五行生克模式

由于火星影响的叠加使金星本征五行中运交替 5 年未形成一个轮回，还需再考察下一个 5 年周期。金星第 6、7、8、9、10 年依次各年引潮力阴阳周期性消长亦如图 10.6a）、b）、c）所示，重复上面的分析，亦可借天干己、庚、辛、壬、癸代替甲、乙、丙、丁、戊表示其下五年本征五行，五行间亦出现 20 对互生、互克关系，如图 10.6 所示，己行化运为土中运，庚行化运为金中运，辛行化运为水中运，壬行化运为木中运，癸行化运为火中运；加上火星的影响，使己、庚、辛、壬、癸天干化运出现"不及""太过"，表为己行土中运⁻、庚行金中运⁺、辛行水中运⁻、壬行木中运⁺、癸行火中运⁻。

如此，中医学中便有"甲己化土、乙庚化金、丙辛化水、丁壬化木、戊癸化火"之说，也是必背经典，如表10.1所列。其背后玄机一直是千古之谜，如今揭开神秘面纱，原是来自金星对地、对人的本征五行。

10.4 地外土星周30年视运动的本征五行[1-5]

土星是五曜中最远的地外行星，视运动具有30年准周期性，对地、对人影响在五曜中是最小的（见表2.2），每年视运动大体只能扫过地球约12°周角（图10.8a)），周30年视运动 y 轴引潮力阴阳周期性消长如图10.8b）所示，土

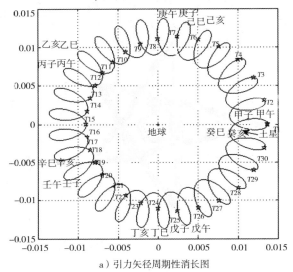

a）引力矢径周期性消长图

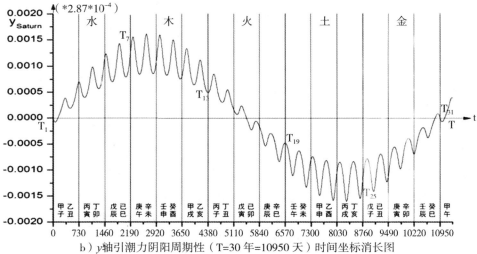

b）y 轴引潮力阴阳周期性（T=30年=10950天）时间坐标消长图

图10.8　土星视运动引力、引潮力30年（=10950天）周期性消长图（$a_{0\pm}=0$）

星每年都有阳长、阳消。

土星本征五行，可把其阴阳周期性消长等分为5段，每段6年（图10.8）：土星从T_1经历第1个6年（甲子—己巳）到达T_7代表水行；从T_7经历第2个6年（庚午—乙亥）到达T_{13}代表木行；从T_{13}经历第3个6年（丙子—辛巳）到达T_{19}代表火行；从T_{19}经历第4个6年（壬午—丁亥）到达T_{25}代表土行；从T_{25}经历第5个6年（戊子—癸巳）到达T_{31}代表金行。依此类似用甲午—己亥、庚子—乙巳、丙午—辛亥、壬子—丁

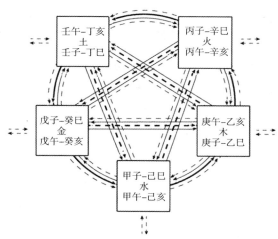

圆圈：粗实箭头表邻位行常生，实箭头表反生，虚箭头表互克；
圈内：粗虚箭头表隔位行常克，虚箭头表反克，实箭头表互生
外圈：虚箭头表各行与外界的生克交流

图10.9 土星视运动引潮力阴阳30年周期性消长对地、对人的本征五行生克模式

巳、戊午—癸亥代表第二个周期30年各6年段的水、木、火、土、金行。每行中y轴引潮力既有阳消（$y' < 0$）也有阳长（$y' > 0$），五行间既有y'_i与y'_j同号，又有异号情况，即任两行间若常生，就会可能反生和互克；若常克，就会可能反克和互生，五行间出现20对互生、互克关系。因此，土星y轴和x轴合五行间也会出现20对互生、互克关系，如图10.9所示。因此，土星y轴和x轴合五行间也会出现20对互生、互克关系，如图10.9所示。

值得指出，甲子—己巳、甲午—己亥、庚午—乙亥、庚子—乙巳、丙子—辛巳、丙午—辛亥、壬午—丁亥、壬子—丁巳、戊子—癸巳、戊午—癸亥五段之间生克关系是肯定的，但说甲子—己巳、甲午—己亥代表水行，只是一种设定，究竟代表什么行，要根据实践来确定。确定一行，其他行皆定。

由于土星五行强度在七曜中最小，每行六年时限过长，中医学至今还未直接引用土星本征五行概念，只在纳音五行（参看第12章）中涉及土星，土星本征五行六年交替的深远意义还有待今后开拓。

10.5 地外木星周12年视运动的本征五行

木星属地外行星，在五曜中对地、对人影响仅次于金星（见表2.2），视运动具有12年准周期性，每年视运动大体只能扫过地球30°周角（图

10.10a）。木星 12 年视运动 y 轴引潮力阴阳周期性消长如图 10.10b）所示，每年都有阳长、阳消。其本征五行可将木星阴阳周期性消长等分为 5 段，每段 2.4 年：木星从 A_1（M_1）经历第 1 个 2.4 年到达 A_2 代表其本征火行；从 A_2 经历第 2 个 2.4 年到达 A_3 代表本征土行；从 A_3 经历第 3 个 2.4 年到达 A_4 代表本征金行；从 A_4 经历第 4 个 2.4 年到达 A_5 代表本征水行；从 A_5 经历第 5 个 2.4 年回到 A_1 代表本征木行。

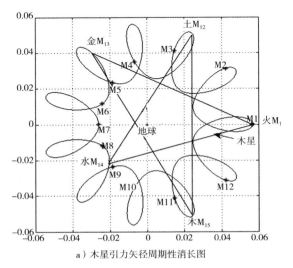

a）木星引力矢径周期性消长图

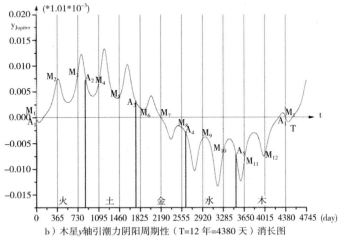

b）木星 y 轴引潮力阴阳周期性（T=12 年=4380 天）消长图

图 10.10　木星引力、引潮力阴阳周期性（T=12 年 =4380 天）消长图（$\alpha_{0木}=0$）

每行中 y 轴引潮力既有阳消（$y' < 0$）也有阳长（$y' > 0$），本征五行间既有 y'_i 与 y'_j 同号又有异号情况，即任两行间若常生，就会可能反生和互克；若常克，就会可能反克和互生，其本征五行间出现 20 对互生、互克关系，因此，木星 y 轴和 x 轴合五行间也会出现 20 对互生、互克关系，如图 10.11 所示。

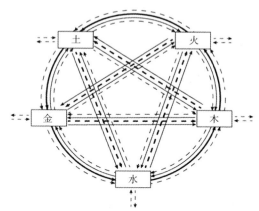

圆圈：粗实箭头表邻位行常生，实箭头表反生，虚箭头表互克；
圈内：粗虚箭头表隔位行常克，虚箭头表反克，实箭头表互生；
外圈：虚箭头表各行与外界的生克交流

图 10.11　木星视运动引潮力阴阳 12 年周期性消长对地、对人的本征五行生克模式

与 10.4 节类似，这 5 段相生、相克关系是确定的，把 $A_1 \sim A_2$ 段标为火行是设定的，究竟哪个阶段代表何行，那要由实践确定。

木星本征五行是个新概念。由于木星本征五行间转换间隔为 2.4 年，与生命历的基本节律周期年、月、日、时不符，无法用干支表达，中医学过去从未使用过木星本征五行概念来表征其影响，而是采用三阴三阳六气正化对化五行概念（见表 4.3 及第 11 章）。木星本征五行的实用意义，还有待中医学界今后开拓。

10.6 七曜准周 60 年视运动的本征五行和三阴三阳五行模式

10.6.1 七曜准周 60 年视运动的本征五行（12 年/行）

七曜视运动具有准 60 年周期性（参看 4.9 节图 4.12），与上述类似，因而必有其 60 年阴阳周期性消长本征五行生克模式。其本征五行可把七曜 60 年阴阳周期性消长等分为 5 段，每段 12 年：可用甲子—乙亥表七曜视运动的第 1 个 12 年阴阳消长阶段，丙子—丁亥表七曜视运动的第 2 个 12 年阴阳消长阶段，戊子—己亥表七曜视运动的第 3 个 12 年阴阳消长阶段，庚子—辛亥表七曜视运动的第 4 个 12 年阴阳消长阶段，壬子—癸亥表七曜视运动的第

5个12年阴阳消长阶段。这5个阴阳消长时段既有阳降（$y' < 0$）也有阳升（$y' > 0$），因而七曜视运动准周60年阴阳周期性消长具有如图10.12所示的本征五行生克模式。

与10.4节类似，这5段相生、相克关系是确定的，把甲子—乙亥段标为水行是设定的，但究竟哪个阶段代表水行，那要由实践确定。

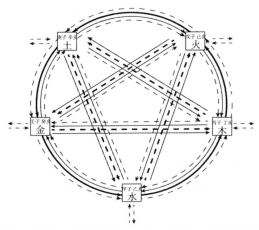

圆圈：粗实箭头表邻位行常生，实箭头表反生，虚箭头表互克；
圈内：粗虚箭头表隔位行常克，虚箭头表反克，实箭头表互生；
外圈：虚箭头表各行与外界的生克交流

图10.12　七曜60年视运动阴阳周期性消长对地、对人的本征五行生克模式

七曜视运动准周60年本征五行每行时间段为12年，太阳、木星、火星各运转12、1、6周回到原点，其五行归零，近朔月、水星、金星、土星各转159.00、148.4、49.2、19.2、0.4周，因而此本征五行间的生克关系主要反映近朔月、水、金、土四曜视运动阴阳周期性消长对地、对人的本征五行。

七曜视运动阴阳准周60年消长的本征五行概念是个新概念，至今还未引入到中医学中来，其12年交替的深远意义还有待今后开拓。

10.6.2 七曜准周60年视运动的三阴三阳五行（10年/行）

我们也可以引用三阴三阳五行的概念，把七曜准周60年视运动分为六段，依次为厥阴风木、少阴君火、太阴湿土、少阳相火、阳明燥金、太阳寒水，每10年一行。10年内日、水、金、火四曜五行归零，这个三阴三阳五行只反映近朔月、木、土三曜视运动阴阳周期性消长对地、对人的本征五行。

七曜准周60年视运动的三阴三阳五行也是个新概念，至今还未引入到中医学中，其10年交替的深远意义还有待今后开拓。

10.7 人体五脏周60年本征五行生克模式及十二经脉三阴三阳结构

10.7.1 人体五脏周60年本征五行生克模式

既然七曜视运动阴阳准周60年消长具有12年交替的本征五行，人体生命过程是在七曜视运动阴阳周期性消长、五行间互生互克亿万年作用下进化形成的，因而人体五脏除具有如图9.2所示的基本周日、周年五行生克模式外，还应具有准周60年12年交替的本征五行：五行间出现20对互生、互克关系，两行间邻位常生，隔位常克，如图10.13所示。

七曜视运动阴阳准周60年消长演化出五脏的周60年本征五行概念，至今还未引入到中医学中，其五行12年交替的深远意义还有待今后开拓。

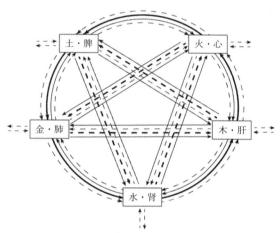

圆圈：粗实箭头表邻位行常生，实箭头表反生，虚箭头表互克；
圈内：粗虚箭头表隔位行常克，虚箭头表反克，实箭头表互生；
外圈：虚箭头表各行与外界的生克交流

图10.13 人体五脏准周60年本征五行12年交替生克模式

10.7.2 人体十二经脉三阴三阳结构的天文学背景

《内经》认识世界特别强调天人相应。如"人之合于天道也，内有五脏，以应五音、五色、……外有六腑，以应六律"（《灵枢·经别》）；"经脉十二者，以应十二月"（《灵枢·五乱》）；"夫十二经脉者，内属于脏腑，外络于肢节"（《灵枢·海论》）。并指出朔望月如何影响经脉外络于肢节的"开、阖、枢"和"关、阖、枢"："月始生，则血气始精，卫气始行；月郭满，则气血实，肌肉坚；月郭空，则肌肉减，经络虚，卫气去，形独居"(《素问·八正神明论》)。反复强调十二经脉天文学背景的月球主导作用。

笔者认为，十二经脉三阴三阳结构的天文学背景，只强调朔望月有其时代局限性。木星视运动 12 年周期性、土星视运动 30 年周期性，明显是 6 的公倍数，十二经脉三阴三阳结构的天文学背景应扩大到月、木、土三曜。

10.8《内经》的纲领性"五行对应五星"论谬误

《内经》无疑是中华文化的瑰宝，但也要看到它成书于 2500 年前，受时代限制，采用的宇宙模型是初级宣夜说，其宇宙观大体可概括为"天了无质，仰而瞻之，高远无极，眼瞀（mào）精绝，故苍苍然也。……日月众星，自然浮生虚空之中，其行其止，皆须气焉"(《晋书·天文志》)。《内经》对此理解为"太虚寥廓，肇基化元，万物资始，五运终天，布气真灵，揔统坤元，九星悬朗，七曜周旋，曰阴曰阳，曰柔曰刚，幽显既位，寒暑弛张，生生化化，品物成章"(《天元纪大论》)。宇宙在《内经》中称为太虚，其中充满着生化的元气，天地万物都由之发生，乃宇宙之本原。元气凭托着大地及日月众星，悬浮在太虚中，使后者绕大地做周期视运动。至于它们如何视运动，天人如何合一，还是模糊不清的。先哲们依照取象比类法瞎子摸象，对五行、五运、六气等核心概念做出许多错误论断，突出的是"五行分别对应五星"论，简称"五行对应五星"论。

10.8.1《内经》的纲领性"五行对应五星"论

(1)《金匮真言》的"五星对应五行"论

"东方青色（木），入通于肝……上为岁（木）星"；"南方赤色（火），入通于心……上为荧惑（火）星"；"中央黄色（土），入通于脾……上为镇（土）星"；"西方白色（金），入通于肺……上为岁太白（金）星"；"北方黑色（水），入通于肾……上为辰（水）星"，直言大地、人体"五行对应五星"论。

(2)《气交变大论》的五运五行太过或不及五曜引起论

《内经》当时虽已有干支概念，但先哲们并不清楚其天文学背景，唯象地得出："甲己之岁，土运统之；乙庚之岁，金运统之；丙辛之岁，水运统之；丁壬之岁，木运统之；戊癸之岁，火运统之"(《天元纪大论》)。进而"夫子之言岁候，不及其太过，而上应五星"，"各从其气化也"。"岁木太过……上应岁星。……岁火太过……上应荧惑星。岁土太过……上应镇星。……岁金太过……上应太白星。……岁水太过……上应辰星。……岁木不及……上应太白星。……岁火不及……上应辰星。……岁土不及……上应岁星。……岁金不及……上应荧惑星。……岁水不及……上应镇星"(《气交变大论》)，直言五运行太过或不及由五曜引起。

（3）六气五曜论

"五行对应五星"是《内经》的纲领性论断，大医家王冰还将其由五行、五运扩展到六气。《天元纪大论》曰："子午之岁，上见少阴；丑未之岁，上见太阴；寅申之岁，上见少阳；卯酉之岁，上见阳明；辰戌之岁，上见太阳；巳亥之岁，上见厥阴。……厥阴之上，风气主之；少阴之上，热气主之；太阴之上，湿气主之；少阳之上，相火主之；阳明之上，燥气主之；太阳之上，寒气主之""神在天为风，在地为木；在天为热，在地为火；在天为湿，在地为土；在天为燥，在地为金；在天为寒，在地为水。故在天为气，在地成形。"建立了岁支—六气—五行对应关系：子午之岁—少阴—君火，未丑之岁—太阴—湿土，寅申之岁—少阳—相火，卯酉之岁—阳明—燥金，辰戌之岁—太阳—寒水，巳亥之岁—厥阴—风木。王冰将此解读为六气皆来自五曜之化："岁星之化，以风（木）应之。荧惑之化，以热（火）应之。镇星之化，以湿（土）应之。太白之化，以燥（金）应之。辰星之化，以寒（水）应之"(《素问·气交变大论》)。

后世医家们对上述之论从没提出异议，有的干脆列表广为传播（表10.3）[6-11]。习近平总书记新近（2019/10/25）特别强调要"传承精华，守正创新"。我们不能因为《内经》是瑰宝，在当今仍任由后世医家以讹传讹，干扰中医学基础理论的现代创新发展。

表 10.3 后世医家的取象比类"五行分别对五星"列表

五行	木	火	土	金	水
方位	东	南	中	西	北
五色	青	赤	黄	白	黑
五脏	肝	心	脾	肺	肾
十干	甲乙	丙丁	戊己	庚辛	壬癸
五运干	丁壬	戊癸	甲己	乙庚	丙辛
十二支	寅卯	巳午	辰戌丑未	申酉	亥子
六气支	巳亥风木	子午寅申君相火	丑未湿土	卯酉燥金	辰戌寒水
星宿	岁（木）星	荧惑（火）星	镇（土）星	太白（金）星	辰（水）星

10.8.2 "五行对应五星"论自身的逻辑矛盾

如"五运太过"应指相应岁运强度增加或时限扩张,"五运不及"是指相应岁运强度削弱或时限收缩,二者是消长阴阳关系,并不是相克关系。按表 10.2 所表达的五行分别对应五星论逻辑,在《气交变大论》那里解释了"岁木太过……上应岁星",那"岁木不及"也应"上应岁星",而不应"上应太白星",因为按表 10.2 太白星与岁星是相克关系。其他类似:解释了"岁火太过……上应荧惑星",那"岁火不及"也应"上应荧惑星",而不应"上应辰星";解释了"岁土太过……上应镇星",那"岁土不及"也应"上应镇星",而不应"上应岁星";解释了"岁金太过……上应太白星",那"岁金不及"也应"上应太白星",而不应"上应荧惑星";解释了"岁水太过……上应辰星",那"岁水不及"也应"上应辰星",而不应"上应镇星"。

列表 10.3 的医家们一方面说甲乙五行属木,另一边又说甲五行又属土、乙五行又属金;一方面说寅卯五行属木,另一边又说寅五行又属火、卯五行又属金,逻辑上明明有矛盾说不圆,还代代传承,从不给出解释。在学术上这是医家们谁都绕不过的坎。

10.8.3 "五行对应五星"论的谬误

9.4～9.5 节分别画出了日、月各自的本征五行,10.1～10.5 节分别画出了五曜各自的本征五行,可见七曜每个曜都有自己的本征五行,笔者 2019 年发文指出《内经》的"五行对应五星"论是谬误的,是取象比类思维会出错的典型案例(图 10.14)[5]。

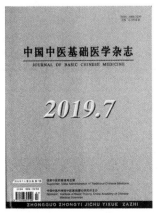
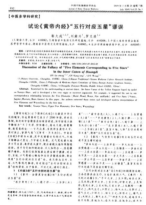

图 10.14

取象比类虽是一种较好的积极创新思维方法，但它是一种或然性推理方法，推论不一定全对，必须验证后才能确认，医家们不能向读者默认或断言取象比类是一种可靠思维。

参考文献

［1］靳九成，金世明，黄建平，等.中医阴阳、五行学说的天文学背景探讨［J］.中华中医药杂志，2008，23（9）：757-761.

［2］靳九成，黄建平，靳浩，等.七曜阴阳周期性消长特性探讨［J］.中华中医药杂志，2011，26（12）：2800-2807.

［3］孟凯韬.哲理数学概论［M］.北京：科学出版社，2005.

［4］靳九成，靳浩，朱胆，等.生命（医易）百年历［M］.太原：山西科学技术出版社，2013.

［5］靳九成，刘康兴，罗文淇.试论《黄帝内经》"五行对应五星"谬误［J］.中国中医基础医学杂志，2019，25（7）：932-936.

［6］拙言，士心，真人，等.三命通会注评［M］.北京：北京师范大学出版社，1993.

［7］王琦，王树芬，周铭心，等.运气学说的研究与考察［M］.北京：知识出版社，1989.

［8］雷顺群.《内经》的多学科研究［M］.南京：江苏科学技术出版社，1990.

［9］周昌乐.中医辨证的机器推演［M］.北京：科学出版社，2009.

［10］杨学鹏.阴阳五行：破译·诠释·激活［M］.北京：科学出版社，2000.

［11］常秉义.《周易》与历法［M］.北京：中国华侨出版社，1999.

第 11 章 月支正五行，年支正五行、六气（天五行）及其正化对化的玄机破解，主年客气六步模式的新思考

七曜和二十八宿各以不同机制同时作用于地球和人体，综合直接讨论它们的影响十分复杂，中医学都是将它们转换到阴阳、五行层面进行比较，这是中华先哲们以简驭繁的智慧之道。

第 10 章指出，木星本征五行每行时限为 2.4 年，无法用生命历的基本节律周期年、月、日、时干支表达，中医学过去从未使用过木星本征五行概念来表征其影响，而是采用像表 11.1 所列的地支（包括月、年支）正五行，年支天五行（六气司天在泉）及其正化对化表述，其中辰、戌、丑、未、四季月支和年支属土是其特征，但都是述而不论，成为千古玄机[1-5]。本章旨在破解这些玄机，并在此基础上提出《素问》及后世医家"主年客气六步模式"的新思考。

表 11.1　年（月）支正五行、年支天五行即六气司天在泉及其正化对化

年（月）支		子+	午+	寅+	申+	卯-	酉-	巳-	亥-	辰+	戌+	丑-	未-
正五行		水+	火+	木+	金+	木-	金-	火-	水-	土+	土+	土-	土-
正化对化		对化	正化	正化	对化	对化	正化	对化	正化	对化	正化	对化	正化
六气	司天	少阴君火	少阴君火	少阳相火	少阳相火	阳明燥金	阳明燥金	厥阴风木	厥阴风木	太阳寒水	太阳寒水	太阴湿土	太阴湿土
	在泉	阳明燥金	阳明燥金	厥阴风木	厥阴风木	少阴君火	少阴君火	少阳相火	少阳相火	太阴湿土	太阴湿土	太阳寒水	太阳寒水

11.1 关于月支正五行

第 9—10 章已指出，太阳周年视运动阴阳周期性消长及五季本征五行如 11.1 图所示，其相应的月数、月支和节气如图 11.2 所示。长夏属土处于五月末及六月、七月，对应月地支为午、未、申；而四季月三、六、九、十二月属土，对应地支为丑、辰、未、戌，它们似乎是相悖的。医易会通中唯象地

总结了五行相临于不同季节所表现的王相休囚死五种状态规律（表11.2）[5]；清朝名医王贤在其《脉贯》中总结了五脏在不同季节的平脉脉象特征（表11.3），这都表明月支正五行确有其实用意义，不可忽视，学术界需要尽快破解其千古玄机。

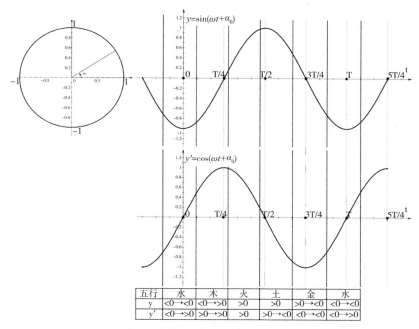

图 11.1　太阳周年视运动阴阳周期性消长及本征五行

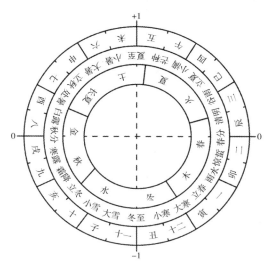

图 11.2　太阳五季、五行与月支、节气

表 11.2　五行配以季节的王相休囚死五种状态

	我	我生的	生我的	克我的	我克的
春	木王	火相	水休	金囚	土死
夏	火王	土相	木休	水囚	金死
四季月	土王	金相	火休	木囚	水死
秋	金王	水相	土休	火囚	木死
冬	水王	木相	金休	土囚	火死

表 11.3　四时五脏平脉象表

五脏＼季节	春令脉（一、二月）	夏令脉（四、五月）	四季脉（三、六、九、十二月）	秋令脉（七、八月）	冬令脉（十、十一月）
肝（木）	弦而长	洪而弦大	缓而弦	浮而弦细	沉而弦
心（火）	弦而浮洪	洪大而散	缓而洪	浮而洪	沉而洪
脾（土）	弦而缓	洪而迟缓	缓大而慢	浮而缓大	沉而缓
肺（金）	弦而微浮	洪而浮涩	缓而浮涩	浮而短涩	沉而涩
肾（水）	弦而沉滑	洪而沉滑	缓而沉濡	浮而滑	沉而滑

长夏属土的天文学背景是太阳的视运动，年支正五行土是辰戌丑未年，其天文学背景是木星视运动，四季（节）月属土的周期不同于日、月、水、金、火、木、土等视运动周期，七曜视运动不可能作为它的天文学背景，须另辟蹊径。本章将从二十八宿来破解辰戌丑未月的土行属性。

值得指出的是，医易会通中关于辰戌丑未四季月属土的论述，在时间定位上存在较大模糊性：有的指岁气历或生命历三、六、九、十二节月，有的指三、六、九、十二节月后 18 天，[4] 有的指农历三、六、九、十二朔望月[5]。岁气历、生命历、农历年首分别为大寒、立春、春节，春节在立春前后徘徊，最长可达 15 天，相差可达一个月；另有的将一年分春、夏、秋、冬四季，有的分春、夏、长夏、秋、冬五季，春、夏、秋、冬的内涵各有不同。因而破解的关键是要找出每年辰戌丑未月附近有土行机制出现的玄机，时间定位上允许有一定的模糊性。

11.2 辰戌丑未月支五行属土的破解

第 1 章、第 2 章已介绍了廿八宿在黄道十二（十三）宫的位置及星等，如图 11.3 所示，其中角宿、参宿、壁宿、箕宿、心宿星等最低最亮，分别为 0.97、0.06、2.15、1.95、0.94，引潮力也最大，并画出了它们的突出照度和引潮力示意图。

如前述，宿星对人体的万有引力、宇宙射线、高能粒子流三大作用机制无疑都是存在的，但三者重要性有很大差别。太阳的高能粒子流由于地球磁场和大气的保护，通常都可不予考虑，宿星高能粒子流由于距离遥远十分微弱，更可不予考虑。宿星万有引力也因为遥远，与太阳相比微不足道，可不予考虑。唯独宿星座的照度（即宇宙射线电磁波）有其特殊性。虽然太阳的亮度很大，但由于地球自转，一日中一半白昼人体处在太阳光照下，另一半夜晚太阳则无照度，人体独处在亿万恒星的照度下生活。亿万年日复一日，这种日夜照度巨大差别必对人体的生命过程发生影响，子午流注十二经纳子日生理周期（在一日十二时辰中，从寅开始，气血依次流经肺、大肠、胃、脾、心、小肠、膀胱、肾、心包、三焦、胆、肝各经），督脉28穴对应廿八宿就是明证[7]。

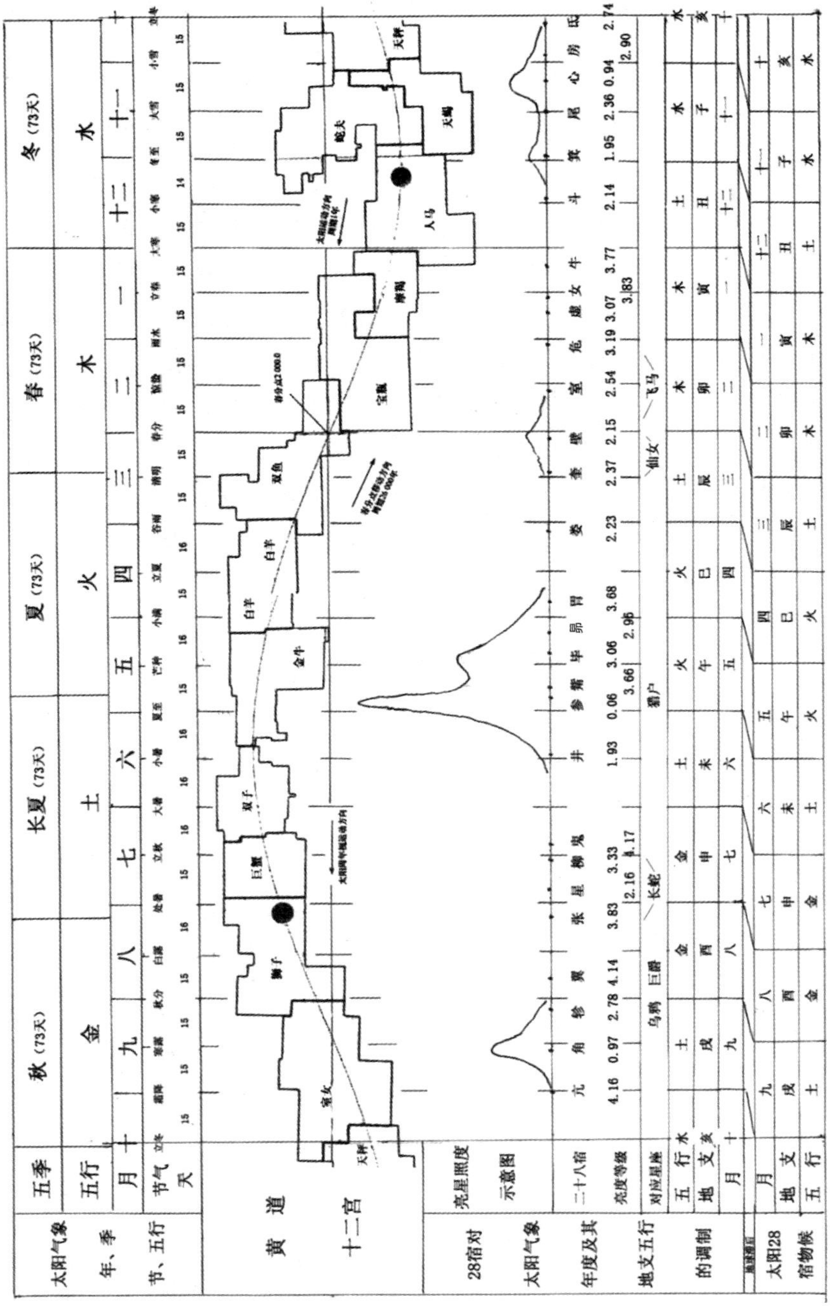

图 11.3 黄道十二宫星座、对应五季、五行、二十四节气、廿八宿及其亮度等级、对应地支月、五行

11.2.1 破解四季月属土的突破口

如图 11.4（或图 11.3）所示，当地球运转到某宿时，夜间该宿星座光照是垂直入射到人体，旁边其他宿、黄道十二（十三）宫以外的恒星光照则是斜射，使其影响大为减少，在一级近似下暂不予考虑。廿八宿中夏至附近的参宿，秋分附近的角宿，冬至附近的心宿、箕宿，春分附近的壁宿较亮（图 11.2），形成照度脉冲。当地球靠近这些星宿时，夜间其直射照度脉冲对人体的影响最大，这是破解四季月属土的突破口。

值得注意的是，如图 11.4 所示，黄道上的冬至与夏至、春分与秋分位置正相差 180° 对应。从地球看太阳在黄道十二宫（或廿八宿）的位置与太阳看地球在十二宫（或廿八宿）的位置也正好相反对应。春季（一、二、三月）太阳运动到宝瓶与双鱼宫间春分附近时，地球则处在公转轨道相反方向上的春分附近，夜晚能照射到人体的并不是宝瓶与双鱼宫间的室、壁、奎等宿，而是狮子与室女宫间秋分附近的翼、轸、角、亢等宿（参看图 11.5）。类似的，夏季（四、五、六月）太阳运动到金牛与双子宫间夏至附近，夜晚能照射到人体的并不是金牛与双子宫间的毕、觜、参、井等宿，而是天蝎与人马宫间冬至附近的房、心、尾、箕、斗等宿（参看图 11.6）；秋季（七、八、九月）太阳运动到狮子与室女宫间秋分附近，夜晚能照射到人体的并不是狮子与室女宫间的翼、轸、角、亢等宿，而是宝瓶与双鱼宫间春分附近的室、壁、奎等星宿（参看图 11.7）；冬季（十、十一、十二月）太阳运动到天蝎与人马宫间冬至附近，夜晚能照射到人体的并不是天蝎与人马宫间的房、心、尾、箕、斗等宿，而是金牛与双子宫间的毕、觜、参、井等宿（参看图 11.8）。

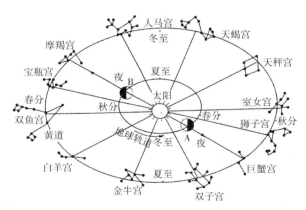

图 11.4　黄道十二宫作为地球绕太阳公转运动的参考系示意图

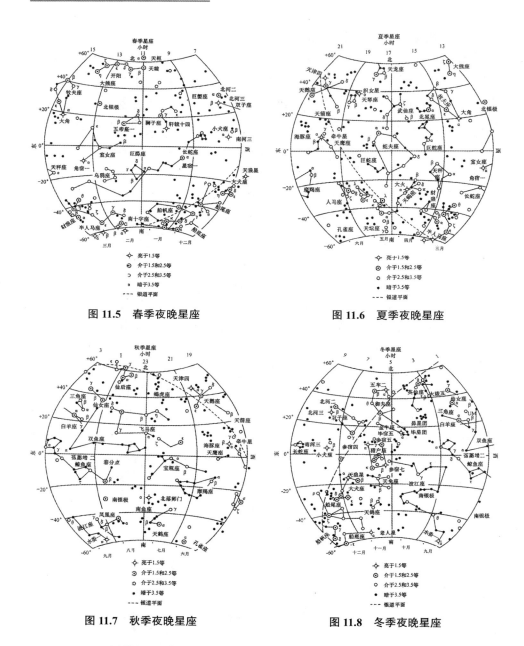

图 11.5 春季夜晚星座

图 11.6 夏季夜晚星座

图 11.7 秋季夜晚星座

图 11.8 冬季夜晚星座

11.2.2 五行的阴阳消长特征

太阳照度阴阳消长和本征五行如图 9.4、图 11.2 所示：土行的阴阳消长特性是先（夏至前）阳长，达到（夏至）阳极，再阳消；金行的阴阳消长特性是一直阳消；水行的阴阳消长特性是先（冬至前）阳消，达到（冬至）阴极，后再阳长；木行的阴阳消长特性是一直阳长并过平衡点；火行的阴阳消长特性是阳长；土行后段也一直阳消。长夏和秋的界线具有一定的模糊性，所以一年才有春、夏、长夏、秋、冬五季，又有春、夏、秋、冬四季并行分法[4-5]。

11.2.3 破解辰戌丑未月支五行属土

（1）当太阳沿黄道运动到冬至交丑十二月时，夜晚人体面对的是毕、觜、参、井宿，人体受到参宿（星等0.06）、井宿（星等1.93）、觜宿（星等3.66）、毕宿（星等3.06）直射，其中参宿星等最低，亮度最大，其照度影响最大，其照度脉冲示意图如图11.3（或图1.23）所示，开始是阳长，在冬至前达到阳极，再阳消。此阴阳脉冲叠加在太阳照度阴阳上，在冬至附近夜晚仍保持先阳长—达到阳极—后阳消的土行特性，这就破解了何以丑月属土，如表11.4所列。

（2）当太阳沿黄道运动到春分交辰三月时，夜晚人体受到轸、角、亢宿直射，其中角宿星等为0.97，较左右轸、亢亮几倍，其照度脉冲示意图如图11.2（或图1.23）所示，阳先长后消。此时太阳照度是处在春分附近阳长状态，阴阳差别不大。角宿照度脉冲叠加其上，夜晚较能凸现其先阳升阴降、达到阳极、后阳消的土行阴阳消长特征，这就破解了何以辰月属土，如表11.4所列。

（3）当太阳沿黄道运动到夏至交未六月时，夜晚人体受到房、心、尾、箕、斗宿照射，心宿星等为0.94，箕宿星等为1.95，较左右房、尾、斗宿亮度大几倍，出现两个照度脉冲，示意图如图11.3（或图1.23）所示。此时太阳照度阴阳在夏至前已进入土行阶段，先阳长。现夜晚其上叠加箕宿和心宿照度脉冲只是微小调制，强化未月的土行特征，使五月末也具有土行属性，如表11.4所列。如前述，长夏和秋的界线具有一定的模糊性，一年既可有五季，又可有四季之分，因而七月就可模糊归入秋季了。

（4）当太阳沿黄道运动到秋分交戌九月时，夜晚人体受到室、壁、奎宿直射，壁宿星等略低于左右，形成照度小脉冲，示意图如图11.3（或图1.23）所示，先阳长，达到阳极，再阳消，具有土行阴阳消长特征，这就破解了何以戌月属土，如表11.4所列。

（5）考虑到地球的热容量，气象温度在夏至并未达到最高，冬至并未达到最底，有所滞后，到大寒地表气温才到达阴极，所以有气象年首大寒。从气象大寒极点到物候反转又滞后半月到立春，物候年首取立春[8]。因而物候地支月比气象地支月要滞后一个节气，物候辰戌丑未月支五行属土也要比气象辰戌丑未月支五行属土也要滞后一个节气，如图 11.2 下部所示。

表 11.4 月支正五行

月支	子	丑	寅	卯	辰	巳	午	未	申	酉	戌	亥
正五行	水	土	木	木	土	火	火	土	金	金	土	水
太阳、廿八宿月支五行	水	土$_参$	木	木	土$_角$	火	火	土$_箕$	金	金	土$_壁$	水

11.3 破解辰戌丑未以外月支五行属性

从图 11.2 可看出，除壁、参、角、心、箕星等明显较低、亮度突出外，分布在寅、卯、巳、午、申、酉、亥、子月的宿星星等都较高，亮度都较低，因而它们的照度叠加，不会明显改变太阳五季五行在该月的五行属性。仍可大体保持寅、卯月属木，巳、午月属火，申、酉月属金，亥、子月属水的格局。另长夏和秋的界线具有一定的模糊性，一年既可有五季，又可有四季之分，因而申月属金也为医易会通对月支时间定位的模糊性所包容，如表 11.4 所列。

11.4 关于年支正五行玄机破解

年支正五行和月支正五行的周期 T 不同，前者 12 年，后者 1 年，不能直接从后者推论出前者。

太阳对地、对人的作用强度远大于木星，首先涉及太阳五季本征五行是否会影响到年支正五行。

顾名思义，年支正五行以年为时间单位，恰为太阳视运动一周期，其对地、对人的作用强度虽然远大于木星，但其一周期内的阴阳相互抵消，五行相生相克一周归零，因而凡涉及年干、支五行的问题，太阳都不可能是其天文学背景。

年支正五行的周期 T 为 12 年，而水、金、火、土、月五曜视运动的准周期都不是 12 年，这就排除了年支正五行的天文学背景是水、金、火、土、月五曜的可能性，唯一可能是视运动准周期为 12 年的木星。

11.4.1 木星视运动可看成 P 绕地的类木公转运动与 J 绕 P 的类日视运动的复合运动

如 4.7 节所述，地球与木星同方向绕太阳公转，公转半径分别为

1.0000AU、5.2028AU，公转周期分别为1年、12年。木星J在地心黄道坐标中周年视运动方程可表示为：

$$x_{木}=5.2028\cos\left(\frac{2\pi}{12年}t+\alpha_{0木}\right)-\cos\frac{2\pi}{年}t \qquad (4-9)'$$

$$y_{木}=5.2028\sin\left(\frac{2\pi}{12年}t+\alpha_{0木}\right)-\sin\frac{2\pi}{年}t \qquad (4-10)'$$

其中长度单位为AU，t为时间，单位为年。由于重点考察木星视运动的12年周期性特征，初位相$\alpha_{0木}$可暂设为0，其周年视运动方程可简化为：

$$x_{木}=5.2028\cos\frac{2\pi}{12年}t-\cos\frac{2\pi}{年}t \qquad (11-1)$$

$$y_{木}=5.2028\sin\frac{2\pi}{12年}t-\sin\frac{2\pi}{年}t \qquad (11-2)$$

其视运动如图11.9所示：周期是12年，第1子年从M_1运动到M_2，第2丑年从M_2运动到M_3，……第11戌年从M_{11}运动到M_{12}，第12亥年从M_{12}回到M_1，出现11个内环，绕地（反时针）顺行的同时还会出现逆行、内环行现象，近地点为4.2028AU，远地点为6.2028AU（参见图4.10），远近地点相差2.0000AU，平均半径5.2028AU。图中心小圆为太阳视运动轨迹，半径为1.0000AU，周期为1年，以作比较。

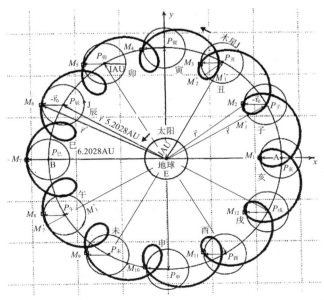

图11.9 木星视运动可看成p类木公转运动与J绕p类日视运动的复合运动（$\alpha_{0木}=0$）

木星 J 视运动方程（11-1）、（11-2）可写成矢径形式（参看图 4.2）：

$$\vec{r}' = x_木 \vec{i} + y_木 \vec{j}$$

$$= 5.2028 \left(\cos\frac{2\pi}{12\text{年}}t\,\vec{r} + \sin\frac{2\pi}{12\text{年}}t\,\vec{j}\right) - \left(\cos\frac{2\pi}{\text{年}}t\,\vec{i} + \sin\frac{2\pi}{\text{年}}t\,\vec{j}\right)$$

$$= \vec{r} - \vec{r_0} = \vec{r_{类木}} + (-\vec{r_{类日}}) \tag{11-3}$$

上式 $\vec{r}'$ 表木星的视运动矢径，右边第一项 $\vec{r}$ 描述木星 p 以 5.2028AU 为半径、12 年周期绕地大圆运动，子年 p 从 A（EM_1 轴与大圆交点）开始，每年支反时针匀速转过 30°，分别到达 $p_子$，$p_丑$，……$p_戌$，亥年末转过 360° 回到 A，即 $p_亥$，这类似于木星绕太阳的公转运动，简称类木公转运动，用 $\vec{r_{类木}}$ 明示。上式右边第二项（$-\vec{r_0}$）描述木星 J 以 1.000 0AU 为半径、1 年周期绕 p 反时针匀速小圆运动。子年始 J 从 M_1 出发，子年末 J 运动到 M_2。类似，丑年始 J 从 M_2 出发，丑年末 J 运动到 M_3；……已年末 J 运动到 M_7；午年末 J 运动到 M_8；未年末 J 运动到 M_9；……亥年末 J 回到 M_1。木星 J 绕 p 小圆运动类似于太阳的视运动，简称类日视运动，用 $\vec{r_{类日}}$ 明示。其前面负号表示类日视运动起始方向与 x 轴相反。这样，木星视运动可看成 p 绕地的类木公转大圆运动与 J 绕 p 的类日视运动的复合运动。

11.4.2 年支正五行的天文学背景破解

（1）如 9.3 节指出：任何阴阳周期性稳定消长都有自己的本征五行。太阳视运动 1 年 12 支月周期有五季本征五行，类木公转 12 年周期圆运动亦应有其相当的本征五行。

（2）如 11.2、11.3 节所指出：太阳视运动沿黄道光滑运动，其五季本征五行是月支正五行的基础：即寅、卯月属木，巳、午月属火，申、酉月属金，亥、子月属水；辰戌丑未月属土是廿八宿对太阳五季本征五行的调制，廿八宿中参、角、箕、心、壁等宿的突出亮度在夜晚对人体的影响，是丑、辰、未、戌月属土的关键机制。

（3）在以廿八宿为背景的黄道十二宫图上，木星视运动是以黄道为中心线做 11 个环道运动，如图 11.3（附彩图）所示。由于木星 p 类木公转运动与太阳视运动都是以地为中心的圆运动，在图 11.3 上 p 也将沿黄道光滑运动，其引潮力及廿八宿引潮力作用于地球和人体的规律，与太阳沿黄道运动时光照地球和人体及廿八宿光照地球和人体的规律类似，差别只在地支对太阳指月支，对木星则指年支。地支处在寅、卯、辰期间，木星 p 运动到宝瓶与双鱼宫间附近时，能作用到人体的是狮子与室女宫间附近的翼、轸、角、亢等宿；类似，地支处在巳、午、未期间，木星 p 运动到金牛与双子宫间附近，能作用到人体的是天蝎与人马宫间附近的房、心、尾、箕、斗等宿；地支处在申、酉、戌期间，木星 p 运动到在狮子与室女宫间附近，能作用到人体的是宝瓶与双鱼宫间附近的室、壁、奎等星宿；地支处在亥、子、丑期间，木星 p 运动到天蝎与人马宫间附近，能作用到人体的是金牛与双子宫间的毕、觜、参、井等宿。

（4）这样就可重复 11.2—11.3 节月支正五行天文学背景的类似分析，解读年支正五行的天文学背景为廿八宿背景下的火星和木星类木公转运动：火星使地支分阴阳；木星 p 类木公转运动的本征五行是年支正五行的基础，即寅、卯年属木，巳、午年属火，申、酉年属金，亥、子年属水；辰戌丑未年属土是廿八宿对木星 p 类公转本征五行的调制，参、角、箕、心、壁等宿的突出引潮力对人体的影响，是丑、辰、未、戌年属土的关键机制。由此可得到如表 11.5 所列年支正五行：子年五行属水$^+$，午年五行属火$^+$，丑年五行属土$^-_{参}$，未年五行属土$^-_{箕}$，寅年五行属木$^+$，申年五行属金$^+$，卯年五行属木$^-$，酉年五行属金$^-$，辰年五行属土$^+_{角}$，戌年五行属土$^+_{壁}$，巳年五行属火$^-$，亥年五行属水$^-$。

表 11.5　年（岁）支正五行

年支	子$^+$	丑$^-$	寅$^+$	卯$^-$	辰$^+$	巳$^-$	午$^+$	未$^-$	申$^+$	酉$^-$	戌$^+$	亥$^-$
正五行	水$^+$	土$^-$	木$^+$	木$^-$	土$^+$	火$^-$	火$^+$	土$^-$	金$^+$	金$^-$	土$^+$	水$^-$
木星、火星、廿八宿年支正五行特性	水$^+$	土$^-_{参}$	木$^+$	木$^-$	土$^+_{角}$	火$^-$	火$^+$	土$^-_{箕}$	金$^+$	金$^-$	土$^+_{壁}$	水$^-$

11.5 年支天五行（六气司天在泉）及其正化对化玄机破解——十二年支化出十二气

本节将分析木星年支复合运动中六对类日视运动就是年支六气司天在泉的天文学背景；年支正五行就是王冰、张景岳提出的地支六气司天、在泉正化、对化（图 11.10）的实质。

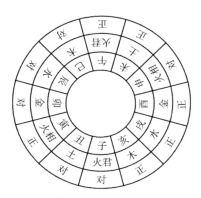

图 11.10　张景岳的地支化气正化对化

11.5.1 各年支类日视运动因随类木牵连运动均有其五行，共有 12 年支五行气

前已指出，太阳周年视运动对地和人体没有年支五行，但须指出，此结论不能推广到木星类日视运动，因为 J 绕 p 做类日视运动的同时还随 p 做绕地的类木公转大圆牵连运动。若 J 类日不运动，子年始木星 J 在 M_1，子年末到达 M_1'（图 11.9），这是类木公转牵连运动让 J 从水平位置绕 p 反时针转过 30°。现类日同时运动，子年末 J 实际到达 M_2，M_2 相对 M_1' 反时针只转过 330°，未满 1 周，留有一个 30° 的缺口，这相当于类日运动 1 年周期因类木牵连运动变异为（360°/330°=）1.091 年周期，因而木星类日视运动对地和人体在子年支有其五行。类似，丑年末 J 到达 M_3，转过 660° 即 300°，有一个 60° 的缺口，但 M_3 相对于子年末丑年初 M_2' 仍为一个 30° 的缺口，其运动形态与子年相同；……午年末 J 到达 M_8 有一个 210° 的缺口，但 M_8 相对于巳年末 M_7' 仍为一个 30° 的缺口；……亥年末有一个 360° 的缺口 J 回到 M_1，但相对于戌年末仍为一个 30° 的缺口，运动形态均与子年相同。这样，各年支内类日视运动对地和人体都有其五行，但因它们处在 12 个不同的地支方位，其五行不同，共有 12 年支五行气。

11.5.2 六气司天、在泉及其正化、对化的天文学背景破解

为了把 12 年支气转换到五行层面上进行比较，需要取象比类简化，先哲们先拿相对方位的类日缺口视运动五行进行简化。如子、午年支类日视运动形态相同，应具有相同的五行，它们的差异仅在所处方位正相反，先哲们经长期揣摩，唯象地把前者归于司天少阴君火和在泉阳明燥金；后者用正化、对化加以区别。午年方位正五行为火（表 11.5），与司天少阴君火五行一致，

起增强作用，称午年支气为正化司天少阴君火和在泉阳明燥金；子年方位正五行为水，与司天少阴君火相克，故称子年支气为对化司天少阴君火和在泉阳明燥金。其他 5 对相对方位类似：寅、申年支类日缺口视运动形态相同，先哲们唯象地将其归于司天少阳相火和在泉厥阴风木，它们所处方位相反，用正化、对化区别。寅年方位正五行为木，与司天少阳相火相生，称寅年支气为正化司天少阳相火和在泉厥阴风木；申年方位正五行为金，与司天少阳相火是相克，称申年支气为对化司天少阳相火和在泉厥阴风木。卯、酉年支类日缺口视运动形态相同，唯象地归于司天阳明燥金和在泉少阴君火，它们所处方位相反用正化、对化区别。酉年方位正五行为金，与司天阳明燥金同行增强，称酉年支气为正化司天阳明燥金和在泉少阴君火；卯年方位正五行为木，与司天阳明燥金相克，称卯年支气为对化司天阳明燥金和在泉少阴君火。巳、亥年支类日缺口视运动形态相同，唯象地归于司天厥阴风木和在泉少阳相火，它们所处方位正相反，用正化、对化区别。亥年方位正五行为水，生司天厥阴风木增强，称亥年支气为正化司天厥阴风木和在泉少阳相火；巳年方位正五行为火，泄司天厥阴风木削弱，称巳年支气为对化司天厥阴风木和在泉少阳相火。辰、戌年支类日缺口视运动形态相同，唯象地归于司天太阳寒水和在泉太阴湿土，它们所处方位正相反，用正化、对化区别。戌年方位正五行为土$^+_{壁}$，辰年方位正五行为土$^+_{角}$，同为阳性，都克司天太阳寒水，从图 11.4 可知辰年土$^+_{角}$克力大于戌年土$^+_{壁}$，故将戌年支气称为正化司天太阳寒水和在泉太阴湿土，辰年支气称为对化司天太阳寒水和在泉太阴湿土。丑、未年支类日缺口视运动形态相同，唯象地归于司天太阴湿土和在泉太阳寒水，它们所处方位正相反，用正化、对化区别。丑年方位正五行为土$^-_{参}$，未年方位正五行为土$^-_{箕}$，都与太阴湿土同行，从图 11.4 可知丑年土$_{参}$力度大于未年土$_{箕}$，但同为阴性，对太阴湿土起削弱作用，后者要小些，故将未年支气称为正化司天太阴湿土和在泉太阳寒水，丑年支气称为对化司天太阴湿土和在泉太阳寒水，如表 11.6 所列。这样就解读了：

（1）六对年支类日视运动就是六气司天、在泉的天文学背景。

（2）年支正五行就是王冰、张景岳提出的地支六气正化对化的实质，木星 p 类木公转运动及二十八宿就是六气正化、对化的天文学背景。

（3）每一年支化"气"既具有司天、在泉的五行特性，同时又具有年支正五行的特性，共有十二支气，运气加临的"气"，就是这种"气"。

表 11.6 木星十二年（岁）支化十二气（年支正五行就是六气正化、对化的实质）

	岁支	子⁺	午⁺	寅⁺	申⁺	卯⁻	酉⁻	巳⁻	亥⁻	辰⁺	戌⁺	丑⁻	未⁻
十二支化十二气	正五行	水⁺	火⁺	木⁺	金⁺	木⁻	金⁻	火⁻	水⁻	土⁺角	土⁺壁	土⁻参	土⁻箕
	正对化	对化	正化	正化	对化	对化	正化	正化	对化	正化	对化	对化	正化
	六气 司天	少阴君火		少阳相火		阳明燥金		厥阴风木		太阳寒水		太阴湿土	
	六气 在泉	阳明燥金		厥阴风木		少阴君火		少阳相火		太阴湿土		太阳寒水	

11.6 木星十二支气简化为主年客气六步模式合理性的质疑及新思考

11.6.1 对《素问》及后世医家将木星十二支气简化为主年客气六步模式合理性的质疑

从木星视运动可计算十二支气阴阳消长律，如图 11.11 所示，子年阴阳消长律与午年差别很大，这表明子年司天少阴君火、在泉阳明燥金与午年司天少阴君火、在泉阳明燥金并不相同，其他丑未、寅申、卯酉、辰戌、巳亥亦如此。这就从根本上动摇了主年客气六步模式的合理性（图 11.12）。王冰提出六气正化、对化概念已有 1200 余年，至今大多后世医家一直漠视正化、对化对六气的变异作用，继续沿用主年客气六步模式讨论运气加临，重复《素问》的失误。

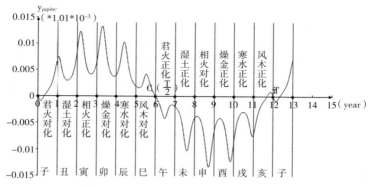

图 11.11 木星 y 轴引潮力阴阳主年消长图

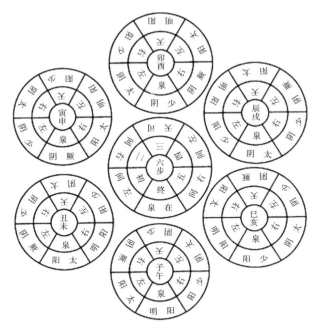

图 11.12 主年客气六步模式

11.6.2 木星十二支气简化为互为阴阳新六气之思考

先哲们提出的六气学说，独将五行中火分为少阳君火和少阳相火，并用司天少阴君火＋水$^+$对化和在泉阳明燥金＋水$^+$对化一起表征子年的五行特性，用司天少阴君火＋火$^+$正化和在泉阳明燥金＋火$^+$正化一起表征午年的五行特性，显然是很烦琐的。

笔者认为木星十二支气有可能简化为互为阴阳的新六气。

从木星引潮力阴阳主年消长图（图 11.11）可看出：前六年与后六年对 C 点呈中心对称，子年阴阳消长律与亥年阴阳消长律互为阴阳，与此类似，丑与戌、寅与酉、卯与申、辰与未、巳与午引潮力阴阳消长律亦互为阴阳，因而有可能类似于纳音五行（第 12 章），将木星十二岁支气进一步化简化为 6 对互为阴阳、覆盖全年的新六气五行。至于采用何种新六气五行名称合理，还请各位医家贡献智慧。

参考文献

[1] 王琦, 王树芬, 周铭心, 等. 运气学说的研究与考察 [M]. 北京: 知识出版社, 1989.

［2］苏颖.五运六气探微［M］.北京：人民卫生出版社，2014.

［3］邹勇.五运六气入门与提高十二讲［M］.北京：人民卫生出版社，2017.

［4］周铭心，王树芬.中医时间医学［M］.武汉：湖北科技出版社，1989.

［5］廖墨香，秦涵.周易与现代经济预测［M］.呼和浩特：内蒙古人民出版社，1994.

［6］云歌，靳九成，靳义峰，等.月支正五行的天文学背景探讨［J］.中华中医药杂志，2016，31（9）：3534-3539.

［7］任得泽，明易.易医时间诊疗［M］.北京：中国中医药出版社，2006.

［8］靳九成，靳浩，朱胆，等.生命（医易）百年历［M］.太原：山西科学技术出版社，2013.

［9］靳九成，龙奕文，云歌，等.年支正五行、六气及其正化对化的天文学背景探讨［J］.中国中医基础医学杂志，2018，24（12）：1707-1711.

第 12 章　纳音五行及其玄机破解，发展运气学提出六曜论平气，发现天人第 6 规律，提前成功预测到己亥（2019）年为疠气年，下一个疠气年为乙卯（2035）年

本章首先破解纳音五行的天文学背景是月、水、金、木、土五曜，在此基础上发展运气学，提出六曜论平气，对疠气预测这个混沌难题进行探讨，提出六曜论平气＋"刚柔失守""三年化疫"判据预测疠气，发现天人第 6 规律，一个六十甲子至少有 6 个疠气年，提前成功预测出己亥（2019）年为疠气年，下一个疠气年为乙卯（2035）年。

12.1 关于纳音五行

古乐有阴阳十二律，每律有商、徵、角、羽、宫五音，五与十二合六十律。"东方青色，入通于肝……其类草木……其音角。南方赤色，入通于心……其类火……其音徵。中央黄色，入通于脾……其类土……其音宫。西方白色，入通于肺……其类金……其音商。北方黑色，入通于肾……其类水……其音羽"（《素问·金匮真言论》），把五行与五音对接起来：角—木、徵—火、宫—土、商—金、羽—水。六十甲子纳音五行就是先哲们仿照古乐六十律，将五行藏纳于五音中唯象建立起来的，如表 12.1 所示，每两个干支年对应一个纳音五行[1]，其轮回周期为 60 年，是天人合一、五行理论中一个重要概念，在中医学医易会通中有着广泛的应用，但其天文学背景一直是个千古之谜。下节将依天人第 1 规律来破解六十甲子纳音五行的天文学背景。

表 12.1　六十甲子纳音五行

年干支	纳音五行	年干支	纳音五行	年干支	纳音五行	年干支	纳音五行	年干支	纳音五行
甲子乙丑	海中金	丙子丁丑	涧下水	戊子己丑	霹雳火	庚子辛丑	壁上土	壬子癸丑	桑柘木
丙寅丁卯	炉中火	戊寅己卯	城墙土	庚寅辛卯	松柏木	壬寅癸卯	金箔金	甲寅乙卯	大溪水
戊辰己巳	大林木	庚辰辛巳	白蜡金	壬辰癸巳	长流水	甲辰乙巳	覆灯火	丙辰丁巳	沙中土
庚午辛未	路旁土	壬午癸未	杨柳木	甲午乙未	沙中金	丙午丁未	天河水	戊午己未	天上火
壬申癸酉	剑锋金	甲申乙酉	井泉水	丙申丁酉	山下火	戊申己酉	大驿土	庚申辛酉	石榴木
甲戌乙亥	山头火	丙戌丁亥	屋上土	戊戌己亥	平地木	庚戌辛亥	钗钏金	壬戌癸亥	大海水

12.2 纳音五行的天文学背景探讨

12.2.1 七曜视运动前半甲子30年的15个独立五行状态比拟为15个纳音五行

依天人第1规律、表4.1或表12.2，朔望月和土星视运动周期都为30年。如图12.1所示，朔望月、土星从A点出发历经第1个两年到达B点，历经第2个两年从B到达C点……历经第14个两年从N到达O点，历经第15个两年，即30个甲子年从O回到A点。当朔望月、土星从A历经甲子年、乙丑第1个两年分别转过24.733周（即位相转过0.733周角）、1/15周角运动到B点时，太阳视运动沿黄道周转2圈回到原点，火星正好转1周，此二曜对人体影响归零。近点月转过26.50周（即位相转过0.50周角），水、金星各转8.2、3.2周（位相各转过1/5周角），木星转1/6周，月、土、水、金、木五曜视运动在这两年中对人体的综合影响用A状态表征，如表12.3所列。由于月球引潮力远大于其他四曜，在此状态中起着统领作用。

朔望月及土星从B历经丙寅、丁卯，戊辰、己巳，庚午、辛未，壬申、癸酉等下4个两年，分别转过49.467、74.200、98.933、123.667周（即位相各转过0.467、0.200、0.933、0.667周角）及2/15、3/15、4/15、5/15周，经C、D、E到F，太阳、火星依次沿黄道转过2圈、1圈回到原点，此二曜对人体影响归零。近点月转过53.00、79.50、106.00、132.50周（位相各转过0.00、0.50、0.00、0.50周角），水、金星位相各次转过1/5周角回到原点，木星转经2/6、3/6、4/6到5/6周，月、土、水、金、木五曜视运动这四个状态对人体的综合影响用B、C、D、E表征，如表12.3所列，由月球统领。

朔望月及土星从F转过下一轮5个两年（甲戌、乙亥，丙子、丁丑，戊寅、己卯，庚辰、辛巳，壬午、癸未），即分别转过148.400、173.133、197.867、222.600、247.333周（即位相各转0.400、0.133、0.867、0.600、0.333周角）及6/15、7/15、8/15、9/15、10/15周，历经G、H、I、J到K，太阳、火星依次转过2圈、1圈回到原点，此二曜对人体影响归零。近点月转过159.00、185.50、212.00、238.50、265.00周（即位相各转0.00、0.50、0.00、0.50、0.00周角），水、金星重复上一轮10年五个状态各回到原点，木星转过1、7/6、8/6、9/6、10/6周，月、土、水、金、木五曜这一轮视运动的五个状态对人体的综合影响用F、G、H、I、J表征，如表12.3所列，由月球统领。

朔望月及土星从K转过下一轮5个两年（甲申、乙酉，丙戌、丁亥，戊子、己丑，庚寅、辛卯，壬辰、癸巳），即分别转过272.067、296.800、321.533、346.267、371.00周（位相各转0.067、0.800、0.533、0.267、0.000周角）及11/15、12/15、13/15、14/15、1周，历经L、M、N、O回到原点A。日、火二曜依次沿黄道转过2圈、1圈回到原点，对人体影响归零。近点月转过291.50、318.00、344.50、371.00、397.50周（即位相各转0.50、0.00、0.50、0.00、0.50周角），即转到初始位置的反方向。水、金星又重复上一轮10年五个状态各回到原点，木星历经11/6、12/6、13/6、14/6、2.5周也转到初始位置的反方向。月、土、水、金、木五曜这一轮视运动的五个状态对人体的综合影响用K、L、M、N、O表征，如表12.3所列，由月球统领。

七曜视运动A、B、C……M、N、O这15个状态中除日、火二曜影响归零外，其他月、土、水、金、木五曜彼此是不同的，在中医学医易会通中依长期经验揣度取象，把它们对人体的综合影响分别比拟为海中金、炉中火、大林木、路旁土、剑锋金、山头火、涧下水、城墙土、白蜡金、杨柳木、井泉水、屋上土、霹雳火、松柏木、长流水，如表12.3所列，由月球统领。其中每行各有 3 个：金行有海中金、剑锋金、白蜡金，火行有炉中火、山头火、霹雳火，木行有大林木、杨柳木、松柏木，土行有路旁土、城墙土、屋上土，水行有涧下水、井泉水、长流水。

表 12.2　太阳、水、金、火、木、土、月七曜视运动不同运动状态

n 状态 （60 甲子）	太阳历经 时间 （年）	水星 历经 周数	金星 历经 周数	火星 历经 周数	木星 历经 周数	土星 历经 周数	近点月 历经 周数	朔望月 历经 周数
甲子	1	4.1	1.6	0.5	$\frac{1}{12}$	$\frac{1}{30}$	13.25	12.367
乙丑	2	8.2	3.2	1.0	$\frac{2}{12}$	$\frac{2}{30}$	26.50	24.733
丙寅	3	12.3	4.8	1.5	$\frac{3}{12}$	$\frac{3}{30}$	59.75	37.100
丁卯	4	16.4	6.4	2.0	$\frac{4}{12}$	$\frac{4}{30}$	53.00	49.467
戊辰	5	20.5	8.0	2.5	$\frac{5}{12}$	$\frac{5}{30}$	66.25	61.833
己巳	6	24.6	9.6	3.0	$\frac{6}{12}$	$\frac{6}{30}$	79.50	74.200
庚午	7	28.7	11.2	3.5	$\frac{7}{12}$	$\frac{7}{30}$	92.75	86.567
辛未	8	32.8	12.8	4.0	$\frac{8}{12}$	$\frac{8}{30}$	106.00	98.933
壬申	9	36.9	14.4	4.5	$\frac{9}{12}$	$\frac{9}{30}$	119.25	111.300
癸酉	10	41.0	16.0	5.0	$\frac{10}{12}$	$\frac{10}{30}$	132.50	123.667
甲戌	11	45.1	17.6	5.5	$\frac{11}{12}$	$\frac{11}{30}$	145.75	136.033
乙亥	12	49.2	19.2	6.0	1.0	$\frac{12}{30}$	159.00	148.400
丙子	13	53.3	20.8	6.5	$1\frac{1}{12}$	$\frac{13}{30}$	172.25	160.767
丁丑	14	57.4	22.4	7.0	$1\frac{2}{12}$	$\frac{14}{30}$	185.50	173.133
戊寅	15	61.5	24.0	7.5	$1\frac{3}{12}$	$\frac{15}{30}$	198.75	185.500
己卯	16	65.6	25.6	8.0	$1\frac{4}{12}$	$\frac{16}{30}$	212.00	197.867
庚辰	17	69.7	27.2	8.5	$1\frac{5}{12}$	$\frac{17}{30}$	225.25	210.233
辛巳	18	73.8	28.8	9.0	$1\frac{6}{12}$	$\frac{18}{30}$	238.50	222.600

续表

n状态 （60甲子）	太阳历经时间（年）	水星 历经周数	金星 历经周数	火星 历经周数	木星 历经周数	土星 历经周数	近点月 历经周数	朔望月 历经周数
壬午	19	77.9	30.4	9.5	$1\frac{7}{12}$	$\frac{19}{30}$	251.75	234.967
癸未	20	82.0	32.0	10.0	$1\frac{8}{12}$	$\frac{20}{30}$	265.00	247.333
甲申	21	86.1	33.6	10.5	$1\frac{9}{12}$	$\frac{21}{30}$	278.25	259.700
乙酉	22	90.2	35.2	11.0	$1\frac{10}{12}$	$\frac{22}{30}$	291.50	272.067
丙戌	23	94.3	36.8	11.5	$1\frac{11}{12}$	$\frac{23}{30}$	304.75	284.433
丁亥	24	98.4	38.4	12.0	2.0	$\frac{24}{30}$	318.00	296.800
戊子	25	102.5	40.0	12.5	$2\frac{1}{12}$	$\frac{25}{30}$	331.25	309.167
己丑	26	106.6	41.6	13.0	$2\frac{2}{12}$	$\frac{26}{30}$	344.50	321.533
庚寅	27	110.7	43.2	13.5	$2\frac{3}{12}$	$\frac{27}{30}$	357.75	333.900
辛卯	28	114.8	44.8	14.0	$2\frac{4}{12}$	$\frac{28}{30}$	371.00	346.267
壬辰	29	118.9	46.4	14.5	$2\frac{5}{12}$	$\frac{29}{30}$	384.25	358.633
癸巳	30	123.0	48.0	15.0	$2\frac{6}{12}$	1.0	397.50	371.000
甲午	31	127.1	49.6	15.5	$2\frac{7}{12}$	$1\frac{1}{30}$	410.75	383.367
乙未	32	131.2	51.2	16.0	$2\frac{8}{12}$	$1\frac{2}{30}$	424.00	395.733
丙申	33	135.3	52.8	16.5	$2\frac{9}{12}$	$1\frac{3}{30}$	437.25	408.100
丁酉	34	139.4	54.4	17.0	$2\frac{10}{12}$	$1\frac{4}{30}$	450.50	420.467
戊戌	35	143.5	56.0	17.5	$2\frac{11}{12}$	$1\frac{5}{30}$	463.75	432.833
己亥	36	147.6	57.6	18.0	3.0	$1\frac{6}{30}$	477.00	445.200
庚子	37	151.7	59.2	18.5	$3\frac{1}{12}$	$1\frac{7}{30}$	490.25	457.567
辛丑	38	155.8	60.8	19.0	$3\frac{2}{12}$	$1\frac{8}{30}$	503.50	469.933

续表

n 状态 （60 甲子）	太阳历经时间（年）	水星 历经周数	金星 历经周数	火星 历经周数	木星 历经周数	土星 历经周数	近点月 历经周数	朔望月 历经周数
壬寅	39	159.9	62.4	19.5	$3\frac{3}{12}$	$1\frac{9}{30}$	516.75	482.300
癸卯	40	164.0	64.0	20.0	$3\frac{4}{12}$	$1\frac{10}{30}$	530.00	494.667
甲辰	41	168.1	65.6	20.5	$3\frac{5}{12}$	$1\frac{11}{30}$	543.25	507.033
乙巳	42	172.2	67.2	21.0	$3\frac{6}{12}$	$1\frac{12}{30}$	556.50	519.400
丙午	43	176.3	68.8	21.5	$3\frac{7}{12}$	$1\frac{13}{30}$	569.75	531.767
丁未	44	180.4	70.4	22.0	$3\frac{8}{12}$	$1\frac{14}{30}$	583.00	544.133
戊申	45	184.5	72.0	22.5	$3\frac{9}{12}$	$1\frac{15}{30}$	596.25	556.500
己酉	46	188.6	73.6	23.0	$3\frac{10}{12}$	$1\frac{16}{30}$	609.50	568.867
庚戌	47	192.7	75.2	23.5	$3\frac{11}{12}$	$1\frac{17}{30}$	622.75	581.233
辛亥	48	196.8	76.8	24.0	4.0	$1\frac{18}{30}$	636.00	593.600
壬子	49	200.9	78.4	24.5	$4\frac{1}{12}$	$1\frac{19}{30}$	649.25	605.967
癸丑	50	205.0	80.0	25.0	$4\frac{2}{12}$	$1\frac{20}{30}$	662.50	618.333
甲寅	51	209.1	81.6	25.5	$4\frac{3}{12}$	$1\frac{21}{30}$	675.75	630.700
乙卯	52	213.2	83.2	26.0	$4\frac{4}{12}$	$1\frac{22}{30}$	689.00	643.067
丙辰	53	217.3	84.8	26.5	$4\frac{5}{12}$	$1\frac{23}{30}$	702.25	655.433
丁巳	54	221.4	86.4	27.0	$4\frac{6}{12}$	$1\frac{24}{30}$	715.50	667.800
戊午	55	225.5	88.0	27.5	$4\frac{7}{12}$	$1\frac{25}{30}$	728.75	680.167
己未	56	229.6	89.6	28.0	$4\frac{8}{12}$	$1\frac{26}{30}$	742.00	692.533
庚申	57	233.7	91.2	28.5	$4\frac{9}{12}$	$1\frac{27}{30}$	755.25	704.900
辛酉	58	237.8	92.8	29.0	$4\frac{10}{12}$	$1\frac{28}{30}$	768.50	717.267

续表

n 状态 （60 甲子）	太阳历经时间（年）	水星 历经周数	金星 历经周数	火星 历经周数	木星 历经周数	土星 历经周数	近点月 历经周数	朔望月 历经周数
壬戌	59	241.9	94.4	29.5	$4\frac{11}{12}$	$1\frac{29}{30}$	781.75	729.633
癸亥	60	246.0	96.0	30.0	5.0	2.0	795.00	742.000
甲子	61	250.1	97.6	30.5	$5\frac{1}{12}$	$2\frac{1}{30}$	808.25	754.367

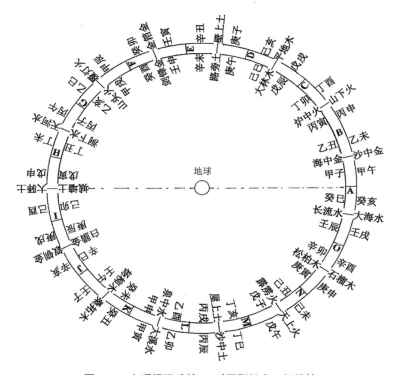

图 12.1 七曜视运动的 15 对阴阳纳音五行特性

表 12.3 七曜视运动的 15 对阴阳纳音五行特性

历经甲子年		状态	日	火	朔望月	近点月	前30年七曜位相转过周数					纳音五行	
前30年	后30年						土	水	金	木		前30年	后30年
甲子乙丑	甲午乙未	A→A'	2	1	24.733	26.50	1/15	8.2	3.2	1/6		海中金	沙中金
丙寅丁卯	丙申丁酉	B→B'	4	2	49.467	53.00	2/15	16.4	6.4	2/6		炉中火	山下火
戊辰己巳	戊戌己亥	C→C'	6	3	74.200	79.50	3/15	24.6	9.6	3/6		大林木	平地木
庚午辛未	庚子辛丑	D→D'	8	4	98.933	106.00	4/15	32.8	12.8	4/6		路旁土	壁上土
壬申癸酉	壬寅癸卯	E→E'	10	5	123.667	132.50	5/15	41.0	16.0	5/6		剑锋金	金箔金
甲戌乙亥	甲辰乙巳	F→F'	12	6	148.400	159.00	6/15	49.2	19.2	1.0		山头火	覆灯火
丙子丁丑	丙午丁未	G→G'	14	7	173.133	185.50	7/15	57.4	22.4	7/6		涧下水	天河水
戊寅己卯	戊申己酉	H→H'	16	8	197.867	212.00	8/15	65.6	25.6	8/6		城墙土	大驿土
庚辰辛巳	庚戌辛亥	I→I'	18	9	222.600	238.50	9/15	73.8	28.8	9/6		白腊金	钗钏金
壬午癸未	壬子癸丑	J→J'	20	10	247.333	265.00	10/15	82.0	32.0	10/6		杨柳木	桑柘木
甲申乙酉	甲寅乙卯	K→K'	22	11	272.067	291.50	11/15	90.2	35.2	11/6		井泉水	大溪水
丙戌丁亥	丙辰丁巳	L→L'	24	12	296.800	318.00	12/15	98.4	38.4	2.0		屋上土	沙中土
戊子己丑	戊午己未	M→M'	26	13	321.533	344.50	13/15	106.6	41.6	13/6		霹雳火	天上火
庚寅辛卯	庚申辛酉	N→N'	28	14	346.267	371.00	14/15	114.8	44.8	14/6		松柏木	石榴木
壬辰癸巳	壬戌癸亥	O→O'	30	15	371.000	397.50	1	123.0	48.0	2.5		长流水	大海水

12.2.2 七曜视运动后半甲子30年的15个独立五行状态比拟为另15个纳音五行，与前15个纳音五行互为阴阳

（1）日、火、水、金、土五曜及朔望月各重复前一轮30年15个状态，日、火二曜对人体影响归零。

（2）近点月和木星本轮起始位相与前一轮起始位相差π，使其15个状态的阴阳属性与前15个状态正相反，七曜六十甲子周期前、后30年各15个独立状态差异在近点月和木星之阴阳，致使七曜这一轮15个状态与前一轮15个状态仅有阴阳之别。因而医易学家在拟合这15个状态对人体的综合影响时，保留其五行特性不变，在比拟上又要体现近点月和木星影响的阴阳之别，分别对应为：海中金—沙中金、炉中火—山下火、大林木—平地木、路旁土—壁上土、剑锋金—金箔金、山头火—覆灯火、涧下水—天河水、城墙土—大驿土、白蜡金—钗钏金、杨柳木—桑柘木、井泉水—大溪水、屋上土—沙中土、霹雳火—天上火、松柏木—石榴木、长流水—大海水，如表12.3所列。

这样，一个六十甲子年这30个状态五行每行各有3对：金行有海中金—沙中金、剑锋金—金箔金、白蜡金—钗钏金，火行有炉中火—山下火、山头火—覆灯火、霹雳火—天上火，木行有大林木—平地木、杨柳木—桑柘木、松柏木—石榴木，土行有路旁土—壁上土、城墙土—大驿土、屋上土—沙中土，水行有涧下水—天河水、井泉水—大溪水，长流水—大海水，每对互为阴阳，它们描述七曜准周60年视运动月、水、金、木、土五曜每两年加在人体上的五行，学界称为纳音五行。纳音五行是加在太阳的周年、周日阴阳周期性消长本征五行基础上的调制，由月球统领。

12.3 关于干支纪年及其特性的必备、充分和完备"天"模型的再审视

4.10和4.11节在论证干支纪年及其特性的必备、充分和完备"天"模型背景时，纳音五行未纳入干支纪年特性。现纳音五行纳入干支纪年特性后，就得重新审视关于干支纪年及其特性的必备、充分和完备"天"模型背景的结论是否仍然成立！

（1）在上述12.2节证明前和后半甲子30年有15个独立五行状态时，只需要用到朔望月或土星其中一个30年周期性即可，因而纳音五行的必备和充分"天"模型可少土星。

（2）这样当纳音五行纳入干支纪年特性后，破解干支纪年及其特性的必备和充分"天"模型仍为廿八宿背景下的日、月、水、金、火、木六曜；廿八宿背景下的日、月、水、金、火、木、土七曜，仍是破解干支纪年及其特性的完备天文学背景。

12.4 纳音五行引入中医学的必要性

12.4.1 月、土两曜的影响唯一在纳音五行中反映出来

依照天人合一的要求，中医学理论必须涵盖到七曜，每一曜的影响都不可或缺。如前所述五季五行、月支正五行、天干正五行、天干天五行（五运）、地支天五行（三阴三阳六气）、地支正五行（六气正化对化）等，只顾及日、水、金、火、木五曜，缺月、土两曜。月、土两曜的影响唯一在纳音五行中反映出来，因而"纳音五行"有必要引入到中医学理论中。

12.4.2 纳音五行比七曜准周60年视运动本征五行和三阴三阳五行内涵更丰富细致

纳音五行是描述七曜准周60年视运动月、水、金、木、土五曜每两年加在人体五行上的调制，而10.6节关于七曜准周60年视运动本征五行是描述月、水、金、土四曜视运动每12年加在人体五行上的调制，三阴三阳五行是描述月、木、土三曜视运动每10年加在人体五行上的调制，明显后两者五行每行涵盖时间12年、10年过长，还分别掩盖了重要的木星、金星的影响，而纳音五行涵盖时间缩短为2年，突显了月、金、木、水、土五星的影响，每行细化为3对纳音五行，比后两者五行概念更细致、丰富，先哲们创造出纳音五行概念，是对人类的重要贡献。

12.5 纳音五行的生克特性

（1）纳音五行和其他五行一样，生克关系不变。

（2）纳音每行有3对，它们旺度有别，因而和其他行的生克关系，特别是相克有其特殊性。如同为火克金，纳音海中金的金在海底，沙中金的金在沙中，一般的火就不易克它，只有纳音霹雳火能打入海底、沙中、很深的地下，才能克它。纳音剑锋金不仅不怕火克，反而喜火炼之，只有白蜡金最怕被火克。如同为金克木，纳音大林木、平地木属旺木，不易受金克，只怕剑锋金。纳音壁上土、大驿土一般木难克住，最易受大林木、平地木克之。纳音天河水在高处流，土在低处，纳音大海水势大而猛，土难以克住。纳音天

上火在高处，水在低处，水克不住；纳音霹雳火是雷电火，不仅不怕水克，反在雨天更旺更厉害，可潜入海底、地下行克。

（3）同一个纳音，因干支不同，前后两年又可有差别，如表12.4所列。

表12.4　纳音五行间的生克制化力度

干支	纳音五行	纳音特性
甲子	海中金	为从革之金，金气散漫，得大驿土、长流水助吉利。怕丁卯炉中火、丁酉山下火、戊午天上火克
乙丑		为自藏之金，火难克此金，只怕己丑霹雳火、己未天上火克
丙寅	炉中火	为烈火。如没有水克制就会有灼伤之苦
丁卯		昏暗之火，气质弱，最好遇木生助，遇水则凶。遇乙卯大溪水、乙酉井泉水克祸害不小
戊辰	大林木	枝干憾风，柯条撑月，耸壑昂宵之德，凌云蔽日之功，金难克此木
己巳		
庚午	路旁土	刚生成土，弱，木不克此土，怕大水被侮
辛未		
壬申	剑锋金	白帝司权，刚由百炼，红光射于斗牛，白刃凝于霜雪，壮旺金，不通变，怕丙申山下火、丙寅炉中火、戊午天上火克，祸害不小
癸酉		
甲戌	山头火	一般水难克，就怕壬戌大海水克，祸患难逃
乙亥		火势昏暗，宜借木生，一般水难克，就怕癸亥大海水、丙午天河水克
丙子	涧下水	纵横四流之水，不怕众土克，只怕庚子壁上土克
丁丑		聚福之水，喜金生，怕丙辰沙中土、辛未路旁土、丙戌屋上土来刑、克、冲、破
戊寅	城墙土	受伤土，弱，喜火助生，怕己亥平地木、庚寅辛卯松柏木克，遇上了主夭折
己卯		自死土，无生气，弱，喜火助生，怕己亥平地木、庚寅辛卯松柏木克
庚辰	白蜡金	白蜡金者昆山片玉，气聚之金，金不能克木；最怕甲辰、乙巳覆灯火克
辛巳		自生自长之金，旺盛，最怕丙申山下火、乙巳覆灯火、戊午天上火克
壬午	杨柳木	柔弱之木，怕沙中金克
癸未		生旺之木，不怕乙丑海中金，怕庚戌钗钏金、乙未沙中金克
甲申	井泉水	自生自长之水，不怕众土克，只怕大驿土、壁上土克
乙酉		自败之水，弱小，怕戊申己酉大驿土、己卯城墙土、庚子辛丑壁上土克，遇上了主夭折穷贱
丙戌	屋上土	木不能克此土，怕金泄，喜火。
丁亥		木一般不能克此土，但怕己亥平地木、辛卯松柏木克

续表

干支	纳音五行	纳音特性
戊子	霹雳火	水中之火（神龙之火），不怕水克
己丑		
庚寅	松柏木	破雪凑霜，参天覆地，傲骨之木，金难克之
辛卯		
壬辰	长流水	混混无穷，滔滔不竭，怕遇上壬戌癸亥大海水、丙子涧下水
癸巳		自绝之水，涸流。怕丙戌丁亥屋上土、庚子辛丑壁上土克
甲午	沙中金	自败之金，又称强悍之金，要遇旺盛之火才能成器。怕丁卯炉中火、丁酉山下火、戊子霹雳火克
乙未		自藏偏库之金，会福壮气聚。最怕己未天上火、丙申、丁酉山下火克
丙申	山下火	自病之火，微弱，最怕甲申乙酉井泉水、甲寅乙卯大溪水克
丁酉		自死之火，微弱，最怕甲申乙酉井泉水、甲寅乙卯大溪水克
戊戌	平地木	地上之茂林，金难克此木
己亥		地上之茂林，金难克此木，但不宜见辛亥钗钏金、辛巳白蜡金、癸酉剑锋金。如遇乙卯大溪水、丁未天河水、癸未杨柳木会大贵
庚子	壁上土	德行高厚之土，能克众水，不怕众木来伤
辛丑		福气聚集之土，能克众水，不怕众木来克
壬寅	金箔金	壬寅，自绝之金；癸卯，气散之金。体薄甚微，经不起火克
癸卯		
甲辰	覆灯火	人间夜明之火，最怕遇上壬辰长流水、壬戌大海水、丙午丁未天河水克
乙巳		因水到巳位气绝，倒难克此火。得火助，吉
丙午	天河水	天河之水，滋润万物（生木），过旺，会伤万物。土不能克伤，地上众金不能生
丁未		
戊申	大驿土	重重土堆，长生之土，德厚无疆，生育万物。木到申位气绝，难克此土
己酉		伤败之土，要借火救助，遇丁卯炉中火、丁酉山下火吉，最怕无火来救。怕辛卯松柏木、辛酉石榴木克，夭折困顿
庚戌	钗钏金	首饰之金，怕火伤害。得水土济助吉
辛亥		
壬子	桑柘木	此木供蚕为弧。最爱沙中土。沙中金、剑锋金、钗钏金、金箔金均可克
癸丑		

续表

干支	纳音五行	纳音特性
甲寅	大溪水	此水惊涛骇浪,土难克动
乙卯		
丙辰	沙中土	此土厚壮结实,木难伤害,只有戊戌己亥平地木、辛卯松柏木、戊辰大林木能克
丁巳		丁巳土比丙辰土弱,但木也难伤害
戊午	天上火	即阳光,水难伤害,只怕丙午丁未天河水克
己未		
庚申	石榴木	此木干支纯金而纳音属木,木之变者也,难克土,金也难克此木
辛酉		
壬戌	大海水	浊水,不怕众土克
癸亥		清水,不怕众土克

（4）纳音五行在医易会通中是一个十分重要的概念,有着广泛的应用。

（5）干支五行在应用中交集时要注意各自力度。

①岁运＞六气司天及其正化对化、在泉及其正化对化。

②纳音行有的要大于岁运,有的小于岁运,同一个纳音行,前后两年力度也有差别,如：

大溪水、大海水、长流水＞水运＞井泉水。

平地木、大林木＞木运＞桑柘木。

剑锋金＞金运＞白蜡金、钗钏金、金箔金。

丙寅炉中火＞火运≈丁卯炉中火＞覆灯火。

壁上土、戊申大驿土＞土运≈己酉大驿土＞城墙土。

12.6 六十甲子纳音五行的排列规律

（1）如前述,纳音是将五行藏纳于五音中建立起来的,如表12.1所示,纳音五行的排列规律可看成按五音"（商）金—（徵）火—（角）木—（羽）水—（宫）土"排列,但每隔三个行就去掉一个行,在60年内总共循环了7.5遍（8年一个周期）：

金—火—木—［水］—土—金—火—［木］—水—土—金—［火］—木—水—土—［金］—火—木—水—［土］—金—火—木—［水］—土—金—火—

［木］—水—土—金—［火］—木—水—土—［金］—火—木—水—［土］—金……

（2）按五音"（商）金—（徵）火—（角）木—（羽）水—（宫）土"，纳音可重排成如表12.5所列，出现申子辰、巳酉丑、寅午戌、亥卯未次序规律。

表 12.5　纳音五行的上、中、下五音序排列

甲子 乙丑 海中金	上商	壬申 癸酉 剑锋金	中商	庚辰 辛巳 白腊金	下商
戊子 己丑 霹雳火	上徵	丙申 丁酉 山下火	中徵	甲辰 乙巳 覆灯火	下徵
壬子 癸丑 桑柘木	上角	庚申 辛酉 石榴木	中角	戊辰 己巳 大林木	下角
丙子 丁丑 涧下水	上羽	甲申 乙酉 泉中水	中羽	壬辰 癸巳 长流水	下羽
庚子 辛丑 壁上土	上宫	戊申 己酉 大驿土	中宫	丙辰 丁巳 沙中土	下宫
以上为申子辰、巳酉丑五声					
甲午 乙未 沙中金	上商	壬寅 癸卯 金箔金	中商	庚戌 辛亥 钗钏金	下商
戊午 己未 天上火	上徵	丙寅 丁卯 炉中火	中徵	甲戌 乙亥 山头火	下徵
壬午 癸未 杨柳木	上角	庚寅 辛卯 松柏木	中角	戊戌 己亥 平地木	下角
丙午 丁未 天河水	上羽	甲寅 乙卯 大溪水	中羽	壬戌 癸亥 大海水	下羽
庚午 辛未 路旁土	上宫	戊寅 己卯 城墙土	中宫	丙戌 丁亥 屋上土	下宫
以上为寅午戌、亥卯未五声					

12.7 运气学论平气的失误，六曜论平气

12.7.1 为何须六曜论平气

前已指出，二十八宿背景下的日、月、水、金、火、木、土七曜是破解干支纪年及其特性的完备天文学背景。天人合一阴阳五行及其破解如表12.6所列。

笔者等首次提出六曜论平气概念。

廿八宿背景下七曜中只有太阳的周期是（回归）年，若无其他月、水、金、火、木、土六曜视运动的的干扰，天人合一的地球气象与物候就会年年合期而至，都是真平年或真平气。用六十甲子纪年本身就表明，由于六曜的干扰使六十甲子年每年都不同。六曜的干扰能否基本抵消，才是论平气的关键，因而必须是六曜论平气。

表 12.6 天人合一阴阳五行及其破解

阴阳与五行	木				火				土				金				水				靳等天文学背景破解
	阳		阴		阳		阴		阳		阴		阳		阴		阳		阴		
五季	春				夏				长夏				秋				冬				太阳
主五运	初运				二运				三运				四运				五运				
对应气月	一	二	三	四	五	六	七	八					九	十	十一	十二					
月支	寅	卯	辰	巳	午	未	申	酉					戌	亥	子	丑					
主六气	厥阴风木				少阴君火		少阳相火		太阴湿土				阳明燥金				太阳寒水				
方位	东偏北	正东	东偏南		南偏东	正南	南偏西	正西	西偏南		西偏北		西偏北	正西		北偏西	正北		北偏东		
年干正五行	甲⁺		乙⁻		丙⁺		丁⁻		戊⁺		己⁻		庚⁺		辛⁻		壬⁺		癸⁻		水星、火星
年干天五行（五中运干）	壬ᴛ（木运）		丁ᵽ		戊ᴛ（火运）		癸ᵽ		甲ᴛ（土运）		己ᵽ		庚ᴛ（金运）		乙ᵽ		丙ᴛ（水运）		辛ᵽ		金星、火星
月支正五行	寅（一二月）		卯		午（四五月）		巳		辰戌（三六九十二四季月）		丑未		申（七八月）		酉		子（十一月）		亥		太阳、廿八宿、火星
年支正五行	寅		卯		午		巳		辰戌		丑未		申		酉		子		亥		木星、廿八宿、火星
年支天五行（六气司天）	巳（厥阴风木对化少）亥		亥（厥阴风木正化少）		子（少阴君火对化太）午（少阴相火正化太）		寅（少阳君火对化太）申（少阳相火对化太）		丑（太阴湿土对化少）未		未（太阴湿土正化少）		卯（阳明燥金对化少）酉		酉（阳明燥金正化少）		辰（太阳寒水对化少）戌（太阳寒水正化少）				木星、火星

续表

阴阳与五行	木 阳	木 阴	火 阳	火 阴	土 阳	土 阴	金 阳	金 阴	水 阳	水 阴	靳等天文学背景破解
纳音五行	戊辰（大林木）	己巳	丙寅（炉中火）	丁卯	庚午（路旁土）	辛未	甲子（海中金）	乙丑	丙子（涧下水）	丁丑	月、金、木、水、土
	戊戌（平地木）	己亥	丙申（山下火）	丁酉	庚子（壁上土）	辛丑	甲午（沙中金）	乙未	丙午（天河水）	丁未	
	壬午（杨柳木）	癸未	甲戌（山头火）	乙亥	戊寅（城墙土）	己卯	壬申（剑锋金）	癸酉	甲申（泉中水）	乙酉	
	壬子（桑柘木）	癸丑	甲辰（覆灯火）	乙巳	戊申（大驿土）	己酉	壬寅（金箔金）	癸卯	甲寅（大溪水）	乙卯	
	庚寅（松柏木）	辛卯	戊子（霹雳火）	己丑	丙戌（屋上土）	丁亥	庚辰（白腊金）	辛巳	壬辰（长流水）	癸巳	
	庚申（石榴木）	辛酉	戊午（天上火）	己未	丙辰（沙中土）	丁巳	庚戌（钗钏金）	辛亥	壬戌（大海水）	癸亥	

12.7.2《素问》及后世医家论平气的失误

（1）《素问·六节藏象论》："帝曰：平气何如？岐伯曰：无过者也。"平气如何产生，《素问》没明确解释。张景岳在《类经图翼·五运太少齐兼化逆顺图解》中云："平气，如运太过而被抑，运不及而得助也。"王玉川称之为"天平法"，后世医家一致认为是比较合理的[6]。

《素问》提出运气加临论平气实际上只抓住了五运的金、火二曜，六气的木、火二曜，是金、木、火三曜论平气。月球的平均引潮力比太阳还大（平均 2.1 倍），忽视月球、水星、土星三曜论平气显然有片面性，只是一个阶段性成果。

（2）即使是运气加临三曜论平气，《素问》《类经》论述也是失误的。

如前述，运气加临的"气"，是既具有司天、在泉五行特性，同时又具有年支正五行特性的气，共有十二支气。《素问》因时代限制弄不清五运、六气的天文学背景，唯象摸象论平气，在《六微旨大论》中，把年支正五行作方位正五行单列一项，与岁运讨论岁会、类岁会是否为平气；在《六元正纪大论》中，把司天单列一项，与岁运讨论同化异化是否为平气；把在泉单列一项，与岁运讨论同天符、同岁会是否为平气等，加上后世医家共推得 30 年平气，如表 12.7 用△、○标出[7-8]，这显然是失误的。

表 12.7 《素问》、《类经》六十甲子运气加临平气与六曜论平气的比较，六曜论平气断疠气

干支	素问、类经	六曜论	干支	素问、类经	六曜论	干支	素问、类经	六曜论	干支	素问、类经	六曜论	干支	素问、类经	六曜论
甲子			丙子	○	▲	戊子			庚子	△		壬子		
乙丑		✓	丁丑	△		己丑	○	✓	辛丑	△		癸丑		
丙寅			戊寅			庚寅	△		壬寅			甲寅		
丁卯	○△	✓	己卯		✓	辛卯			癸卯	△		乙卯	△	▲
戊辰	△		庚辰			壬辰			甲辰	○		丙辰		
己巳	△		辛巳			癸巳	△	▲	乙巳	△		丁巳	△	✓

续表

干支	素问、类经	六曜论	干支	素问、类经	六曜论	干支	素问、类经	六曜论	干支	素问、类经	六曜论	干支	素问、类经	六曜论
庚午	△	✓	壬午			甲午			丙午			戊午	○	
辛未	△		癸未		▲	乙未	✓		丁未	△		己未	○△	✓
壬申		✓	甲申			丙申			戊申			庚申	△	
癸酉	△		乙酉	○△	✓	丁酉	△		己酉		✓	辛酉		
甲戌	○		丙戌			戊戌	△	✓	庚戌			壬戌		
乙亥	△		丁亥	△		己亥		▲	辛亥	△	✓	癸亥		▲

注：△、○与✓均表示平气，○表《内经》平气，△表《类经》平气，✓表六曜平气，▲表疠气。

12.8 六曜论平气+"刚柔失守""三年化疫"判据预测疠气，发现天人第6规律——一个六十甲子至少有6个疠气年，提前成功预测到己亥（2019）年为疠气年，下一个疠气年为乙卯（2035）年

"凡事预则立，不预则废"。自然环境毒源常存在，中华大地何时会有病疫感染窗口期，事关亿万人民的生命安全，能否预测、预警，结局会完全不同，其重要性不亚于对大地震的预测。己亥（2019）年出现新冠（COVID-19）疫情，若事先有预测、预警，绝不会出现全国、全球性的难控局面，人员伤亡、经济损失都非常惨重，能否预测疠气已成为全球学术界关注的热点和难点。痛定思痛，分析2003年SARS、2013年H7N9疫情没能预警的原因，到底疫情能否预测、预警，具有重要现实意义。

预测人类病疫感染窗口期，比预测地震、气象的混沌问题还复杂。中华先哲们为此在《素问》中发展了五运六气预测医学，先分辨六十甲子年中平气年与异气年；如王玉川所建议[6]，在此基础上可根据《素问·遗篇》中《刺法论》《本病论》提出的"刚柔失守""三年化疫"判据，依平年与异年顺序判断疠气年何年发生。前者是关键，前提错了，疠气年判断就跟着错了。

《素问》《类经》论平气30年如表12.7所列，认为当前从丁酉（2017）—辛丑（2021）连续五年都是平年，所以学界事先对这次COVID-19疫情未能正式发出预测、预警，这说明运气学的局限性。

笔者早在2018年就提出月、金、木、水、火、土六曜论平气与疠气预测，提前成功预测到己亥（2019）年有疠气发生，2019年10月1日发文，2020年3月刊出[7]（图12.2），不料真的言中了！

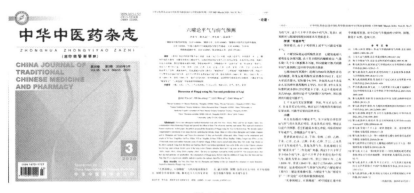

图12.2

12.8.1 六曜论相对平气

六曜论平气，应综合评估岁运太过不及与岁气司天及其正对化、在泉及其正对化、纳音五行这六大因素才能涵盖六曜。若它们五行能基本相互冲抵，可保持相对平年或平气，若不能相互基本冲抵，就会产生"至而不至"或"未至而至"等异气。

六曜论平气涉及岁运太过不及、纳音五行等六大因素，评价它们五行能否基本相互冲抵并不是一件易事。相关文献[7]尽管提前成功预测到己亥年为疠气年，但由于误认为纳音力度一定小于五运，在对六十甲子逐年评估平气、异气时，就误将庚午、壬申、丙戌定为异气年，癸酉、乙卯定为平气年，得到乙丑、丁卯、癸酉、己卯、乙酉、丁亥、己丑、乙未、己酉、辛亥、乙卯、丁巳、己未共13个干支平气年次序，判定1个六十甲子6个疠气年依次为辛未、丁丑、癸未、癸巳、己亥、癸亥年。

笔者经重新摸准纳音力度［见12.5（5）节］审核文献[7]，认为庚午、壬申、丙戌年应改为平气，癸酉、乙卯年应改为异气。这样平气年次序更正为乙丑、丁卯、庚午、壬申、己卯、乙酉、丙戌、丁亥、己丑、乙未、己酉、辛亥、丁巳、己未共14干支年，如表12.7-12.8所列，其他为异气[8]。理由如下：

（1）庚午年，该年金运太过，受司天及二正化火克，纳音路旁土为弱土，因此总体平气，应为平气年。

（2）壬申年，该年木运太过，纳音剑锋金是强金，金克木；司天的少阳相火又可以克制二正化金，总体平气，应为平气年。

（3）丙戌年，该年司天寒水被正化土抑制，水运太过，为屋上土、在泉、正化土所克抵，因此总体平气，应为平气年。

（4）癸酉年，该年火运不及，虽得在泉火助，但纳音剑锋金是强金，加之司天燥金及二正化金相助，总体金强侮火，应评定为异气年。

（5）乙卯年，该年金运不及得阳明燥金司天助，看似平气，但是纳音大溪水为强水，比岁运及六气司天在泉正化对化都强，在整体格局中水无法得到制约，不能评定为平气，应为异气年。

平气年有修正，使得文献[7]中的疠气年也需相应调整：1个六十甲子年至少有丙子、癸未、癸巳、己亥、乙卯、癸亥等6个疠气年（12.8.3节）。

表12.8 六曜论相对平气

干支年	岁运太少	司天+正对化	在泉+正对化	纳音行	六因素生克制化	相对平气
甲子	土运太过	君火+水⁺	燥金+水⁺	海中金	土运太过，没木克制，海中金弱	×
乙丑	金运不及	湿土+土⁻	寒水+土⁻	海中金	金运不及，得海中金助	√
丙寅	水运太过	相火+木⁺	风木+木⁺	炉中火	水运太过，炉中火为烈火，又得相火助，二者难以相抵	×
丁卯	木运不及	燥金+木⁻	君火+木⁻	炉中火	丁卯纳音火克司天金，木运不及得二对化木所助	√
戊辰	火运太过	寒水+土⁺	湿土+土⁺	大林木	司天正化土克制司天寒水，大林木为强木，克在泉土及正化土，火运太过无制	×
己巳	土运不及	风木+火⁻	相火+火⁻	大林木	大林强木无金制；土运不及，受大林强木、司天木所克更不及	×
庚午	金运太过	君火+火⁺	燥金+火⁺	路旁土	路旁土弱，金运太过，受司天君火及二正化火克	√
辛未	水运不及	湿土+土⁻	寒水+土⁻	路旁土	水运已不及，受司天二土、纳音土克更不及	×
壬申	木运太过	相火+金⁺	风木+金⁺	剑锋金	司天、在泉及其正化相抵，木运太过，受剑锋强金克制相抵	√

续表

干支年	岁运太少	司天+正对化	在泉+正对化	纳音行	六因素生克制化	相对平气
癸酉	火运不及	燥金+金⁻	君火+金⁻	剑锋金	火运不及，虽得在泉火助，但剑锋金是强金，又得司天金及对化金助，金强侮火	×
甲戌	土运太过	寒水+土⁺	湿土+土⁺	山头火	土运已太过，又得在泉、正化土助，无木克制；正化土克司天寒水受挫，司天寒水难克山头火	×
乙亥	金运不及	风木+水⁻	相火+水⁻	山头火	司天在泉对化水难克山头火，金运不及，受纳音火克更不及	×
丙子	水运太过	君火+水⁺	燥金+水⁺	涧下水	水运太过，又得涧下水、二正化水助无制	×
丁丑	木运不及	湿土+土⁻	寒水+土⁻	涧下水	司天及对化土克涧下水，对化土克在泉水，木运不及无助	×
戊寅	火运太过	相火+木⁺	风木+木⁺	城墙土	火运本太过，又被相火助，无水克更太过	×
己卯	土运不及	燥金+木⁻	君火+木⁻	城墙土	司天燥金克正化木，使其不能抑制土运，土运不及得城墙土助	√
庚辰	金运太过	寒水+土⁺	湿土+土⁺	白蜡金	金运太过，受纳音金助，无火抑制更太过	×
辛巳	水运不及	风木+火⁻	相火+火⁻	白腊金	水运不及无助	×
壬午	木运太过	君火+火⁺	燥金+火⁺	杨柳木	木运太过，又得纳音木助，君火、正对化火克燥金，木无制	×
癸未	火运不及	湿土+土⁻	寒水+土⁻	杨柳木	火运不及，无火助；纳音杨柳木为生旺之木，无制	×
甲申	土运太过	相火+金⁺	风木+金⁺	泉中水	二正化金克风木，土运太过无制	×
乙酉	金运不及	燥金+金⁻	君火+金⁻	泉中水	纳音水克君火，使其难克金。金运不及得司天、正化金助	√
丙戌	水运太过	寒水+土⁺	湿土+土⁺	屋上土	司天寒水被正化土抑制，水运太过，为在泉、正化、纳音土所克抵	√
丁亥	木运不及	风木+水⁻	相火+水⁻	屋上土	木运得司天木助	√
戊子	火运太过	君火+水⁺	燥金+水⁺	霹雳火	火运太过，又得霹雳火助，正化水难抑制	×
己丑	土运不及	湿土+土⁻	寒水+土⁻	霹雳火	土运虽不及，但得司天土、对化土助	√

续表

干支年	岁运太少	司天+正对化	在泉+正对化	纳音行	六因素生克制化	相对平气
庚寅	金运太过	相火+木⁺	风木+木⁺	松柏木	金运太过，受司天相火克制，纳音松柏木又得在泉木和正化二木助	×
辛卯	水运不及	燥金+木⁻	君火+木⁻	松柏木	水运不及，无水相助仍不及，司天燥金受在泉君火抑制，难克松柏木	×
壬辰	木运太过	寒水+土⁺	湿土+土⁺	长流水	木运太过，无金抑制，长流水强	×
癸巳	火运不及	风木+火⁻	相火+火⁻	长流水	若无长流水，火运不及得在泉相火及二对化火助，可能平气。但有强长流水，无制	×
甲午	土运太过	君火+火⁺	燥金+火⁺	沙中金	土运太过无木制，纳音金为司天火、正化火所克	×
乙未	金运不及	湿土+土⁻	寒水+土⁻	沙中金	金运不及，得纳音金助	√
丙申	水运太过	相火+金⁺	风木+金⁺	山下火	水运太过，无土抑制	×
丁酉	木运不及	燥金+金⁻	君火+金⁻	山下火	三金被纳音火、君火克，木运不及无木助	×
戊戌	火运太过	寒水+土⁺	湿土+土⁺	平地木	司天寒水被正化土克，火运太过无制，纳音平地木为强木，无制	×
己亥	土运不及	风木+水⁻	相火+水⁻	平地木	纳音平地木为强木，和司天木一起克土运，无制，土运更不及	×
庚子	金运太过	君火+水⁺	燥金+水⁺	壁上土	司天君火为正化水克，金运太过又得在泉金助，无制，壁上土强	×
辛丑	水运不及	湿土+土⁻	寒水+土⁻	壁上土	在泉水被对化土抑制，壁上土得司天、对化土助更强，克水运更不及	×
壬寅	木运太过	相火+木⁺	风木+木⁺	金箔金	金箔金本弱，受司天相火克，木运本太过，又得在泉木、二正化木助，无制	×
癸卯	火运不及	燥金+木⁻	君火+木⁻	金箔金	司天受纳音金助克木，火运不及仅得在泉火助，难为平气	×
甲辰	土运太过	寒水+土⁺	湿土+土⁺	覆灯火	覆灯火弱，土运太过，又得司天正化土、在泉土、正化助更过，无木制	×
乙巳	金运不及	风木+火⁻	相火+火⁻	覆灯火	金运不及，受纳音、在泉火、对化火克更不及	×

续表

干支年	岁运太少	司天+ 正对化	在泉+ 正对化	纳音行	六因素生克制化	相对 平气
丙午	水运太过	君火+火⁺	燥金+火⁺	天河水	水运太过，又得天河水助更过，无土制	×
丁未	木运不及	湿土+土⁻	寒水+土⁻	天河水	木运不及，无木助，天河水不怕土克	×
戊申	火运太过	相火+金⁺	风木+金⁺	大驿土	火运本太过又得相火助，无水制；此大驿土为强土	×
己酉	土运不及	燥金+金⁻	君火+金⁻	大驿土	此大驿土为较弱土。土运不及，得大驿土助	√
庚戌	金运太过	寒水+土⁺	湿土+土⁺	钗钏金	金运太过，受纳音金助，无火制	×
辛亥	水运不及	风木+水⁻	相火+水⁻	钗钏金	水运不及，受司天在泉对化水助，	√
壬子	木运太过	君火+水⁺	燥金+水⁺	桑柘木	木运太过，又得纳音木助，仅在泉金难抑制	×
癸丑	火运不及	湿土+土⁻	寒水+土⁻	桑柘木	火运不及，无火助	×
甲寅	土运太过	相火+木⁺	风木+木⁺	大溪水	土运太过，受司天在泉三木所克平；大溪水惊涛骇浪土难挡，主政	×
乙卯	金运不及	燥金+木⁻	君火+木⁻	大溪水	金运不及，得司天助，但大溪水特强，不仅克君火，反无制主政	×
丙辰	水运太过	寒水+土⁺	湿土+土⁺	沙中土	司天寒水和正化土相抵，纳音土、在泉土正化土难以抵水运太过	×
丁巳	木运不及	风木+火⁻	相火+火⁻	沙中土	此沙中土弱，木运不及得司天助	√
戊午	火运太过	君火+火⁺	燥金+火⁺	天上火	火运本太过，又得司天、在泉、纳音等四火，无水制	×
己未	土运不及	湿土+土⁻	寒水+土⁻	天上火	土运虽不及，但得司天土、二对化土助	√
庚申	金运太过	相火+金⁺	风木+金⁺	石榴木	司天相火和正化金相抵，金运太过又得在泉正化金助	×
辛酉	水运不及	燥金+金⁻	君火+金⁻	石榴木	水运不及，无水助	×
壬戌	木运太过	寒水+土⁺	湿土+土⁺	大海水	木运太过，无金制；大海水强，不怕众土克	×
癸亥	火运不及	风木+水⁻	相火+水⁻	大海水	大海水强无制，火运不及更不及	×

注：×表示异气，√表示平气，⁺表示阳，⁻表示阴。

12.8.2 疠气预测

某年论定为异气年不是说该年就是疠气年会出现病疫感染，而如王玉川[6]所建议，在论平、异气的基础上再引用"刚柔失守""三年化疫"判据判定疠气年。下面来比较《素问》《类经》论平气和六曜论平气哪个判定疠气更准确。

（1）2002（壬午）年底—2003（癸未）年的 SARS 疫情预测

依《素问》及《类经》（表12.7）丁丑（1997）年是平气年，戊寅（1998）年开始"刚柔失守"；依"三年化疫"判据，疠气应发生在辛巳（2001）年。SARS 实际发生在 2002 底—2003 年，显然不符。

若按六曜论平气（表12.8），己卯（1999）年为平气年。庚辰（2000）次年"刚柔失守"，历经辛巳（2001）、壬午（2002）年，癸未（2003）年必化疫，恰与实际 2002 年底广东、港澳地区及 2003 年北京发生 SARS 疫情相合。

（2）癸巳（2013）年长三角地区的 H7N9 疫情预测

依《素问》及《类经》（表12.7）癸巳（2013）年是平气年，实际该年我国长三角地区发生 H7N9 疫情，完全失误。

若按六曜论平气（表12.7），己丑（2009）年为平气，次年就"刚柔失守"，失守3年必会化疫，即癸巳（2013）年必化疫，恰与长三角地区的 H7N9 疫情相合。

（3）己亥（2019）年 COVID-19 疫情预测

前已指出，依《素问》及《类经》（表12.7）丁酉（2017）—辛丑（2021）连续5年都是平年，把己亥（2019）年定为平年，完全失误。

而按六曜论平气，乙未（2015）年为平气，次年就"刚柔失守"，失守3年必会化疫，即己亥（2019）年必化疫。按生命历法，年首是立春。戊戌（2018）年一直持续到公历 2019 年 2 月 4 日，己亥（2019）年一直持续到公历 2020 年 2 月 4 日。2019 年底在武汉出现的疫情恰证明六曜论平气是可行有效的。

以上可见，用六曜论平气加"刚柔失守""三年化疫"判据是可以预测疠气的，且要比《素问》及《类经》三曜论预测疠气更准确。

12.8.3 靳九成等发现天人第6规律——一个六十甲子至少有丙子、癸未、癸巳、己亥、乙卯、癸亥等6个疠气年，下一个疠气年为乙卯（2035）年

依表12.7和表12.8所列，用六曜论平气加"刚柔失守""三年化疫"判断预测现六十甲子除癸未（2003）、癸巳（2013）、己亥（2019）3年为疠气年

外，至少还可得到乙卯（2035）、癸亥（2043）、丙子（2056）另 3 年为疠气年，一个六十甲子至少有丙子、癸未、癸巳、己亥、乙卯、癸亥等 6 个疠气年，下一个疠气年为乙卯（2035）年。

上述天人第 6 规律同样适用于与我国同纬度的国家和地域。

依笔者体会，要想发现和理解天人第 6 规律，至少须具备天文、物理、中医、易学等四个知识结构，缺一不可。

12.8.4 所谓"可能平气"

由于下列原因，上述论述只能是可能平气。

（1）六曜实际视运动周期性误差

七曜加地球八曜明显是多体混沌问题，由于其非线性的蝴蝶效应，气象长期预报（数月）都不可能，所以中医学能做出数年气象预测已是伟大创新。

七曜的 60 年周期性表中，近朔月的 60 年周期性具有较高精度，其他五曜周期性误差都在 1% 以上，尤以火星误差最大，实际偏小 6.33%。岁运的太过不及是由火星的两年准周期性主导的。经计算，8 年火星实际累积就多转 0.2532 周复不了原，太过不及相对误差达 50.6%，使得讨论平气的时限小于 60 年，所以预测的只能是可能平气。

（2）岁运，年支正五行、司天、在泉及其正化对化，纳音五行力度间毕竟没有确切的定量比较，只能半定量地定性评估。

12.9 利用《娄景书》60 年周期性进一步研判六曜论平气预测疠气的合理性

上述 6 个疠气年中前三个已得到验证，后三个还待验。由于疠气预测涉及多体混沌蝴蝶效应难度大，更需要对六曜论平气疠气预测做多方面的辨证。

第 6 章已指出《娄景书》（附录 6.1）是我国最早预测长江流域气象、洪涝灾荒、疫病的六十甲子文献，并介绍了中科院翁文波院士等在 20 世纪 90 年代利用《娄景书》的 60 年周期性预测当代气象、洪涝灾荒、地震等混沌难题，获得成功，被誉为"预测宗师"[9]。近世文献[10]整理了包括附录 6.1 在内的 6 个版本的《娄景书》。本节利用《娄景书》60 年周期性预测疫情年，对六曜论平气预测疠气进行研判。

12.9.1《娄景书》60 年周期性预测疫情年及其验证

首先把 6 个版本《娄景书》中记载有大疫情发生的干支年梳理在表 12.9

中列出，用符号◆标记，共有 16 年，疫情较小的用小符号◇标出，共有 7 年，合计 23 疫情年。其中丙寅、丁卯、辛未、癸酉、甲戌年疫情可归于甲子年疫情的延续，己卯、庚辰年疫情可归于丁丑年疫情的延续，乙酉、戊子、己丑、辛卯年疫情可归于甲申年疫情的延续，甲午、戊戌年疫情可归于癸巳年疫情的延续，乙巳、戊申、壬子年疫情可归于庚子年疫情的延续，丙辰年疫情可归于乙卯年疫情的延续，一个六十甲子年共有甲子、丁丑、甲申、癸巳、庚子、乙卯等 6 次大疫情流行。

以庚子（2020）年疫情（◆）预言为例，新冠病毒 2020 年已在全球传播得到验证。往前推 60 年是 1960（庚子）年，由于自然灾荒等原因，此年我国四川、河南死亡人数很高，也验证此预言是可信的，有重要参考价值。

表 12.9　六十甲子年《娄景书》记载疫情

干支	娄景书预言疫情	符号	干支	娄景书预言疫情	符号
甲子	更忧疾病挂心怀	◆	己丑	米贵人病受熬煎	◆
丙寅	疾病有些人多怨	◇	辛卯	人多疾病宜求福	◆
丁卯	高田大收人多病	◇	癸巳	人病宜早祈神保	◇
辛未	市乡多病告神知	◇	甲午	小民疾病添烦恼	◆
癸酉	人病畜疫休愁问	◆	戊戌	人多瘟瘴受灾延	◆
甲戌	人多疾病何日休	◇	庚子	灾害疾病当荒岁	◆
丁丑	丁丑年来病患多	◆	乙巳	沿门病患防小口	◆
己卯	小童有病多灾瘴，家家秋后哭沉沉	◆	戊申	更加瘟瘟又死人	◇
庚辰	人民多病生别离	◆	壬子	人民疾病祈神保	◆
甲申	众民患病祷神天	◆	乙卯	疾病人人防未乐	◆
乙酉	疾病沿来多饥死，路旁死尸两边停	◆	丙辰	家家瘟疫不离门	◆
戊子	病患沾身未可休	◇			

12.9.2《娄景书》60 年周期性预测对六曜论预测疠气合理性的研判[8]

表 12.10 中同时列出《娄景书》60 年周期性预测疫情（◆◇）年与六曜论平气（√）预测疠气（▲）年干支，以作研判。

表 12.10 六十甲子《娄景书》预测疫病与六曜论平气预测疠气年的比较

干支	娄景书	六曜论	干支	娄景书	六曜论	干支	娄景书	六曜论	干支	娄景书	六曜论	干支	娄景书	六曜论
甲子	◆		丙子		▲	戊子	◇		庚子	◆		壬子	◆	
乙丑		√	丁丑	◆		己丑	◆	√	辛丑			癸丑		
丙寅	◇		戊寅			庚寅			壬寅			甲寅		
丁卯	◇	√	己卯	◆	√	辛卯	◆		癸卯			乙卯	◆	▲
戊辰			庚辰	◆		壬辰			甲辰			丙辰	◆	
己巳			辛巳			癸巳	◇	▲	乙巳	◆		丁巳		√
庚午		√	壬午			甲午	◆		丙午			戊午		
辛未	◇		癸未		▲	乙未		√	丁未			己未		√
壬申		√	甲申	◆		丙申			戊申	◇		庚申		
癸酉	◆		乙酉		√	丁酉			己酉		√	辛酉		
甲戌	◇		丙戌			戊戌	◆		庚戌			壬戌		
乙亥			丁亥		√	己亥		▲	辛亥		√	癸亥		▲

注：√表平气，▲表疠气 ◆◇分别表大小疫情。

需要明确：六曜论平气预测疠气年是指人类免疫力低下受自然毒源感染的窗口期（▲），《娄景书》记载的多是感染后人传人疫情扩散期（◆），时间上感染窗口期（▲）在前，疫情扩散期在后。如此次新冠疫情，感染窗口期（▲）在 2019（己亥）年底，人传人疫情扩散期（◆）在 2020（庚子）年，二者具有连贯性。这样六曜论预测一个六十甲子有癸亥、丙子、癸未、癸巳、己亥、乙卯等 6 个疠气年，与《娄景书》预测甲子、丁丑、甲申、癸巳、庚子、乙卯等 6 个大疫病年连贯相符，更增强了六曜论平气预测疠气的可信度和合理性。

总之，疠气疫情属混沌世界难题，西方科技望而却步，束手无策，而依中华天人合一六曜论平气+"刚柔失守""三年化疫"判据，结合《娄景书》，对此虽存在一定不确定性，但却可有效预测。

"凡事预则立，不预则废"。呼吁国家卫健委汇集学界精英智慧，对今后疠气年疫情提前做出研判、预警，为国家决策2035远景目标提供健康信息支持，防范于未然，造福全人类。

参考文献

[1] 拙言，士心，真人，等. 三命通会注评［M］. 北京：北京师范大学出版社，1993.

[2] 靳九成，金世明，黄建平，等. 中医阴阳、五行学说的天文学背景探讨［J］, 中华中医药杂志，2008，23（9）：757－761.

[3] 靳九成，谢雪姣，云歌，等. 纳音五行的天文学背景再探讨［J］. 中华医药，2017，（4）：69-72.

[4] 靳九成. 阴阳五行新定位，七曜视运动阴阳五行，天人合一第5规律发现［J］. 无锡周易，2019，（1）：26-58.

[5] 郑陶. 中医以时为本［M］. 北京：北京艺术与科学电子出版社，2006.

[6] 王玉川. 运气探秘［M］. 北京：华夏出版社，1993.

[7] 乔寅飞，靳九成，罗文淇，等. 六曜论平气与疠气预测［J］. 中华中医药杂志，2020，35（3）：1107-1112.

[8] 刘晓燕，靳九成，谢雪姣，等. 摸准纳音，下一个疠气年为乙卯年［J］. 中华中医药杂志，2021，36（4）：1836-1841.

[9] 王志明. 当代预测宗师［M］. 北京：中国文学出版社，1994.

[10] 廖君湘 娄景书（湖南民间抄本）整理与校译［M］. 湘潭：湘潭大学出版社，2017.

第五编

中医学治未病与个性人体质学，天人第7规律发现，建立个性人先天体质未病学，填补了中医个性人先天体质学空白

第 13 章 中医学治未病与个性人体质学，天人第 7 规律发现，建立个性人先天体质未病学，填补了中医个性人先天体质学空白，纳音五行的补偏救弊

13.1 中医治未病与个性人体质学

13.1.1 中医治未病面临的挑战

2008 年 8 月，国家中医药管理局出台了《"治未病"健康工程实施方案（2008—2010）》，2016 年中华中医药学会又成立了治未病分会，开启了中医治未病的新时代，意义重大。

中医的治未病、五运六气学、中医体质学等都属于预测医学的范畴。预测医学把未病态分为健康态—隐病态—潜病态—欲病态—已病传变态等层次[1]。传统中医学辨证论治皆以"证"为核心，其望、问、闻、切四诊大多只能对欲病态、已病传变态做出某种诊断，隐病态—潜病态无证可辨，实难做出诊断。从中医治未病实质意义和终极目标讲，是发展个性人未病学。个性人未病学涉及人的胚胎、孕育、出生、发育、成长、衰老、死亡等阶段，是空前的生命科学难题，科学发展到今天，还远不能说已经搞清。因而现代未病学者认为，除传统辨证论治外，还必须融入现代医学和现代科技，中西医结合，引用体质法、现代全息法、微医学法、基因法、微量元素法等高新技术提高诊察技能[2]。然而目前中医学治未病的功能主要由中医体质学来支撑。

13.1.2 中医体质学目前的研究现状，个性人先天体质是空白

（1）《内经》未有"体质"之称，"体质"一词首见于明代张景岳《景岳全书·杂症谟》"矧（shěn）体质贵贱尤有不同"之说。

《内经》对体质的分类有阴阳五态分类法（《灵枢·通天》）、五行分类法

(《灵枢·阴阳二十五人》)、体型肥瘦分类法(《灵枢·逆顺肥瘦》)、勇怯分类法(《灵枢·论勇》)、形志苦乐分类法(《素问·血气形志》)等论述,其中以阴阳、五行分类最重要。现代学者认为历代医家论述"缺乏明确而科学的体质概念……并未形成一个完整、系统的关于体质学说的理论体系"。从20世纪70年代开始,先后提出"中医体质学说"的中医学者,将中医体质理论从中医基础理论中分离出来,已初步形成了中医体质学的学科体系,将体质概念定义为:"人类个体在生命过程中,由遗传性和获得性因素所决定的表现在形体结构、生理机能和心理活动方面综合的相对稳定的特性"[3]。除体质外,还有禀赋、气质、禀质等称谓。

(2)对体质分类出现百家争鸣、百花齐放局面。以王琦院士为首的团队,首先以气血津液、脏腑经络等构成人体生理功能的基本物质作为体质类型的构成要素,并通过对历代医家的体质特征表述的分析,提出平和质、气虚质、阳虚质、阴虚质、痰湿质、湿热质、血瘀质、气郁质和特禀质等9种体质类型。匡调元等将体质分为正常质、晦涩质、腻滞质、燥红质、迟冷质、倦㤪质等6大类,其中后5类均为病理性体质。何裕民将体质分型为失调型、协调型、紧张型、虚弱型,其中失调型又分为郁滞质和内热质,虚弱型又分气虚质、阳虚质、精亏质、津亏质,且郁滞质又有肝郁质、痰湿质及瘀阻质之分,气虚质还有肺气虚、脾气虚及心气血虚之分。[4]

诸学者这些分类,是一种先天和后天共同形成的比较模糊的共性人体质类型,远没有达到个性人体质类型目标。

(3)影响体质的因素有先天禀赋、年龄、性别、饮食、劳逸、情志、地理及疾病针药等。先天禀赋指来自父母,在出生之前获得的影响体质的因素,包括遗传与胎孕两方面。中医体质学者公认先天体质是体质形成的基础,确定了体质的基调,常对体质产生终身的决定性影响。[5]依此,先天体质应是研究体质的抓手,但如何研究和确定先天体质各家却无下文。如辨别平和质要求其"先天禀赋良好",但什么才叫"先天禀赋良好"呢,并无下文,[6]可见个性人先天体质是目前中国中医体质学研究的空白。

13.1.3 靳九成等2000年发现天人第7规律,建立了个性人先天体质学现代科学基础,填补了中医学个性人先天体质空白

(1)早在第2章提出的中医学天人合一阴阳模型(图2.4)时就指出:胚胎决定于父母遗传基因,但胎孕过程中必受七曜一气阴阳之作用,称为自然基因。"人法地,地法天"。中医体质学者在论述中往往把自然因素仅理解为地理环境，只看到"人法地"，未看到"地法天"，"天"对人体的主导作用。

（2）不管是胎儿或新生儿，父母基因和自然基因都是同时在起作用，要想厘清它们各自的作用，时至今日也几乎是不可能的，因此如何确定新生儿的先天体质自是世界难题。早在1993—2000年靳九成就为此代表湖南大学签头，联合湖南医科大学、湖南中医学院（今湖南中医药大学）、湖南省人民医院等在湖南省计委立项"皮纹及出生时间预测疾病和天赋秉性研究"，开展出生学研究（图13.1），并有重大突破，发现了天人第7规律，建立了个性人先天体质学现代科学基础，填补了中医学个性人先天体质研究的空白，将在13.4节展开论述。

图13.1　靳九成为首，由湖南大学牵头承担湖南省计委项目"皮纹及出生时间预测疾病和天赋秉性研究"结题报告

13.2 个性人先天体质与医易会通

13.2.1 医易会通是解决中医先天体质学不可或缺的战略力量

中华先哲们解决个性人先天体质难题首先想到了医易会通，因为易学是中医学的先导，医易同原，有共同的天人合一基础。唐代大医家孙思邈认为《易》是专论天道阴阳气机变化之书，因此，"周易、六壬，并须精熟，乃得为太医"（《千金要方·大医习业》）。明代大医家张景岳将此概括为："阴阳虽备于《内经》，变化莫大呼《周易》""易具医之理，医得易之用，医易相通，理无二致""医不可无易，易不可无医""医之为道，身心之《易》也""不知《易》者，不足以言太医"。中医学研究若能以易道为指南，则如"运一寻之木，转万斛之舟；拨一寸之机，发千钧之弩"（《类经附翼·医易义》）。实际上本书也是易学的现代科学基础。当代著名学者也公认医易同原、会通，如北京大学朱伯崑、武汉大学萧汉明[7]、南京大学李书有[8]、南开大学吴克峰[9]、北京中医药大学张其成[10]等。可惜由于大家都知道的原因，大半个世纪来在中医学和易学间人为隔离，阻断医易会通教育，使得目前中医界学者大多数不熟悉医易会通，形成了长达六七代的断层，致使有些学者还认为医易会通是"迷信"，这是时代的失误、悲哀。为了中华民族的伟大复兴，中医学界应尽快纠正这种不正常的局面，开启医易会通培训教育，发展医易学预

测，补上短板，造福人民[11]。

13.2.2 四柱预测与个性人先天体质

医易学是个大观园，其中以四柱干支预测人为干扰随意性最小，因为人的出生时间是客观的，依七曜生命历法定其出生年、月、日、时四柱的天干、地支，十分确定[12]。

新生儿的先天体质阴阳五行和其母亲生他天时的阴阳五行本是两个不同的概念。历史上医、易学界依长期经验唯象地论断为：

（1）新生儿的出生天时四柱干支阴阳五行模型可作为其先天体质阴阳五行模型[13]。

（2）计算出生天时四柱阴阳五行模式，天干用正五行，地支藏干如表13.1所列（含一项天干五行者，权重为1，含多项者，首项权重为2/3，余一项权重为1/3，余两项权重为1/6）[13]。

依此个性人先天体质四柱正五行唯象模式，实际应验率大抵在70%～75%，确有其实用价值[14]，但世人一直是知其然不知其所以然，成为千古玄机。

本章的主要历史使命之一是用现代科学来解读：

（1）为什么新生儿的出生天时四柱干支阴阳五行模型可作为其先天体质阴阳五行模型（天人第7规律）？

（2）天干有正五行、天五行，新生儿的先天体质阴阳五行计算模式天干为什么要用正五行，不用天五行？地支有正五行、天五行，他的先天体质阴阳五行计算模式地支藏干为什么用表13.1模式？

（3）它的应验率（70%～75%）不算顶高，其局限性根源在哪里，能否进一步补偏救弊。

表 13.1　地支藏干表

地支	子	丑	寅	卯	辰	巳	午	未	申	酉	戌	亥
所含天干五行	癸水	己土 癸水 辛金	甲木 戊土 丙火	乙木	戊土 乙木 癸水	丙火 戊土 庚金	丁火 己土	己土 丁火 乙木	庚金 戊土 壬水	辛金	戊土 辛金 丁火	壬水 甲木

13.3 出生动因基础研究

为了破解上述第1个千古玄机，得从出生的动因基础研究开始，这可是一个世界性难题。

出生是对胎儿来讲，分娩涉及到母子两个系统，出生是分娩的结果，其动因是相同的。

关于分娩动因，我国医学界至2004年前还在争论着有关母亲的4种理论：子宫下段成熟理论、内分泌控制理论、神经介质理论、机械性理论[16]，似乎前两者比后两者具有更多说服力，内分泌控制理论与子宫下段成熟理论具有因果关系，但都未能判定出生是胎儿还是母体发动。

13.3.1 出生时间及生命历四柱干支表述

胎儿娩出能否搏出首次呼吸建立自主呼吸，变单循环为双循环系统，使其顺利变态为新生儿，具有生死存亡的意义。其后一系列生理变化（如肝、脾、肾上腺等功能的转变）都以此为前提（图13.2）[16-19]，因而胎儿娩出后的首次自主呼吸（或啼哭）比剪断脐带更具实质意义，应依此定为出生时间，在生命历法中用年、月、日、时四柱干支表示，准确到一个时辰（2h）[12]。如金某某出生地真太阳时为公历1974年11月14日亥时，查《生命（医易）百年历》，其四柱干支为甲寅/乙亥/己未/乙亥。

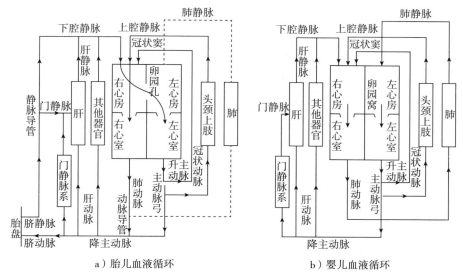

a）胎儿血液循环　　　　　　b）婴儿血液循环

图13.2　胎儿出生时血液从单循环到双循环的转变

13.3.2 出生分娩的动因是胎儿

（1）从进化论推定出生由胎儿发动

笔者认为，若从生物进化论来分析，可以很易指明方向。

依现代遗传学，动物胚胎发育的过程主要由遗传基因（DNA）和自然基因决定，自主发育生长是实现遗传的基本保证。这种胚胎发育的自主性在昆虫纲—鱼纲—两栖纲—爬虫纲—鸟纲等不同进化层次的卵生动物中都无例外地表现出来，胚胎成熟后自主破壳出生，与母体无关，如海龟。[20-21]

为生物学界普遍接受的现代达尔文主义，肯定了自然选择在生物进化中具有压倒一切的重要性，认为进化的速度和方向几乎完全由自然选择决定。生物进化的方向性之一是更好地繁衍后代，受精卵的基因和孵化方式随着进化不断升级而更完善。由卵生动物到胎生哺乳动物遗传基因进化到更高层次，胎生和生后哺乳大大提高了幼子的成活率。这种进化不可能违背胚胎发育生长自主性，因而可判明包括人类在内的所有哺乳动物幼子出生都是由胎儿发动。死胎不能自然分娩从反面也证实了不可能由母体发动。

（2）现代分娩学的最新研究报道也证明出生由胎儿发动[22-23]

20世纪60—80年代，联合国教科文组织资助澳大利亚和新西兰两个妇产科医院开展分娩动因的基础研究，他们从西方锄足蟾、绵羊一直研究到狒狒、人类。

众所周知，哺乳动物子宫是胚胎发育的摇篮，胚胎成熟前需要黄体酮维持子宫平滑肌的松弛和宫颈的闭锁，同时又需要雌激素维持宫体一定的收缩力。胚胎成熟分娩时子宫提高雌激素/黄体酮比值使子宫肌收缩，转化的前列腺素使子宫颈打开。格雷厄姆·C·利金斯在20世纪60—80年代的研究证实：绵羊和大多数哺乳动物导致分娩的多个过程，是由胎儿大脑调控的（图13.3）。

绵羊从妊娠中期开始，胎儿下丘脑开始分泌促肾上腺皮质素释放素（CRH），CRH促使垂体释放出促肾上腺皮质激素（ACTH），ACTH又促使胎儿肾上腺分泌出皮质醇，皮质醇一方面促使胎儿的肺成熟，另

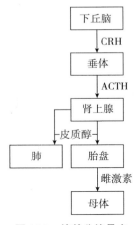

图13.3 绵羊分娩是由胎儿大脑调控

一方面促使绵羊的多个胎盘将黄体酮转化成雌激素进入母体血液中，改变母体子宫血液中雌激素/黄体酮的比例。当母体子宫雌激素/黄体酮的比值达到和超过某个阈值时，子宫肌收缩，子宫颈打开，启动分娩。

1998年Roger·Smith综合报道了20世纪80年代以来有关人类和狒狒分娩调控机制的研究结果，如图13.4所示：胎儿下丘脑分泌CRH到垂体，垂体分泌少量ACTH到肾上腺，ACTH促使肾上腺分泌出皮质醇，一支到达靶

器官肺使其成熟，另一支到胎盘。灵长目动物狒狒和人类胎盘不同于绵羊，不直接将皮质醇转化为雌激素，而是将皮质醇当作激发信号，使胎盘分泌出较多 CRH，分别到达肾上腺、垂体和母体。研究发现灵长目动物狒狒和人类胎儿肾上腺不同于成年灵长目动物和成年人，内有胎儿肾上腺区，它能在来自胎盘的 CRH 和来自垂体的 ACTH 作用下分泌出脱氢表雄硫酸脂（DHEA-S）给胎盘，胎盘将 DHEA-S 转化为雌激素，促使子宫做好分娩准备。

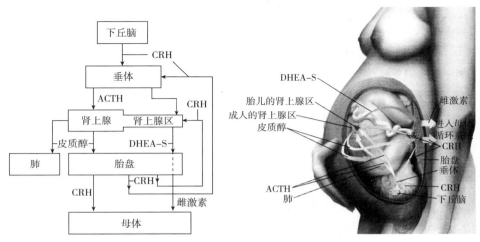

图 13.4　人类和灵长目动物狒狒胎儿分娩的调控机制（附彩图）

可以看出，人类不同于绵羊的是子宫雌激素/黄体酮比值增加不是靠转化黄体酮为雌激素，而是保持黄体酮不变，转变 DHEA-S 为雌激素来实现的。试验发现进入母体的 CRH 也有使子宫收缩的功能，它似乎作为一个备用安全网，一旦雌激素的产生受到破坏，CRH 可以代替雌激素促使子宫收缩。通常，当子宫血液中 CRH、雌激素、前列腺素都突破临界阈限时，子宫颈全开，子宫肌出现一致性收缩，胎儿娩出（相当于第二产程）。Roger·Smith 等认为，胎盘的 CRH 在调控人类分娩定时中起着某种关键作用，有个胎盘"钟"。我们认为调控的原始信息 CRH 还应来自下丘脑。众所周知，哺乳动物的生物钟在下丘脑，人类胎儿不可能有两个生物钟，另一个在胎盘，有两套指挥系统。胎盘分泌的 CRH 主要起着下丘脑、垂体的前馈放大作用，以减轻下丘脑、垂体的负担，有效地保证胎儿大脑的优先发育，这是从绵羊进化到人类遗传基因更加完善的体现。另外娩出开始后，胎儿头部、脐带受压，胎儿还会启动下丘脑—垂体—肾上腺应激系统，ACTH、皮质醇、DHEA-S 等激素迅速数十倍的增加，以保证子宫肌和子宫颈继续深度的收缩和打开。

胎盘作为胎儿发育的附属物，不管调控机制来自胎儿下丘脑还是胎盘，肯定分娩（或出生）动因来自胎儿而不是母体的结论是共同的。

13.4 天人第7规律发现，奠定了四柱干支个性人先天体质学的现代科学基础，填补了中医学个性人先天体质空白

13.4.1 人类胎儿选择环境出生是进化的自然选择

肺是胎儿是否成熟的标志。妊娠38周后胎儿肺已发育成熟，只要母体宫颈打开，宫肌有足够的收缩力，产道没有障碍，分娩条件具备，胎儿就可以顺产出生。1998年Roger·Smith的综合报道只肯定了人类分娩是由胎儿定时分泌激素启动的，但选择何时启动，并未涉及。

可影响胎儿CRH调控的因素很多，但归纳起来不外母体和外部环境两方面。母体疾病、营养不良都可以引起早产，这是胎儿用出生来求生的自保护行为。

环境影响生物变态行为的典型例子是栖居沙漠中的西方锄足蟾。它将受精卵产在水塘里丢下就去寻食了，任其孵化成锄足蟾蝌蚪（相当于胎儿）。若水塘长久存在，蝌蚪放慢变态发育进程，在变态成蟾蜍（新生儿）前长得很大。若水塘因干旱日益缩小，锄足蟾蝌蚪在干旱环境影响下就会快速变态为小蟾蜍，以求在水塘消失前能钻入泥中休眠生存。罗伯特·J·丹佛研究发现：干旱对锄足蟾变态的影响是由CRH介导[23]。

分娩是胎儿一次生死存亡的变态过程，在人类7000万年漫长的进化自然选择下，胎儿为求生使遗传基因具有选择最佳环境出生的调控CRH机制。

13.4.2 天体对胎儿出生时间的影响表现为择时出生

人类发展到今天，已具备改造生活环境保护自己的能力，大多数情况下，产妇可免遭生活环境异常之苦，但目前不可抗拒的自然基因是天体的天人合一效应。许多报道都证实：日、月、星辰等天体通过万有引力、电磁波、高能粒子流等在持续地影响着人体的生命过程，月相和太阳黑子爆发可影响人体的下丘脑、垂体、松果体、性腺系统，从而影响人的生育和出生时间等。我们主要讨论在母体安康、家境平稳、"天"稳态情况下对自然顺产胎儿出生择时的影响。

依第5章，生命历四柱干支组有518 400个，代表着自然基因"天"稳态下对人有518 400种感应模式，并按一定的规律显现。

按新近的推荐，预产期比传统 Megal 法则提前 3 天（9 个月加 4 天）[16]。对一定群体，自然顺产率一般呈现以预产期为对称轴的正态分布，出生时间有 21 天的离散区间，也就是自然顺产的择时范围。在 21 天可能的自然顺产期内，有（21×12=）252 种天时阴阳五行感应模型。

现代医学把分娩分为三个产程：宫颈打开期、胎儿娩出期和胎盘娩出期。第一产程相当于子宫 CRH、雌激素、前列腺素浓度逐渐接近、达到阈值的阶段，是一个量变阶段。胎儿下丘脑要依天体感应情况恰当调控 CRH 使出生时间到来时，使三种激素同步达到阈值进入胎儿娩出期。自然顺产娩出期最长约需 1～2h，也呈正态分布，标准偏差 < 10min，可在所选四柱干支时辰出生。

13.4.3 靳九成等 2000 年发现天人第 7 规律——自然顺产儿择时出生，力求其出生天时的阴阳五行与其先天体质阴阳五行模型相一致，以求最大成活率

胎儿在临产期已成熟，具有自己的阴阳五行模型。如前述，胎儿在自然顺产时要经历具有生死存亡意义的的呼吸、循环系统等重大生理变态。基于数千万年的遗传自然选择累积，胎儿下丘脑自然要在 252 种不同天时的阴阳五行环境感应模式中，依天体感应情况恰当调控 CRH，择时出生，力求其出生天时的阴阳五行与其先天阴阳五行模型相一致达到和谐，以求最大成活率。靳九成等 2000 年发现的这个规律称为天人第 7 规律，首次在《科学（ Scientific American 中文版）》上发表（图 13.5）[15]。

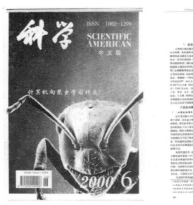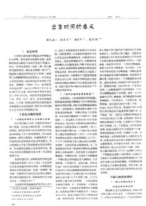

图 13.5

13.4.4 天人第 7 规律填补了中医个性人先天体质学空白，是对中医体质学的重要补充和创新发展

依此规律，胎儿出生天时四柱干支所表达的阴阳五行模式就可代表胎

的先天体质阴阳五行模型，为四柱干支个性人先天体质学的唯象千古玄机论断提供了现代科学依据。我国某主流媒体贯彻科学发展观，从2000年6月起就中止了对四柱预测长达十余年的批判。自此未见学者公开发文再说四柱预测是迷信。依此规律，可建立四柱干支个性人先天体质学模型，有518 400种，比目前王琦院士等提出的9种等共性人体质分辨率高出5万多倍，是中国版的DNA，填补了中医体质学个性人先天体质学空白，已为中医学界所认可[11, 24]，是对中医体质学的重要补充和创新发展。

13.5 对自然顺产新生儿四柱干支先天体质阴阳正五行计算模式合理性及五行在五季旺衰的认证

上述天人第7规律，解决了出生天时四柱干支组的阴阳五行可作为新生儿的先天体质阴阳五行模型的科学依据，下面得解决新生儿先天体质阴阳正五行的计算模式合理性的认证。

由唐代李虚中和宋代徐子平等唯象构建的先天体质阴阳正五行计算模式是：依个性人出生的生命历地方真太阳年、月、日、时定出其四柱干支组；用天干正五行表述四柱天干，用地支藏干表（表13.1）表述四柱地支，可计算出该个性人的先天五行数，它表征着该人的先天体质阴阳五行特征。

13.5.1 独用天干正五行表述四柱天干的合理性

依照第4章表4.3，水星、金星、火星、木星、土星、月球近朔月六曜视运动的周期分别为（1/4.1=）0.244年、（5/8=）0.625年、2年、12年、30年、60年，其中以水星视运动的周期最短，次为金星，再次为火星、木星、土星、近朔月等。胎儿平均孕育期为（9.133/12=）0.761年，期间水星转了（0.761/0.244=）3.12周，金星转了（0.761/0.625=）1.218周，火星转了0.381周，木星转了0.063周，土星转了0.025周，近朔月转了0.013周等。胎儿在孕育期细胞增殖速度极快。从六曜五行对人体五行层面影响讲，水星本征五行加在胎儿身上重复了3.12次，烙印最深，对新生儿先天体质阴阳五行的贡献最大，金星次之，火星、木星、土星、近朔月等依次降低。这可解读四柱天干为何要取水星的本征五行甲乙—木、丙丁—火、戊己—土、庚辛—金、壬癸—水天干正五行表述，并以此为基础主论天干间的生克。从作用强度讲，金星较大的甲己土、乙庚金、丙辛水、丁壬木、戊癸火本征五行对新生儿先天阴阳五行的贡献为次，所以预测时还要兼论"甲己合、乙庚合、丙辛合、丁壬合、戊癸合"等。

13.5.2 四柱地支藏干表的基本合理性

如前述，五曜中木星的强度仅次于金星排第二，其影响要通过地支正五行、天五行综合表达。如表 11.6 所列，年支、月支、日支、时支的正五行均为寅木$^+$、卯木$^-$、午火$^+$、巳火$^-$、申金$^+$、酉金$^-$、子水$^+$、亥水$^-$、辰土$^+$、戌土$^+$、丑土$^-$、未土$^-$。四柱每柱只有一个地支，难以同时把地支正五行、天五行综合表达，因而地支藏干主行的拟合设置既要抓住主要矛盾照顾多数，与地支正五行基本一致，尤其保证五行要一致，又要在此基础上兼顾到地支天五行的影响，以提高应验率。

如子正五行为水$^+$即壬水，子天五行六气为少阴君火，君火削弱水$^+$为水$^-$，故子藏干取癸水。

丑正五行为土$^-$即己土，丑天五行六气为太阴湿土，二者一致，故丑藏干主取 2/3 己土，取子的余气 1/6 癸水，余下 1/6 辛金作为微调。

寅正五行为木$^+$即甲木，寅天五行六气为少阳相火，所以寅支藏气取 2/3 甲木，1/6 丙火，余下 1/6 戊土作为丑的余气土微调。

卯正五行为木$^-$即乙木，卯天五行六气为阳明燥金，金伤木，寅的余气又有所补偿，所以寅支藏气仍取乙木。

辰正五行为土$^+$即戊土，辰天五行六气为太阳寒水，土克水，所以辰支藏气取 2/3 戊土，1/6 癸水，取卯余气 1/6 乙木微调。

巳正五行为火$^-$即丁火，巳天五行六气为厥阴风木，木催生火$^-$为火$^+$，故巳支藏气取 2/3 丙火，取辰余气 1/6 戊土，余下 1/6 庚金作为微调。

午正五行为火$^+$即丙火，午天五行六气为少阴君火，二者加强，按说午支藏气主应为丙火。表 13.1 保持火行不变改取 2/3 丁火、1/3 己土，多为协调五合以提高应验率。

未正五行为土$^-$即己土，未天五行六气为太阴湿土，故未支藏气取 2/3 己土，午余气 1/6 丁火，1/6 乙木作微调。

申正五行为金$^+$即庚金，申天五行六气为少阳相火，火虽克金，为提高应验率照顾五合，申支藏气仍取 2/3 庚金，未余气取 1/6 戊土，1/6 壬水作微调。

酉正五行为金$^-$即辛金，酉天五行六气为阳明燥金，二者虽加强，为提高应验率照顾五合，酉支藏气仍取辛金，未取余气。

戌正五行为土$^+$即戊土，戌天五行六气为太阳寒水，强土克水，故戌支藏气取 2/3 戊土，取酉余气 1/6 辛金，余下 1/6 丁火作为微调。

亥正五行为水¯即癸水，亥天五行六气为厥阴风木，故亥支藏气应为水行和木行，为提高应验率照顾五合，亥支藏气取 2/3 壬水，取 1/3 甲木。

13.5.3 弱五行场在太阳强五行场背景下的旺衰

太阳是强场，天干正五行、天干天五行、地支正五行、地支天五行等五曜场相对于太阳场都是弱场，当它们在四柱干支中与月支正五行场交集时，都要受到太阳月支正五行的制化，对人体的作用表现为所谓"王、相、休、囚、死"状态。

如水星的甲乙木场出现在春季太阳寅、卯月木行强场背景下，必受到太阳同行支持加强处最旺之时，称为"王"。

如甲乙木出现在冬季太阳亥子月水行强场背景下，吸纳水气受生受益适宜发展，处次旺状态，称为"相"。

如甲乙木出现在夏季太阳巳午月火行强场背景下，必泄其气而处衰败状态，称为"休"。

如甲乙木出现在四季丑辰未戌月太阳和廿八宿土行强场背景下，木克不动土场而反处被悔受辱状态，称为"囚"。

如甲乙木出现在秋季太阳申酉月金行强场背景下，被金重克，元气伤尽而至折毁，称为"死"。如表 13.2 所列。

对金星、木星、土星及纳音等五行场也是如此。

表 13.2　五曜五行场在太阳强五行场背景下的王相休囚死

太阳的月令行	木	火	水	金	土
春木	王	相	休	囚	死
夏火	休	王	囚	死	相
秋金	死	囚	相	王	休
冬水	相	死	王	休	囚
四季月土	囚	休	死	相	王

13.6 自然顺产新生儿群体先天体质五行失调病研究及其意义

13.6.1 新生儿先天体质阴阳正五行的计算

（1）依某个性人出生的生命历地方真太阳年、月、日、时先定出其出生天时四柱干支组，作为该人的先天体质阴阳五行模式。如前述金某某出生地方真太阳时为公历 1974 年 11 月 14 日亥时，其四柱干支为甲寅/乙亥/己未/

乙亥，他的先天体质阴阳五行就由此四柱干支计算。

（2）用天干正五行表述四柱天干，用地支藏干表（表13.1）表述四柱地支，计算此人先天体质正五行结果如13.3表所列。

（3）结果表明，此人先天体质正五行缺金，木太过，金未能克木反被侮，缺金说明对应的五脏肺呼吸系统功能弱，好在火弱有救，此人患先天缺金病。经幼儿期病历检查，此人幼儿期在气候变化时确比同龄幼儿易患感冒和气管炎，且难医治。

表13.3 金某某出生四柱干支所含正五行

四柱	年	月	日	时
权重 天干五行	1 木	1 木	1 土	1 木
四柱干↑ 四柱支↓	甲 寅	乙 亥	己 未	乙 亥
地支中含 天干五行 权重	甲 丙 戊 木 火 土 2/3 1/6 1/6	壬 甲 水 木 2/3 1/3	己 乙 丁 土 木 火 2/3 1/6 1/6	壬 甲 水 木 2/3 1/3
正五行	水	木	金	土	火
正五行数	1.3	4.5	0	1.8	0.4

13.6.2 先天体质正五行失调病的人群调查

笔者等调查了两类人群：

（1）对某高校子校五年级、六年级、初一、高二四种不同出生年段学生进行志愿调查，以其出生四柱干支按上述计算模式算出其先天体质正五行数，列于表13.4。这些人群具有出生年段区间窄、自然连续特点。

（2）对上门志愿求测者调查。此人群出生年段宽（约70年），随机性强。

他们的出生年段、人数、先天体质缺五行人数、占人群的百分比亦列于表13.4。

结果表明：不同出生年段人群先天体质缺五行的百分比不同，以1#人群百分比最高（29.4%），3#人群最低（7.7%），平均百分比16.9%。同一人群中先天缺金、木、水、火、土的人数分配比例也不同，以缺金比例最高，缺土比例最低。这是由于不同出生年段的人先天受天体调制不同所致。

表 13.4　先天缺五行病人群调查结果表

序号	人群（志愿者）	基本出生年段	人数	先天缺五行人数						先天缺五行人占人群 %
				金	木	土	水	火	总	
1#	五年级	1985—86 年	34	3	0	0	5	3	10	29.4
2#	六年纪	1984—85 年	77	3	0	1	0	4	7	9.1
3#	初一	1983—84 年	26	1	0	1	0	0	2	7.7
4#	高二	1979—80 年	67	1	1	2	3	3	8	11.9
5#	上门者	1926—96 年	211	15	11	0	6	7	39	18.5
共计			415	23	12	4	14	17	70	16.9
先天缺五行人占人群百分比（%）				5.5	2.9	1.0	2.4	4.1	16.9	

13.6.3 先天体质正五行失调病例的验证

先天体质缺某行意味着此人先天与该行相对应的五脏生理功能系统弱：即先天缺金表示呼吸系统先天弱，婴儿期易患感冒、气管炎；先天缺木表示肝胆系统先天弱，消化能力差，易患肝炎、胆病；先天缺土表示脾胃系统功能先天弱，胃口差，易得胃病等；先天缺水表示肾脏系统功能先天弱，易得肾炎、肾结石、生殖系统疾病等；先天缺火表示心脏系统功能先天弱，易得心脏病。肾脏、心脏系统是人的生命之本，在数十亿年的进化过程中，这两个脏器系统的功能对外界有很大的自适应调节能力，即使先天缺火、缺水，两脏系统的功能障碍在少儿时期临床上目前也较难察觉，一般要到中老年临床上才逐渐表露出来，但这时致病的后天环境因素比例加大，对先天缺五行病例验证造成较大干扰，加之中老年人的出生四柱干支难以说准，也给核查造成困难。因而笔者等对先天缺五行病例的验证重点放在先天缺金、缺木、缺土病例上。核查验证方式，中老年主要问本人、看病历，少年、婴儿病史问家长。验证情况分符合或较符合、说不清、不符合三类，列于表 13.5。结果表明，符合率较好，先天体质缺五行病及其预测模型可基本予以肯定。

表 13.5　先天缺五行病例核查验证

先天缺五行别	人数	不符合人数	说不清人数	符合较符合人数	符合较符合人数百分比 %
缺金	23	3	2	18	78.3
缺木	12	1	2	9	75.0
缺土	4	0	1	3	75.0

13.6.4 先天体质五行失调病预测的意义

应用四柱新生儿先天体质阴阳正五行计算模式，可对刚出生的天赋体质做出预测评估。若发现新生儿先天缺某行病，其父母和医生在后天养育保健、诊疗时就可做到心中有数，有的放矢，及时阻断未病向已病发展，使新生儿得到优育，健康成长，既避免了疾病痛苦又节约了医疗开支。依表13.4，先天缺五行病者占人群约17%，在我国涉及两亿多人口，这是一个很大的群体；另外可根据预测建立先天体质缺五行病数据库，指导优生，可见其巨大的社会效益和经济效益。

医易会通高手对个性人出生后体质随年龄增长未病变迁的预测，实际上可做得比上述更细致准确，请参考文献[13, 25-27]等。

值得指出的是，月球引潮力比太阳还大，上述四柱预测模式属子平法，对月球影响考虑不足。宋代陈抟又发展了四柱预测紫微斗数法，月柱、日柱采用朔望月参数，可弥补子平法之不足，但遇到闰月理论上有不自洽之处，二者可互补[28]。

13.7 破解孟子"五百年必有王者兴"断语之谜

一定的先天阴阳五行模式对应于一定的先天秉性、性格、智力等，生命历出生时间有518 400种，就代表着有518 400种先天体质生命模型。

孟子有"五百年必有王者兴"断语。断语中的"王者"乃指具有最佳天赋秉性四柱生命模型者。依天人第3规律，518 400种生命模型按一定的规律呈现：历经1个六十甲子年呈现约一半，历经2个六十甲子年呈现约3/4，历经3个六十甲子年可基本呈现，只有历经4个六十甲子年才能全部呈现。具有最佳天赋秉性四柱生命模型的"王者"可能在1个、2个、3个六十甲子年中都不会出现，只有240年才会出现。孟子时代人口少，且是日出而作，日落才息，一个240年最佳时段可能没人同房，无"王者"出生，要两个240年即480年才有王者出现，所以孟子概括为"五百年必有王者兴"。当然现在不同了！中华14亿人口，又有空调，不必日落才息，日出也可同房，一个240年可能有数千个"王者"出生。

13.8 纳音五行对四柱干支个性人先天体质学的"补偏救弊、酌盈剂虚"

13.8.1 新生儿四柱干支先天体质正五行计算模式的内在缺陷与纳音五行的"补偏救弊、酌盈剂虚"

新生儿先天体质五行理想模式应能反映廿八宿背景下七曜对人体的影响。

如前述，天干的天文学背景是水星、金星，年支的天文学背景是木星，月支的天文学背景是太阳和廿八宿，干支阴阳的天文学背景是火星，而上述四柱干支先天体质正五行计算模式主要涵盖了水星、木星、火星，兼顾了金星（天干天五行"五合"）五曜影响，未能涵盖月、土两曜，这是此模式的内在缺陷。纳音五行能涵盖月、土影响，所以中华先哲们建议四柱为经，纳音为纬，对四柱个性人先天体质正五行模式"补偏救弊，酌盈剂虚"。

13.8.2 年、日柱纳音简捷预测先后天体质、性格信息

纳音预测特点是只用个性人出生四柱干支纳音五行，地支用本气（正五行），不用地支藏干余气，既不用小运、命宫、胎元，也不用神煞，只用流年，连大运也基本不用，故此预测快捷，特别适合对四柱干支先天体质正五行预测"补偏救弊，酌盈济虚"。

在四柱纳音预测中，年柱纳音五行反映先后天体质主体，月柱纳音五行多反映青少年时期（0～25岁）体质特征，日柱纳音五行多反映中青年时期（26～50岁）体质特征，时柱纳音五行多反映中老年时期（>50岁）体质特征。大多数人的性格在青年时期定型，所以常从日柱纳音中提取其性格特征信息。

本书将赵颖的六十甲子年柱、日柱纳音简捷预测先后天体质、性格信息提取表列于附录表13.1中，供中医学界同仁参考斧正[29-30]。

例：乾造

年柱：丁丑（涧下水） 月柱：乙巳（覆灯火）

日柱：乙卯（大溪水） 时柱：庚辰（白蜡金）

从附录表13.1丁丑年柱提取纳音先后天体质信息：涧下水为福聚之水，最爱金生……有乙卯大溪水组合，则源远清流，真君子人也。一生性格刚勇，处事公道，忠厚无偏见，见善不欺，见恶不怕。……夏生心下发闷……日生中平。

再从附录表13.1提取乙卯日柱纳音性格信息：性格多疑心重，喜欢自由，有宗教理念，倾向于灵学与形而上学等领域，习惯以科学与客观的态度探讨。具有幽默感，心大，心急，能够接受别人的意见，富有同情心，乐观，喜欢旅行拓宽视野。……个性容易激动……具有叛逆性等。

二者合参可对此人先后天体质、性格做出评估。其人实际为：国家级技术专业人员，处事公道，忠厚，见善不欺，见恶不怕；喜欢探讨哲学问题，不被教条或传统观念所约束，思维有创新性，与上预测评估较符合。

人们常说"性格决定命运",而健康、体质又多与命运相连。"人有贫富贵贱,形体有寒有湿,性情有勇有怯"(明代李中梓《医宗必读》),"矧体质贵贱尤有不同"(《景岳全书·杂症谈》)。现今用四柱干支纳音五行与四柱干支正五行相参预测先后天体质、性格、命运、健康,将更全面。

13.8.3 依四柱纳音五行间生克关系预测先天体质展望后天体质简则

(1)年柱、月柱、日柱、时柱纳音五行自上而下顺次相克者,即年克月、月克日、日克时者,多为健康、富贵之人。

例:乾造,依生命历地方真太阳时,农历1948年11月23日申时出生,四柱干支及其纳音五行如下:

年柱:戊子(霹雳火)　月柱:甲子(海中金)

日柱:壬午(杨柳木)　时柱:戊申(大驿土)

此人年柱纳音火克月柱纳音金,月柱纳音金克日柱纳音木,日柱纳音木克时柱纳音土,从上而下顺次相克,故此多为健康、富贵之人。此人实从1982年经商,健康和财运一直很顺。

(2)时、日、月、年四柱纳音五行顺次相生,即下生上、时生日、日生月、月生年,大多为健康、大富大贵之人。

例:坤造,依生命历地方真太阳时,农历1946年8月26日亥时出生,四柱干支及其纳音五行如下:

年柱:丙戌(屋上土)　月柱:丁酉(山下火)

日柱:戊戌(平地木)　时柱:癸亥(大海水)

此造四柱纳音以下生上。事实是该女士及其子女健康和官位都很顺畅。

(3)年柱、月柱、日柱、时柱纳音五行自上而下顺次相生者,即年生月、月生日、日生时者,大多为短命贫贱之人。

例:乾造,依生命历地方真太阳时,农历1932年5月4日亥时出生,四柱干支及其纳音五行如下:

年柱:壬申(剑锋金)　月柱:丙午(天河水)

日柱:己亥(平地木)　时柱:乙亥(山头火)

此男表面看是年生月、月生日、日生时,上下层层相生,似乎"流通"。实际是命主之金被层层严重盗泄,可知命主八成为短命贫贱之命。实际命主是一贫困山区农民,好吃懒做,偷鸡摸狗,2008年在四川"5•12"特大地震中丧生。

(4)年柱、月柱、日柱、时柱纳音自下而上依次相克者,多主家门破败、一生起伏波折大、伤克长辈之人。

例：乾造，依生命历地方真太阳时，农历1943年12月16日夜子时出生，四柱干支及其纳音五行如下：

年柱：癸未（杨柳木）　月柱：乙丑（海中金）

日柱：甲戌（山头火）　时柱：丙子（涧下水）

此人时水克日火、日火克月金、月金克年木，自下而上克。该命主早年父母双亡，先后当过官，坐过牢，经过商，发了财，又破产，为三起三落之人。

（5）推论

①年柱纳音五行分别被月柱、日柱、时柱纳音五行克、泄、耗，则此人青少年、中青年、中晚年健康、运势分别较差。

②若月柱、日柱、时柱纳音五行分别生助年柱纳音五行，说明此人青少年、中青年、中晚年健康、运势分别有所好转。

13.8.4 四柱纳音五行结合四柱地支三合局预测先天体质唯象展望后天体质简则

（1）四柱地支有三合局，合而化出的五行与年柱纳音五行相同者，多为健康、富贵之人。

四柱预测地支三合局有申子辰合水局、亥卯未合木局、寅午戌合火局、巳酉丑合金局、辰戌丑未合土局之说。

例：乾造，依生命历地方真太阳时，生于农历1950年2月12日未时，四柱干支及其纳音五行如下：

年柱：庚寅（松柏木）　月柱：己卯（城头土）

日柱：癸亥（大海水）　时柱：己未（天上火）

此人四柱地支亥卯未三合成木局，与年柱纳音松柏木同行，应多为健康、富贵之人。实际此男是西部地区一亿万健康富翁。

（2）四柱地支三合局泄、耗年柱纳音五行者，多为贫贱之人；三合局克年柱纳音五行者，多为凶命。

例1：乾造，其四柱干支及其纳音五行如下：

年柱：甲申（泉中水）　月柱：丁卯

日柱：乙亥　　　　　　时柱：癸未

此人地支亥卯未三合成木局，年柱纳音五行为水，被三合之木严重盗泄。该男实为一贫困无业游民。

例2：坤造，其四柱干支及其纳音五行如下：

年柱：戊子（霹历火）　　月柱：庚申

日柱：丙子　　　　　　时柱：壬辰

此女地支申子辰三合成水局，猛克年柱纳音五行火，多为凶命。实际该女因抢劫、杀夫而多次坐牢。

例3：坤造，其四柱干支及其纳音五行如下：

年柱：癸未（杨柳木）　　月柱：辛酉

日柱：癸巳　　　　　　时柱：癸丑

此女地支巳酉丑合化成金局，猛克年柱纳音五行木，丑未冲天干三癸相连，出生至今脑瘫。

（3）年柱纳音被日柱纳音克，年柱地支又被它柱地支刑，多为短寿夭折之命。

四柱预测有子卯刑、寅巳申刑、丑未戌刑、辰午酉亥自刑之说。

例：乾造，依生命历地方真太阳时，生于农历1967年2月13日未时，其四柱干支及其纳音五行如下：

年柱：丁未（天河水）　　月柱：癸卯（金泊金）

日柱：丙戌（屋上土）　　时柱：乙未（沙中金）

此男日柱纳音土克年柱纳音水，年支未又与日支戌土刑，于1997年丁丑病亡，年仅30岁。

13.8.5 纳音五行结合流年纳音五行预测展望流年体质简则

前三小节都是讨论先后天纳音五行情况，比较笼统。在流年会出现流年干支和流年纳音，相当于第五柱，可仿照上述诸简则预测流年体质。

例：乾造，依生命历地方真太阳时，生于公历1975年8月5日辰时，其四柱干支及其纳音五行如下：

年柱：乙卯（大溪水）　　月柱：癸未（杨柳木）

日柱：癸未（杨柳木）　　时柱：丙辰（沙中土）

此男年柱纳音被月、日柱泄、耗，时柱克，说明从少年到中年体质都差。碰上2003年癸未流年杨柳木，猛泄年大溪水使其更弱，得肾炎，并有脑出血现象。

以上可见个性人先后天体质对治未病的重要意义。呼吁国家组织中医学界精英，研究建立518 400种四柱正五行及四柱纳音个性人先后天体质数据库，造福国人！

附录　年、日柱纳音简捷预测先后天体质、性格信息提取表[29-30]

干支纳音	柱	先后天体质、性格特征信息
甲子 海中金	年柱先天体质	见路旁、城墙土吉，得大驿土、长流水相之也吉。怕丁卯炉中火、丁酉山下火、戊午天上火，喜见丙寅炉中火，不宜木助，覆灯、山头、山下火性弱，宜木助。遇霹雳火，主性昏蒙，行运再遇主大凶。见癸亥大海水吉。没木不宜见井泉、涧下、大溪、天河水。见剑锋、钗钏、金箔金有助。性格轩昂，聪明伶俐，有权威，仪表非凡。春生大富之命，夏生福寿双全，秋生太平之福，冬生晚景荣华，日生能创祖业，夜生中平之福，六月生五鬼八败。
	日柱性格	外表冷酷、无情，高大或帅气，表面看不善于社交，但实际却是一个大方、友善而态度超然的人。海中金潮起潮落，其内在的性格需要拥有很大的自由，所以喜爱四处游逛。海中金内涵必然丰富，导致他喜欢有知识、有理性的伴侣。而伴侣大多数会有修养，会扶持，照顾命主。海中金静而不动，所以他与兄弟姊妹、邻人能轻易建立良好关系。由于自身的珍贵，所以他感情比较倾向于心智层次，且喜受变化。天性好奇，渴望品尝多方面的生活。与母亲的关系也会很好。同时也会招惹别人的嫉妒，由嫉妒成小人的事情发生的会多一些。
乙丑 海中金	年柱先天体质	乙丑为自藏墓库之金，一般火克制不了。若没它物来冲破或打开墓库，未有不显达富贵的。独忌己丑霹雳、己未天上之火。乙丑为正印，具有大福德。一生性格刚勇，做事正直，无私心公平，春生钱足用，夏衣禄无忧，秋生有福寿，冬生衣禄微寒，日生衣禄颇足，夜生中晚景荣昌，十月生四废八败。
	日柱性格	大多数都有着理想主义与追求诗情画意的倾向，喜欢享受生命中美好的一面，可能会自我纵容，但很少奢侈浪费。多数对事比较敏感，易受伤害，尤其是在夫妻之间，会容易被对方牵累，但会以保持忙碌或假装不在乎的方式设法掩饰。热爱并顾念家庭，习惯照顾别人。性格温和，有同情心，处处迎合别人，散发出宁静的魅力。他的反应出于直觉与感情；有才学，多数很难发挥出来。
壬寅 金箔金	年柱先天体质	壬寅金箔金生人待君不叛逆，不欺君。忌见炉中火。火不能过多，多则命运会波折有坎坷。一生性格多勇，爱学多能，志坚威仪，肝胆激烈。春生近贵发达，夏生名利双收，秋生衣食平常，冬生衣禄常缺，日生有惊灾，夜生平稳之福，四月生人退败八败。
	日柱性格	表面冷静，内心热情而浪漫，行为相当戏剧化。热爱生命与爱情。壬寅有为人骑虎背，所以命主显得有些非常高傲，喜受人瞩目。看重服装、外表与小孩，喜欢浪漫。对色彩的感觉优秀，有艺术才能，对演戏、写作、音乐都深感兴趣。能给别人温暖，并忠于认为值得爱的人。若有挑战性的相位，尤会变得善妒、势利眼，不分青红皂白。

续表

干支纳音	柱	先后天体质、性格特征信息
癸卯 金箔金	年柱 先天 体质	癸卯金箔金只有装饰之功，无争战克伐之力，无水则不能施为，非木则无所依赖。水要清静之水，木要栋梁之木。忌见炉中火。火不能过多，多则命运会波折有坎坷。金箔金贵重而轻巧，干净而显得纯真，会有外貌整洁、处事态度亦干净利落之象。一生性格灵变，常怀救人之心，顾上顾下。好清洁独自清闲，逍遥自在。命主在无刑冲克害的情况下，婚姻都很美满，对爱人细心，且爱人大多都没有命主有能力，同时也需要借助命主的力量。春生福寿双全，夏生细栗前程，秋生近贵，冬生平平，日生早年成家，夜生福寿双全，七月生人五鬼八败。
	日柱 性格	大多数会倾向于分析所做的每件事，易把感情隔离。与朋友、同事的关系良好，但很难付出自己的感情，宁愿与他人分享工作上的乐趣或知识上的追求。不易激动，羞怯，言辞和蔼可亲，对遭遇不幸的人甚感同情。
庚辰 白腊金	年柱 先天 体质	庚辰白腊金生人多喜炉中火，但若无水济主夭贫。喜见井泉、大溪水，如逢涧下水官贵俱全；遇长流水，不贵则富。此金不能克木，不宜多见。为人性格慈善，名尊望从，心灵志坚，有济贫救人之心，春生名利双收，夏生衣食足用，秋生中平之命，冬生衣禄兴旺，日生福寿双全，夜生自创家业，六月生人五鬼八败。
	日柱 性格	庚辰白蜡金日主的人大多数喜欢美、奢华与智性上的刺激，多才多艺，容易受异性吸引，也易于吸引异性。事实上他所爱的对象若相位受克，对于所信仰的事物可能无法持久。城府虽然很深，但未必会伤人，也有个别的命主对生活有种奢华的向往，做事情不现实，过于浪漫，思想单纯，成熟较晚。
辛巳 白腊金	年柱 先天 体质	《五行要论》云："辛巳金为自生学堂，具英明瑰奇之德，秋冬得力十全，春夏七凶之三吉；入贵格则主学行英伟，致身清贵，常怀济物之心。"此金喜火炼，需炉中炎火。怕遇覆灯、天上火。喜见井泉、大溪、涧下水，官贵俱全；遇长流水，不贵则富。此金不能克木，不宜多见木，若遇火弱，则需木生之。忌海中金、砂中金。若日时二柱遇上白蜡金、覆灯火，称"啸风猛虎"格，吉。厚土多凶少吉。一生慈善，名望尊重，聪明秀气，手艺过人，离祖发达。春生业禄有余，夏生财禄聚散，秋生福寿双全，冬生财锦称心，日生有福寿，夜生中平，六月生八败。
	日柱 性格	思想纯真，个性爽朗，形明体洁，资质聪慧，本性清明。任何事都难不倒，表面娇气，内心有很强大的力量，想做的事必须要做成。花钱大，比较操劳。感情偏激，好则好的为了对方可付出自己的一切，一旦有仇了，就会变得极其憎恨。每当受到排挤或拒绝时，容易有被遗弃的感觉，而将爱心转为恨意。性欲较强，好嫉妒。作风隐密，别人难察觉他的感受。甚至在艺术上的品位，也颇受悲怆情愫的影响。

续表

干支纳音	柱	先后天体质、性格特征信息
甲午砂中金	年柱先天体质	甲午，自败之金，强悍之金。《五行要论》云："甲午金为进神魁气，具刚明之德。秋冬则吉，春夏或凶；入贵格主科场建统众之功，非时带煞，则暴戾克忍，寡恩少义。"遇火生旺，其器乃成。忌丁卯炉中、戊子霹雳 之火凶。遇长流、井下、涧下、大河水吉，忌见大海水。忌沙中、路旁、大驿土。一生忠直无私，温和伶俐，喜素食，有君子之雅，交人见友情。春生自成家业，夏生财谷丰盈，秋生财锦足用，冬生中平之命，日生富贵，夜生平平，腊月生人退财八败。
	日柱性格	理想主义，个性爽朗，做事明快，有幽默感，擅社交，甚至擅长调情。他友善而外向，爱好自由。他很坦诚，有很多朋友，在人际关系上保持相当客观的态度。喜爱户外活动、旅行。但是性情有些过于轻浮，好寻乐，表达情感时太坦露，或常欲强行把自己的信念加诸别人身上。有多变的个性，常受到环境的影响而改变，见风转舵的个性特强。常有力不从心之慨，学而不精，有时连自己都未必了解自己到底想要什么。越多磨炼越好。须吃得苦中苦方为人上人。
乙未砂中金	年柱先天体质	乙未，偏库之金。宜火制，而土生之则福壮气聚。忌己未天上火、丙申、丁酉之山下火。《五行要论》云："乙未金在数为木库，又为天将。其纯仁厚义之德，无往不吉。贵格得之，是不世之英杰，魁镇士伦；常格得之，带煞冲犯，亦作小人中之君子，眉寿人也。"命带比肩、七杀，偏印，杀印相生，文武智谋。为人容貌端正，少年勤奋，初年平顺，兄弟少靠，子息不孤，立家兴隆，晚年大有聚财，女子持家相夫益子之命。春生六亲无靠，夏生白手起家，秋生衣食足用，冬生财锦有余，日生有福有寿，夜生离祖方有福，正月生人损于八败。
	日柱性格	此金是尚未成型的金，所以先天会缺乏安全感。为弥补这一点，成年后往往是个寻求社会地位与物质生活的人。婚姻与交友的态度，表面上似乎冷漠而好算计，其实是因为惧怕被拒绝而试图保护自己。他很难向别人表达内心的柔情。在大庭广众之前显得高傲而保守；功成名就时，亦显得势利。他经常会压抑自己的感情与性欲，其实打从心底是个官能主义者。由于他浪漫的情感部分不易展开，往往选择年纪较大或年纪较小的对象，以方便付出负责之情。一旦有人打入他的感情核心，他会以真挚专注来回报。容易受到外界影响，没有一定的想法与形象，遇到事情很容易随波逐流。
壬申剑锋金	年柱先天体质	壬申，临官之金，不喜火炼。喜见己丑霹雳火。如遇天上水、炉中火，无水相济，主夭折。见寅巳三刑，大凶。喜大溪、大海、长流水。见桑柘木最吉。一生性格灵巧，聪明伶俐，胆识过人。春生衣禄足用，夏生财禄有余，秋生快乐自在，冬生财锦称心，日生四时康宁，夜生晚荣华，九月生退财八败。
	日柱性格	冷静、沉着、友善，公正无私之象，为了真理而不轻易低头，宁可把爱分散给众人，也不喜独占性的感情。他以自己的尺度生活，而不顾及是否为社会所接受。他的爱人会无限度地支持他。命主对人际关系上的直觉很敏锐，与朋友或社团组织相处也极佳。他能接受新事物。若有困难的相位，会变得冷漠、疏离、固执，追求奇异的性经验。

续表

干支纳音	柱	先后天体质、性格特征信息
癸酉 剑锋金	年柱 先天 体质	癸酉，坚成之金，不喜火炼。喜见己丑霹雳火。如遇天上、炉中火，无水相济，主夭折。喜大溪、大海、长流水。见桑柘木最吉。喜见他柱癸酉金。命带偏印，金水相生，领悟力强，学术必显，难免过冷，欠通人情，若有丙火生财，甲木泄秀，定为一通晓古今之人。为人心直公平，能说会道，一生稳定，衣禄足用，六亲冷淡，为人平等，不贪不取，晚景旺相，女人助夫立业之命。春生仓库有余，夏生富致成家，秋生近贵，冬生财锦称心，日生财禄无亏，夜生衣禄不轻。九月生退财八败。
	日柱 性格	温柔慈爱，乐善好施，很有灵性，善解人意，浪漫而敏感。他对情爱需求甚切，若缺乏爱的滋润，会有迷惘的感觉。本身有创造力，而且能给人灵感，激发他人的创造力。然而过度地思考，使得自己极容易受伤，以至于经常暗地里独自受苦，闷不吭气。能自我牺牲，对遭遇不幸的人很照顾。会在感情上很依赖别人，或强近他人依赖他。也可能过于感伤、敏感，没有分辨力或不切实际。
庚戌 钗钏金	年柱 先天 体质	渐成之金，不可见火，得土、水相之为贵。阎东叟云："有刚烈自持之暴。秋动庶儿沈厚，春夏动生悔吝；君子执兵刑之权，小人恣犷悍之性。"遇井泉、涧下、大溪、长流四水为吉，遇天河水无妨，遇大海水就难免贫困夭折。喜见砂中土相生涵养，更得涧下水助之，荣华贵官可期；屋上、城墙、壁上土也吉，忌大驿土刑伤。喜覆灯微火；最忌炉中、山下、山头三火，霹雳、天上二火叠见，非贫则夭。剑锋金造化，金箔金增光。遇木有福神贵人方吉。春生衣食半足，夏生饱食暖衣，秋生离祖发达，冬生平平，日生有财有寿，夜生平平，六月生人四废八败。
	日柱 性格	命主外柔内刚，不会变通，倔强之中有着活泼、独立、喜欢支配他人的独有性格。有一定的领导能力，会有专制与勇敢的一面。他注重外表，虚荣心强，喜欢别人夸奖及奉承，有时候近乎吹毛求疵；文静却不斯文，长象不错；如果是女性，会比较爱巧妆打扮。让他固定地做着一件事，会使其厌倦。很难妥协，生性积极主动。热诚具有传染力。脾气急躁，容易激动。须开阔自己的视野，增加知识的摄取，务实一些会比较好。
辛亥 钗钏金	年柱 先天 体质	辛亥，坚成之金，不可见火，恐有所伤，若得水土相之为贵。阎东叟云："辛亥金，禀乾健纯明中正之气，春秋冬三时吉，夏七吉三凶，贵格乘之，体仁守义，若带刑煞，肆暴贪功。"最怕炉中火，忌霹雳、天上火叠见，非贫则夭。见山头、上下火需水济。遇大溪、长流、井泉、涧下水则吉。遇大海水难免夭折。喜见沙中土，土能生金。为人不惹闲事，百事谋求，早年不聚财物，晚景庆良机，可谓荣华富贵之命，女人丰福，立业之命。春生受命招夫，夏生平平，秋生名利双收，冬生衣食足用，日生富贵之命，夜生中平，三月生人四废八败。
	日柱 性格	此金贵重，辛亥有阴柔的一面，所以命主看起来柔和，不会与人当面争执，但内心中会按照自己的意向去做事，顽固、实际、有决断力，而且非常有自信是其特有的性格。一旦决定了某一项行动，就很难改变。长相不错，才智深藏，文静型的人，初识者以为外刚内柔，久识者则为外柔内刚。个性变化小，看起来比较"优秀"，但还是有点虚荣心。

续表

干支纳音	柱	先后天体质、性格特征信息
丙子涧下水	年柱先天体质	丙子，江湖之水，逢砂中、剑锋二金最吉。见一木无事，见二三木就是劳苦之命。路旁、大驿二土逢上，主财散祸生。如逢辰戌丑未土局，主大凶。喜见天上火，怕霹雳火。喜见天河、大海水，主吉。遇大溪、长流水不吉。一身忠直厚道，凡事谦虚，仔细和畅，交接贵人。春生富贵荣华，夏生平平，秋生衣食有余，冬生受命于天，日生财禄兴旺，夜生福寿双全，九月生五鬼八败。
	日柱性格	若有天上火的照射，就会聪明冷静，心思复杂，城府颇深。很会隐藏心机，一般人看不透他的心思。性格也有点急。行动力颇强。敢向现实挑战，也敢向现实低头，掉头转向，让人捉摸不清。优柔寡断是其最大的缺点。也有活跃的一面。借着对家庭与婚姻采取一种不同的态度来追寻自由。他喜欢旅行与四处飘荡。直觉、敏感，能够接受抽象与神秘的事物。情感可能是不稳定的，性情也不理智，在有挑战性的相位时，可能会带来情绪上的波动。对自己的看法很肯定，而且会固执地遵循，自我显著。
丁丑涧下水	年柱先天体质	丁丑，福聚之水，最爱金生，尤以沙中金、剑锋金为佳。忌辛未路旁土、丙辰沙中土、丙戌屋上土相刑冲克破。若有甲寅乙卯大溪水组合，则源远清流，真君子人也。一生性格刚勇，处事公道，忠厚无偏见，见善不欺，见恶不怕。春生自力更生，夏生心下发闲，秋生衣禄不亏，冬生离祖发达；日生中平，夜生富贵，九月生人八败。
	日柱性格	丁丑涧下水，浑浊温和。工作有原则性，能获得大多数人的接受。忌恶心强烈，动作积极，以其身处之环境，作极度之发挥，但对整体形势的把握不是太好，有时放不开。喜欢现代技术。积极探索，有发明天赋与仁爱心，有实事求是的态度与辨别的能力。身体可能会出现亚健康问题。对自己的爱人会照顾尤佳；不过心胸有些狭隘，对一些事情多少有些小心眼
甲寅大溪水	年柱先天体质	此水遇井泉、天河、涧下、大海四水均吉，惟长流有风不宜见；遇钗钏、沙中金最宜，海中金亦吉，白蜡金亦可，但与钗钏对冲不宜。遇土皆无益。同时遇天上、霹雳火，主一生贫困。遇木大都不吉，惟甲寅见壬子桑柘木称为"水绕山环"贵局。一生性格聪明，做事情先败后成，春生离祖发达，夏生福寿有份，秋生自立成家，冬生平平之造，日生富贵之命，夜生财物有余，清闲近贵，十二月生人八败。
	日柱性格	性格情感强烈，大胆，决断力强，有原则性。喜欢玄奥的事物。天生精力充沛，不知疲倦。易得理不饶人。其变化角度大，心大、心机深，但不阴沉；心急，易改变，一会儿风一会儿雨，反复不定。
乙卯大溪水	年柱先天体质	此水遇井泉、天河、涧下、大海四水均吉，惟长流有风不宜见；遇钗钏、沙中金最宜，海中金亦吉，白蜡金亦可，但与钗钏对冲不宜。遇土皆无益。同时遇天上、霹雳火，主一生贫困。遇木大都不吉，惟乙卯见癸丑桑柘木称为"水绕山环"贵局。乙卯为六合之神，主旺盛繁华，强弱和顺同长。一生昂然志气，慷慨大方，小心谨慎。春生福寿之人，夏生福寿有份，秋生自立家业，冬生财谷有余，日生福寿安康，夜生近贵清闲，十二月生人八败。
	日柱性格	性格多数疑心重，喜欢自由，有宗教理念，倾向于灵学与形而上学等领域，习惯以科学与客观的态度探讨。具有幽默感，心大，心急，能够接受别人的意见，富有同情心，乐观。喜欢旅行拓宽视野，不愿被条教或传统所约束。个性容易激动，变化大，说变就变，比较绝情，具有叛逆性。

续表

干支纳音	柱	先后天体质、性格特征信息
壬辰 长流水	年柱 先天 体质	壬辰是自藏于库中的沼泽之水，就怕遇到金来相生，破堤泛滥，灾祸难言。如果再遇上壬辰长流水，就是自刑，为害也大。也怕遇到壬戌癸亥大海水和丙子涧下水，这些水过于性盛，四处漫流泛滥而无归宿。其他水土则不忌，见多则为福。水贵本库，印墓神藏，壬辰水印，乃五行真水，故禄自清。守自家之旺地也，乃为会贵守成。不杂木火，生在西方白地之乡或行于金水之地，制者为土，不逢鬼旺，一清到底显精神，享其福，而无不有贵气也。喜寅亥者，木作仁，水木和合，文明清异，见戌为清者，水用火财，火库于戌，水火清清。命带偏财，正印，劫财，为人劳碌，手脚不停，早年难守，财来财去，不聚财富，有虚无实，晚年发财发福，女有操持家相之命。春生大吉，夏生早立成家，秋生财锦足用，冬生福寿双全，日生财锦丰盈，夜生功成名就，六月生人五鬼八败。
	日柱 性格	此水执着性强，源远流长，绵延不断，滔滔不竭长流者，必流向长远，而不蓄积一地，故有漂泊远离之象。眼光看得远，比较念旧，个性较漂泊，不稳定，就像漂流的水，会有双重个性。具有吸引力，有领导才能，可以成为一个好领导。预感与见解能力强，能够接受旧传统，并能以崭新的方式来看待。
癸巳 长流水	年柱 先天 体质	癸巳是自绝之水，名叫涸流。如果得巳酉丑合金局，定然起死回生，兴盛发达，有功及物。命带伤官，正财，正官，一片顺生，读书必定榜上有名，伤官与正官同现，不宜为官，为官必有灾祸，应经商则伤官生财，定为富贵财丰之人。为人聪明伶俐，仪表俊秀，离祖发达，财谷聚散，主近贵人，中年风霜，春风之徒，晚景贤良荣华之命。春生衣禄有余，夏生财锦广济，秋生福禄兴旺，冬生中命平平，日生有福有寿，夜生离祖有福，腊月生人财退八败。
	日柱 性格	癸水、巳火，映照在月光下的连绵不断的水流，此水执着性中具有波动性。喜欢公益事业，领导能力强，喜欢接受新事物，欲望比较容易满足。有毅力，想做的事情会坚持长久做下去，反应快，多才多艺。基本上正直廉洁，处于逆境也能开拓自己的人生道路，生命力强，能吃苦。
丙午 天河水	年柱 先天 体质	丙午，天上之水，土不能克，地金不能生也，生旺太过，反伤于万物，死绝太多，又不能生万物。遇砂中、屋上土吉。喜见癸巳长流水，癸亥大海水最吉。遇乙卯大溪、乙酉井泉水也吉。喜见霹雳、炉中、山头、覆灯火，不宜见天上火。除桑柘木外，遇其他木都吉。春生富贵双全，夏生形容秀丽，秋生衣食不付，冬生离祖则吉，日生有胆量有智谋，夜生福寿，六月生人四废八败。
	日柱 性格	天河水，博爱之心，视众生一律平等。外表文静，内心急躁。善变但是内心怀有善意。天生就具有直觉力。带点理想主义，有神秘的倾向，喜沉思，对于瑜珈术与东方哲学有兴趣。具有艺术气质与美感，喜欢不同的世界。具有自我牺牲性，同时也可能经历一种精神上的挣扎。由于过分敏感，神经系统很容易紧张，要学会放松。内心矛盾颇大，情绪上的困扰也多，不易平静。

续表

干支纳音	柱	先后天体质、性格特征信息
丁未 天河水	年柱 先天 体质	丁未，天上之水，土不能克，地金不能生也，生旺太过，反伤于万物，死绝太多，又不能生万物。遇砂中、屋上土吉。见壬辰长流水、壬戌大海水最吉。遇乙卯大溪、乙酉井泉水也吉。喜见霹雳、炉中、山头、覆灯火，不宜见天上火。除桑柘木外，遇其他木都吉。一生性格硬直，自作自为，口舌能辩，巧计多谋，名利有份，衣禄皆足骨肉疏，子息迟见，女人晚景兴旺，助夫益子之命。春生财禄之命，夏生福寿双全，秋生清闲之福，冬生仗义疏财，日生名利双收，夜生衣禄有余，正月生人运气八败。
	日柱 性格	丁未天上水有阴柔之美。喜欢科学与艺术，有音乐细胞，与生俱来的生意头脑，对安全感有强烈需要，可能容易受他人误会。可能对金钱过于全神贯注，在处理金钱上会自我欺骗与粗心大意。喜欢做作，爱表现，但是还比较有情有义，在乎给予，并无视对方需要与否。所以，有时于事无补，有时弄巧成拙，可谓有善心，但不讲究善法。
甲申 井泉水	年柱 先天 体质	甲申是自生之水，靠金生，不怕众土来克制，只। 遇戊申大驿土和庚子壁上土克害。《五行要论》说："甲申水自生，合天真学堂。"若能得之入格，秀外慧中，名利双收。见钗钏金吉，但不能与白蜡金并见，并见相冲。剑锋金太旺。见木都吉，遇松柏木最吉。遇平地、大林木必须有剑锋金砍伐才有用。遇火阴阳相见吉。遇霹雳、天上火最吉。但不能并见，并肩主凶。命局中年时二柱有二水、月日柱有二木，称水绕花堤，是贵格。一生聪明伶俐发达，有志气，善灵变，喜怒无常，出入压众，初年颠倒，晚年利达，兴家丰隆，夫妻和睦，儿女迟见，女人操持兴旺，荣隆之命。春生福寿双全，夏生衣禄微寒，秋生衣禄无亏，冬生衣禄单薄，日生衣禄有缺，夜生平平，三月生人退财八败。
	日柱 性格	欲望无穷，有热心，但不热忱，肯给予，不自私，内心就像井水一样深不可测，外人是很难理解的。对自己的事情比较上心，对别人的事有种事不关己高高挂起之象。但也没有害人之心，只是不会主动表达自己的想法，需要对方有要求的时候才会给予。有求必应，不求则无。也有大公无私的一面，要积极主动为好。
乙酉 井泉水	年柱 先天 体质	乙酉是自败之水，要靠众金生扶才好，因为水气弱，最怕遇到戊申己酉大驿土，庚子辛丑壁上土和己卯城墙土，不贫贱则夭折。乙酉之酉为旺金之地，旺金可生水，水又还原生乙木天干，因而称"贵还命"。酉金为母旺再生纳音水，因而称母旺进趋之水。如果再用金、火资助，自乾东而震北，指北至东之地，这两地是木、火、金旺的方地，其人如得地可成为卓然有成的辅助大用之才。命局中年时二柱有二水、月日柱有二木，称水绕花堤，是贵格。一生聪颖刚强，为人口快心直，志气轩昂，衣禄足用，福寿双全，兄弟虽有，难为得力，六亲和睦，女人兴财绵远，平稳之命。春生衣禄有余，夏生衣禄寒微，秋生性急心灵目巧，冬生衣禄平平，日生晚景发达，夜生早发成家，九月生人八败。
	日柱 性格	此水有种阴暗自私之象。依赖心比较重，而且孤僻，个性较为阴沉，如果逢巨门星时，则疑心病更重，不相信任何人。为人心地还是很善良的。也有喜欢帮助别人的特性，嘴上不说，行动上会帮助别人。渴望权力，但不喜欢接受权势。如果日柱受到刑克的话，可能是独断的、颠覆的。在追求享乐上是奢侈的，可能会为爱情或子女而受苦。

续表

干支纳音	柱	先后天体质、性格特征信息
壬戌 大海水	年柱 先天 体质	大海水有清浊之分，壬戌水有土浑浊，为命之人有吉有凶，不宜见山土气盛。遇天河、大溪水吉，遇长流水尤吉。不宜见井泉水。喜天上火。遇霹雳火主一生颠簸贫寒。不宜见山头、山下、覆灯火。喜海中、砂中金。遇桑柘、杨柳木吉。遇路旁、大驿土吉。一生聪明、潇洒精神，喜游山水，逍遥在世。口直心快。春生财源旺相，夏生自在安闲，秋生享中年之福，冬生离祖成家。日生富贵之命，夜生平平，三月生八败。
	日柱 性格	此水广阔无边，有内秀。具有同情心，喜爱和平。懒惰，缺乏意志力，做事可能是不切实际。个性随和、合群，耐性十足。包容力强，有容纳百川的度量，比较没有心机。情绪较不稳定，有时候较不能自制，可能会有精神病与神经衰弱的症状。
癸亥 大海水	年柱 先天 体质	癸亥是旺相临官之水，故众土不能克制，更喜木来化泄。水盛不宜再见水，死绝反而有利，见则泛滥成灾。癸亥具有纯阳之数，内体至仁，入格者天资慧根，浩然正气，必然怀有润泽生民之德，怀任重致远之才。日时柱遇路旁、大驿土吉。若带有凶煞破害，则诡诈多疑，奸滑异常。春生平平，夏生衣食足用，秋生衣禄平平，冬生有福之相，日生富贵双全，夜生衣食无忧，三月生人五鬼八败。
	日柱 性格	其个性开放，爱好研究，情绪常处于不稳定的状态，对善恶的界定比较模糊，成败常在一念之间，别人无法理解，但是比壬戌水圆滑多了，要避免强出头。可能漫无目标地四处漂泊。缺乏判断力，不信任他人，相信假先知之类的神棍。有灵感，有预知能力。有音乐天赋，富有同情心。
壬子 桑柘木	年柱 先天 体质	壬子是专位不变之木，处死绝状态反为富贵，处生旺状态反为贫贱，遇到水多生扶为夭折，遇到金土多才为吉利。最爱砂中土，喜路旁、大驿土。喜天河、涧下、井泉水，忌见大海水。遇覆灯火最吉，见霹雳、天上火都吉。喜见沙中、剑锋金。见松柏木遇杨柳木是小康安乐之家。遇平地、石榴木凶。一生多才多艺，唯心诡异，易变易恶，常被人怨恨。春生平平，夏生衣食有余，秋生有福有寿，冬生超群出众，日生吉利，夜生衣禄有余，九月生人血败八败。
	日柱 性格	有同情心，有公共关系能力，因为喜爱与形形色色的人接触，在推理工作上表现优异。深爱小孩，能建设一个安定的家庭与亲友分享。要注意不要太过伤春悲秋，或为家中的事务太过操心；也必须小心暴饮暴食的毛病。能把财务料理得很好，可从不动产中获利。

续表

干支纳音	柱	先后天体质、性格特征信息
癸丑 桑柘木	年柱 先天 体质	癸丑，偏库之木。遇死绝则富贵、生旺则贫贱；水多则夭折；金多土盛为佳。最爱砂中土，大驿、路旁二土次之，他土无用。喜天河水之助，见长流、涧下、井泉三水吉。天河、大海水并见主夭折。逢覆灯火最吉，炉中、天上、霹雳火也吉，但诸火叠见必焚。逢沙中金最吉，遇剑锋金位次。遇松柏木强弱相济吉。命有土，逢大林木大贵；遇杨柳木春夏才吉。无土逢平地、石榴、松柏木主凶。一生性格温和，做事和平，见善不欺，见恶不怕，春生卓立成家，夏生有福有寿，秋生平平，冬生富贵，日生富贵之命，夜生福寿双全，九月生人五鬼八败。
	日柱 性格	热心助人，积极进取，几乎各种情况皆能应付自如，还可以在政治上有所表现。以热切的态度去计划，达成目标；当别人还在做梦时，其早已付诸实现。有戏剧化的亮丽人格，对生命充满热爱，是个天生的开心果，或众所瞩目的人。若有挑激性的相位，会变得骄傲自负，做任何事都很激进。健康状况良好，但可能会有心脏或体重方面的麻烦。
庚寅 松柏木	年柱 先天 体质	庚寅纳音木，质坚，唯怕炉中火和壬戌大海水，宜见癸亥大海水。寅年生人最怕天上、炉中、寅午戌三合局火，主夭折。怕见大驿土，大林、杨柳二木。月、日、时三柱同属冬（壬、癸、亥、子）为贵格。一生性格威仪，志气浩大，做事平和，外刚内柔。春生禄丰厚，夏生衣禄平平，秋生财锦富足，冬生福寿康宁，日生财谷有余，夜生平平，六月生人八败。
	日柱 性格	可获得他人的合作，对任何事物都有很高的标准。天生是个有高贵思想的学者。必须抑制对他人期望过多的倾向。好分析，实际而慈祥，然而感情可能太过狭隘。可能会有点小题大做。除非日柱受克，否则整洁与秩序对他非常重要。他可能变得邋遢、懒惰、好挑剔与奔放不羁。依赖性小，更有主见，个性较为直爽，其吃苦耐劳的能力令人叹服。
辛卯 松柏木	年柱 先天 体质	辛卯纳音木，木在帝旺之乡，质坚，唯怕炉中火和壬戌大海水，宜见癸亥大海水。怕见大驿土，大林、杨柳二木。月、日、时三柱同属冬（壬、癸、亥、子）为贵格。一生胸怀快乐，爱交朋友，信守忠厚。春生衣禄有余，夏生清闲快乐，秋生衣食足用，冬生福寿安康，日生中平，夜生败血之命，十二月生人退财。
	日柱 性格	沉着、诚恳而温驯，精明能干，耐性十足，对环境的适应力很强，对压力的疏解能力无人能及。喜欢命令人做事。具有艺术才能、优雅品味与精湛的谈话本能，这些使他人缘极佳。关心公益的问题，别人也都信赖他的判断。是个理想主义者，厌恶手工劳动。若有困难相询时，倾向于为他人做道德上的判断，并渴望为所有人达成一切任务。有时会以双重标准处事，还可能会有法律上的麻烦。

续表

干支纳音	柱	先后天体质、性格特征信息
戊 辰 大林木	年柱 先天 体质	喜见桑柘木。见癸丑桑柘木妙不可言。见辛未路旁土为贵。如遇壁上、屋上二土，又有剑锋金砍伐最吉。单见癸亥大海水主贵，又逢丁丑涧下水最吉；同时遇大海、大溪水，主一生贫夭。一生有权威，尊信行，性慈善，外刚内柔，多疑，先紧后慢金贵。春生名成利就，夏生福寿锦长，秋生衣禄平平，冬生衣禄足用，日生中平，夜生富贵，六月生人八败。
	日柱 性格	此人很主动，对自己很有信心，喜欢对别人施展威权。喜爱奢华的生活，也有能力赚足够的钱财去取得这种享受。个性随和、博爱，精神畅旺，但不求突出，不喜特立孤行，很合群，容易与人相处。勇敢而耿直，对生命有深刻的见解，对于神秘学与玄学很有兴趣。立场坚定，对于自己的信仰与标准从不妥协。判断机灵。若有挑战性的相位，对于投资方面可能会有损失，务必善加处理。
己 巳 大林木	年柱 先天 体质	喜见桑柘木。见癸丑桑柘木妙不可言。见庚午路旁土为贵。如遇壁上、屋上二土，又有剑锋金砍伐最吉。单见癸亥大海水主贵，又逢丁丑涧下水最吉；同时遇大海、大溪水，主一生贫夭。一生性直沉着藏事，文采风流，难得祖业。春生衣禄足用，夏生有福有寿，秋生衣禄平平，冬生一成一败，日生福寿双全，夜生衣禄有余，六月生人八败。
	日柱 性格	为人随和，不夸张，说起话来温和委婉，到处都受人欢迎。能把握住机会。喜欢集体活动，有很强的社交能力，能为他人带去光明。喜欢思考，眼光远大，在工作中会是一个小主管。喜爱奢华的事物，因此花钱比较大。性格乐观而外向，对户外活动、宗教、运动感兴趣。若相位受克，可能心胸狭窄，自以为是，莽撞草率，不分是非。
壬 午 杨柳木	年柱 先天 体质	壬午，杨柳干枝，怕火多木焚。怕砂中金克伤，遇钗钏、金箔金有用。日时柱中有金相配，为富贵之命。水旺主富贵。除大海水外遇井泉、涧下、长流、大溪水都吉。遇城墙土最为生旺，遇辛丑壁上土主贵。遇屋上土不吉。日时二柱遇路旁土，一生卑弱。见桑柘木主吉。遇石榴木又遇金克，主一生卑贱。性格刚强急躁，善良之心，有君子之交，无小人之相。春生福寿锦长，夏生中等之福，秋生财禄兴旺，冬生自立家业，日生有福相，夜生中平，六月生人八败。
	日柱 性格	个性坚韧。柔情万状，婀娜多姿，心思缜密，但无心机，易为外物所动移，环境一变，即不自主地随之而动。作风保守，但能成功地经营自己的事业，也能在大型企业表现出色。他的耐心与专一，使其容易累积财富，但可能因为吝啬而因小失大。做人有原则，有很高的道德标准，财务上可能在房地产方面有所发展。

续表

干支纳音	柱	先后天体质、性格特征信息
癸未 杨柳木	年柱 先天 体质	癸未，杨柳之根，怕火多木焚。怕砂中金克伤，遇钗钏、金箔金有用。日时柱中有金相配，为富贵之命。水旺主富贵。除大海水外遇井泉、涧下、长流、大溪水都吉。遇城头土最为生旺，遇辛丑壁上土主吉。遇屋上土不吉。日时二柱遇路旁土，一生卑弱。见桑柘木主吉。遇石榴木又遇金克，主一生卑贱。性格耿直，外柔内刚，技巧灵变。春生近贵，夏生平平，秋生财谷丰盛，冬生衣禄自有，日生衣禄有缺，夜生平平，三月生人退财八败。
	日柱 性格	有冲劲，但是却无法耐久，容易受到煽动，而且没什么定性，这个也好，那个好像也不错，常常摇摆不定。能尊重别人的看法，容易接受新观念；做事公正，待人体贴，好交际而勤勉博爱。判断力和创造力很强，所以在任何事情上都有很好的表现。相位受克时，会使他毫无谋略，不宽容，不实际，而且有反叛性。
庚申 石榴木	年柱 先天 体质	庚申，石榴花，喜己卯城墙土，丁亥屋上土，为吉。遇路旁、壁上、大驿、砂中土也主吉。遇砂中金主大贵，与海中金有水济也主吉。遇天河、井泉、大溪、涧下水都吉。但遇大海水则非贫则夭。遇天上、霹雳火虽吉，但二火不能并见；遇炉中火也吉，但加它火则凶。日时柱只带一火主贵。遇桑拓、大林、杨柳三木，主功名富贵。一生灵通巧变，喜怒无常，容易众人面前招惹是非。春生财禄有余，夏生卓立成家，秋生快乐，冬生福寿之人，日生名成利就，夜生平平，九月生人五鬼八败。
	日柱 性格	个性顽固倔强，有阳刚之美。能经得起打击，不信邪。外表看似平静，内心多烦。不够圆滑，有让他人绝对说服不了的一面，但并非无情。说话尖酸刻薄，做人不够实在，外表看起来很强硬，但是内心却优柔寡断。会帮助遭遇不幸的人，但有时似乎太过滥情了。对于世俗的成功不感兴趣，需要周期性的隐居。逃避责任以及过度感情用事。要注意千万不能再固执己见，把观念融通，对人对己则为上策。
辛酉 石榴木	年柱 先天 体质	辛酉，石榴果，喜戊寅城墙土，丙戌屋上土，为吉。遇路旁、壁上、大驿、砂中土也主吉。遇砂中金主大贵，与海中金有水济也主吉。遇天河、井泉、大溪、涧下水都吉。但遇大海水则非贫则夭。遇天上、霹雳火虽吉，但二火不能并见；遇炉中火也吉，但加它火则凶。日时柱只带一火主贵。遇桑拓、大林、杨柳三木，主功名富贵。为人精明强干，强词夺理，自发图强，不服不输，有革新、创造之精神。与财有缘，富行动力，一生能得功名利禄，乃勤俭持家的命格。少年有灾，骨肉情疏，六亲不靠；桃花入命，多情多忧，为情苦恼，容易遭到感情的困扰。多喜自由，与神佛渊源深厚，言语伤人心慈善。女人四十岁左右克夫，中年须防有婚姻危机。男命为情多苦。女命大多早婚，婚后仍在工作，要特别注意产厄之忧。春生福寿康宁，夏生身心不闲，秋生平平，冬生福寿之人，日生名成利就，夜生平平，九月生人八败。
	日柱 性格	个性倔强，会以自我为中心，有强有力的推理能力，喜好辩论，绝对不会轻易向别人低头，具有宁为玉碎不为瓦全的特性，真是茅坑里的石头——又臭又硬。要适当疏通自己的能量。石榴木的繁杂交错的枝节就像他复杂、多变的内心。为人酸涩，不够圆滑。其实是个个性刁钻古怪的人，发起脾气来可是很吓人的，而且一旦惹毛他了，就会让你吃不了兜着走。有许多潜意识的恐惧，带来一种对安全感的强烈需求。

续表

干支纳音	柱	先后天体质、性格特征信息
戊戌 平地木	年柱 先天 体质	喜见路旁土，遇屋上、壁上、城墙土也吉，三者间有合化更妙。日时柱见砂中、大驿土，主灾夭。喜遇天上、霹雳火。命中有水，遇炉中火有福。遇覆灯火无风则吉。其他火无水则凶。不宜剑锋金。遇金箔金，再有路旁土，妙不可言。余金无用。遇天河水主吉。遇大溪、大海水，如命中无山主凶，但若同时见井泉、涧下水，非常吉。见癸丑桑柘木为最吉，见戊戌桑柘木不妙，见大林木主夭。性急心躁，好逢迎人情，好理闲事。春生发达，夏生早立家业，秋生衣食足用，冬生衣食平平，日生逍遥，夜生离祖方吉，六月生人破财八败。
	日柱 性格	希望帮助别人。不喜单调地例行公事，能尊重别人的看法，容易接受新观念，做事公正，待人体贴，好交际而勤勉，因此相当有政治家的气质，对于生命把持着客观而民主的原则。在他的观念中，没有种族、阶级或宗教的区别。因为有优越的判断力与原创力，所以可以在任何事业上有良好表现。
己亥 平地木	年柱 先天 体质	喜见路旁土，遇屋上、壁上、城墙土也吉，三者间有合化更妙。日时柱见砂中、大驿土，主灾夭。喜遇天上、霹雳火。命中有水，遇炉中火有福。遇覆灯火无风则吉。其他火无水则凶。不宜剑锋金。遇金箔金，再有路旁土，妙不可言。余金无用。遇天河水主吉。遇大溪、大海水，如命中无山主凶，但若同时见井泉、涧下水，非常吉。见壬子桑柘木为贵。一生性格急躁，变态百出，不容人过。春生有财有寿，夏生衣禄盈余，秋生衣食中平，冬生衣食平平，日生逍遥，夜生中平长寿，六月生人火光八败。
	日柱 性格	己土为花园之土，旁边还有小的河流，树木在此土上生长，有繁荣昌盛之象。其处事分明，不够圆滑，做起事来一板一眼，很容易得罪别人。对财务与情感上的安全有强烈的需要，尤其在日常事务都很有秩序时，感到最快乐。坚持原则，对生活抱着一种实事求是的态度。愿意为成功而努力工作，但并非全心投入。大的商业机构、政治与艺术都是适合他的领域。
戊子 霹雳火	年柱 先天 体质	戊子，水中之火，命中只需风水雷一样，即可亨通。如日时二柱见大海、长流水吉，见井泉水主富贵显赫。怕见大溪水。见辛卯松柏、大林、平地木吉。喜见丁巳砂中土、乙卯城墙土。爱见剑锋、海中、白腊金，主吉利。喜见丁卯炉中火为吉；与戊子炉中火并见，主夭折。一生心慈性善，做事公道，夜禄有余，中年平平，晚景荣华。盲派有"天下无穷戊子"人之说。春生足食，夏生福寿双全，秋生近贵，冬生自立家业，日生有财禄，夜生福寿，六月生人四废八败。
	日柱 性格	再加上爱憎比较分明的特性，那么戊子霹雳火日柱人的性格，基本上会异性缘不错，为人好胜，多情，与爱人不和，容易发生婚外情。做事比较诚实，人很聪明，有大器晚成之像。在紧急情况下能保持冷静，冥冥中能得到贵人帮助。如果压抑过多，可能会产生肠胃的问题。通常不愿牺牲自己的看法，喜欢独立作业。举止天生优雅，在性方面颇敏感，应该避免过度沉溺。

续表

干支纳音	柱	先后天体质、性格特征信息
己丑 霹雳火	年柱先天体质	己丑，天降之火，命中只需风水雷一样，即可亨通。如日时二柱见癸亥大海、乙卯大溪水最吉，遇长流水也吉。见井泉水主富贵显赫。怕见大溪水。见辛卯松柏、大林、平地木吉。喜见丁巳砂中土、乙卯城墙土。爱见剑锋、海中、白腊金，主吉利。喜见丁卯炉中火为吉；与戊子炉中火并见，主夭折。见丙申山下火为吉。为人心直口快，通文艺，有才能，衣禄不少，男女有再娶、花烛重明之嫌，后来夫妻和睦，百年偕老，晚年发福之命，若能遇财或官运，必定能升官发财，兴家立业。春生福寿双全，夏生衣食平平，秋生财锦丰足，冬生福寿康宁，日生财谷有余，夜生平平，六月生人火光八败。
	日柱性格	己丑，干支都为湿土，而纳音又是霹雳火，此日柱的人性格大多数是变化大，有时外向有时内向，所以一生盛衰无常。早年多勤奋、辛苦，中年能够成就事业，晚景富裕之命。婚姻要谨慎选择。有商业头脑。做事尽职尽责，有人情味，善良。若出生富贵的话，反而易有中年衰退之象。
丙寅 炉中火	年柱先天体质	丙寅为自生之火，要靠木来相助，以平地木最好，吉兆。喜见天河水。不喜它水来克。命中无木，它水来克，即主凶祸。男命多为利官近贵，但也多有孤狠霸气；女命多为聪明伶俐、贤良助夫之命。丙寅命宫在寅的人个性较稳重，但是野心却更大，有时候会因为太过于高估自己而说话欠考虑。春生福寿双全，夏生财锦自有，秋生衣禄有余，冬生衣禄微寒，日生衣禄足用，夜生晚景荣华，十月生人四废八败。
	日柱性格	生性大方，爱玩，有同情心与充满活力，能散发出强大的个人魅力。在爱情上坦率而大方。自我意志发展过强的，必须先学会细节的掌握和谦虚的态度。有远见，顾大局，很少因缺乏自信而苦恼。必须避免过于爱支配人和过于自大。脾气也容易有些急，轻易不发火，一旦发起火来，基本上无人能挡得住。
丁卯 炉中火	年柱先天体质	丁卯为自败之火，无木助生就凶。如再遇金，主一生劳苦。以平地木最吉。见剑锋金非贫则夭。如命中有木，可见海中、砂中、白腊金。无木怕见诸水。为人手脚不停，家里家外劳心亲躬；性巧伶俐，见风使舵，做事有头无尾；一生吃穿不少，福禄不亏；多为异性情感所困，嫉妒成疾；男多风流，女多忧伤。丁卯命宫在卯的人野心也很大，但是比较不拘小节，为人精明、能干、谦和，是很聪明的人。春生福寿双全，夏生衣食自有，秋生衣禄有余，冬生衣禄微寒，日生中平之命，夜生晚景荣华，十一月生人八败。
	日柱性格	丁火比较柔弱，再加上卯木生火的力量也是比较平稳，所以此炉中火虽然有急的一面，但还是会很冷静地看待事物，头脑想法是科学的、合乎逻辑的。此纳音日柱的人喜欢工作，而且当觉得能为一个好的理想而贡献时，他是很热诚的。由于他一丝不苟又能吃苦，喜欢固定的工作，所以能把大部分单调的任务做好。有过于勤奋的倾向，而工作过度可能会来疾病。必须避免过于挑剔，改掉爱算计或多疑的毛病。能得到爱人的支持和帮助。

续表

干支纳音	柱	先后天体质、性格特征信息
甲 辰 覆灯火	年柱 先天 体质	此火夜间照明之用，离不开木和"油"（水）。见大林、平地木为贵格。遇井泉、涧下水为"添油"吉。壬辰长流、壬戌大海、天河水为"假油"。遇剑锋金为贵命，见砂中、钗钏二金皆吉。白蜡金不宜。日时二柱同见壁上、屋上土主富贵，忌它土。怕见霹雳、炉中、天上火，主凶。喜山头、山下火。一生威仪尊重，有刚有柔，口直心善，做事先难后易，有紧有慢。春生福贵，夏生平平，秋生平常之命，冬生仗义疏财，日生名利双收，夜生平平，二月生人火光八败。
	日柱 性格	辰土为庙宇之土，甲木有仁义之心，纳音又是覆灯火，所以此纳音之人必然乐善好施，心地善良，为人厚道，聪明多才。虽然劳碌一生，不愁吃穿。做事有人帮助，不必亲力亲为。花钱较大，能挣能花，不计较个人得失。身体健康是外强内弱。信仰心重，凡事要顺其自然为吉，切莫强求。
乙 巳 覆灯火	年柱 先天 体质	乙巳是临官旺相之火，不怕水克，因为水到巳位气死绝，反有既济之功，必然纯粹可喜。若得再二三火来扶助，更是锦上添花，封妻荫子，名利双收。《五行要论》说："乙巳火含纯阳巽发之气，充实而光芒四放。春冬向阳吉，夏秋向阴凶。"乙巳纳音火，火禄于巳，巳乃金之长生之乡，干禄坐巳，官藏于巳，故地官承。得禄而进，至午而极，为进功名是也。须辅佐以庚寅，极为忌也。若甲午火则太过。火死在酉，火败在卯，也为门户立印而为贵。若得亥方，有丙为贵。命带正财，正印，正官，有正官卫财，正印化泄中和，为人相像端正，且喜好春风，只带指背煞，救人无功，做好不说，早年子女刑克，晚年安宁，女人有发达，相夫益子之命。春生福贵，夏生平平，秋生清闲之福，冬生身心自如，日生照惊恐，夜生衣食有余，正月生人运气八败。
	日柱 性格	乙木无力，坐下巳火泄身。此纳音覆灯火缠绵不旺，所以此纳音日主的人，接受新事物很快，没什么耐性。充满生命的活力，可能是个社会除恶运动的参加者，而且相当爱国。由于他是勇敢、奢侈、又有才气的，他那种开朗受到所有社交聚会场所的欢迎。能照顾伴侣，对其有生旺的能力。有不利的相位时，他可能无法坚持从头到尾，还可能因旅行而经历某种危险。
戊 午 天上火	年柱 先天 体质	戊午是自生自旺之火，喜水济木，有木助火为吉。喜见丁丑润下水，主富贵。见井泉、大溪水也吉。见大林、松柏、石榴三木主显贵。见钗钏、金箔金主吉利。见剑锋金，定能少年登第。见他金则主凶。喜见砂中、路旁、城墙、屋上土。为人宽宏大度，诚信热情，志高气傲，近官利贵；天官赐福，贵人扶助，衣禄不少，名利双收；不自营自立，不受约束，喜自作主张不愿依附于人；多情善感，为情所困。春生长寿，夏生衣禄无亏，秋生衣禄无忧，冬生晚景幸福，日生衣食中平，夜生平平，三月生人瘟气八败。
	日柱 性格	给人印象高高在上，不容易相处，但是实际上此纳音的人生性既骄傲又纯朴，为人聪明自尊心强。有才华，做事尽职尽责。而且协调良好，是个优秀的组织者与推理者。渴望成功，而且愿意努力工作来争取。由于他是如此实际，很少会冲动地做事。为人多情，感情多争端。一生事业能得成就。

续表

干支纳音	柱	先后天体质、性格特征信息
己未 天上火	年柱 先天 体质	己未中的土为太常福神，可克制各种凶煞，命中得之，注定有飞来横财。喜见覆灯火，遇其他火相克，如遇炉中火为犯刑凶死。见沙中土、路旁土、城墙土、屋上土皆吉。见钗钏、金箔，主吉。见剑锋金，必有少年登科，余金则殃。见木多必为劳苦之命。见丙子大溪水方福贵。外刚内柔，乖巧灵变。春生功名显达，夏生福禄俱全，秋生快乐之命，冬生运气行通，日生财锦半盈，夜生中平，三月生人瘟气八败。
	日柱 性格	有高度的原则与一副很现代的外貌。通常很富于技巧，冷漠有才智，思考重于行动。有很好的领导才能，以沉着与泰然面对挑战。除非他是主管，否则很少会把事情做得很好，而且轻视传统，除非它有合于逻辑的内容。在个性方面勇于实验与改革，但可能在个人的亲密接触上反而较缺乏。可能不满现状，觉得需要推翻已经建立的秩序。
丙申 山下火	年柱 先天 体质	此火实为无资之火，非常微弱，遇木、土相助其气方生则吉。忌见壬戌大海水，不宜见乙卯大溪水，宜见甲寅大溪水。逢井泉、涧下二水，又有木助，主爵位之贵。喜松柏，平地木最吉。只宜见清秀之金，遇乙丑海中金主贵。怕见霹雳、覆灯、天上、山头等火，须有水滋润才吉。见砂中土，如命中还有山济助主大贵。为人聪明伶俐，做事识前瞻后，慷慨大方，衣食足用，交易买卖，利禄亨通，自有生财，牛田有份，早年劳碌，晚景兴旺，等时运到来，必娶妻纳妾之掌权武将。女人牺牲血财，持家旺相发达之命。春生衣禄足用，夏生福寿锦长，秋生快乐，晚景成家，冬生六亲少靠，悠闲自在，日生隐逸之士，夜生平平，九月生人退财八败。
	日柱 性格	丙火热情，申金刚直不阿，情感难以预测，可能相当热情。由于具有感受力与同情心，别人容易利用这一点。过度的敏感可能会妨碍其自信或有决定性的行动，必须培养主动与自信，别再逃避。虽然外表看起来平静，其实其气质应该算是懒散的。在性方面，非常浪漫与耽于肉欲。
丁酉 山下火	年柱 先天 体质	此火实为夜晚的太阳，自死之火，非常微弱，遇木、土相助其气方生则吉。忌见壬戌大海水，不宜见乙卯大溪水，宜见甲寅大溪水。逢井泉、涧下二水，又有木助，主爵位之贵。喜松柏，平地木最吉。只宜见清秀之金，遇乙丑海中金主贵。怕见霹雳、覆灯、天上、山头等火，须有水滋润才吉。见砂中土，如命中还有山济助主大贵。一生性巧心灵，信行醇厚，做事小心谨慎，志气如霞。春生有财禄，夏生自成家，秋生衣食有余，冬生安乐，日生有财有福，夜生衣禄不缺，九月生人退财八败。
	日柱 性格	丁火温和，酉金坚韧而有力，此纳音日柱的人有英雄气概、勇武、热情、慷慨，有执行能力，有领导才能，并有追求自由与付出行动的强烈意志。由于能分析过去的利弊得失，可在哲学与教育的领域中有创新表现。也可能太过自我，而应把这种"我先"的倾向导向鼓舞他人之事。他有可能变得粗率、冲动、固执，但是到最后，会突然转变自己的所有性格以及看法，甚而成为有神论者。

续表

干支纳音	柱	先后天体质、性格特征信息
甲戌山头火	年柱先天体质	喜见大林、松柏木，如再遇癸丑桑柘木，主贵。余木无用。不怕水，单怕大海水，遇上祸患难逃。喜见涧下水、大溪水，吉。日时二柱遇金，主凶，但若有木助济才吉。遇砂中土吉，他土无用。若命中没木又遇土，多为下贱人。怕其他火来刑冲，遇上主凶，无水炽烈主夭。运年遇水主祸生不测。一生潇洒温和，满面秀气。春生财源旺盛，夏生衣食有余，秋生财钱足用，冬生卓立成家，日生财寿双全，夜生平平，一月生人八败。
	日柱性格	有一种燃烧自己、照亮别人之象。一般都善于理财，每当遇上投资或金融事务，就表现出过人的精明。可以成为股票经纪人或银行家。若相位良好，会对人生的价值有深刻了解。喜欢用金钱可买到的奢华物品。个性方面内心极为固执，不喜欢别人的推力，并对公义与正统宗教感兴趣。口味奢华会变得自我纵容，既浪费又懒惰。
乙亥山头火	年柱先天体质	乙亥，阴暗伏明之火，火气受压抑而不发，要借己亥平地木、辛卯松柏木、己巳大林木、壬午杨柳木而助长旺势，才能精气十足而兴发。最怕遇见癸亥大海水和丙午天河水。乙亥纳音火，火禄于寅，寅即甲也生于亥，故禄自承。火绝于亥，乃自死之火，虽死不绝，火气散于水，木魂游于亥，然未泯灭，有木相助火自荣，不逢旺土，会于亥卯未，方之一乡，必为祟者。真官以得，须巳午为贵，命旺之方。命带劫财，伤官，若能得戊土相助，则福气自来，夫妻和睦，必定百年好合。此人为人和顺，幼年多灾，父母有刑，易重拜为好，若能知天乐命，心术端正，中年末岁，财谷必定兴旺。子女有克，见迟方成。春生福寿双全，夏生衣禄足用，秋生衣禄无亏，冬生中平之福，日生快乐无忧，夜生中平，出祖离乡大吉，三月生人主材八败。
	日柱性格	有自我教育的能力，善于外交，心胸宽广。有巨大原创力与机智，可使其在组织性的工作中成为出点子的人。虽然基本上他的性情快活，爱开玩笑，但也有神经质的一面，会出其不意地发作。可以多方面地表现天分。与兄弟姐妹分开，并有一次以上的婚姻。必须避免钻牛角尖，并学习调解自己的好动天性。
庚子壁上土	年柱先天体质	庚子，德性高厚之土，能克众水，却不怕众木来害。若遇上壬申剑锋之金，命主没有不富贵的。喜见平地、松柏二木。遇路旁、屋上、城墙土都吉。遇井泉、天河水吉，遇大海水主凶。喜见金箔金。为人聪明秀气，干净利落，才艺卓绝，明朗大度；多有贵人提携，逢凶化吉；心高气盛，好高骛远；多情善感，为情舍身；女持家多自主，男兴家多自立。春生宝贵，夏生衣禄有余，秋生中平，冬生重义轻财，日生有名有利，夜生有福有寿，六月生人五鬼八败。
	日柱性格	庚子日柱的人有适应性，有系统组织和逻辑头脑，能把自己分离，冷静而理智地处理事务。很强的推理、解决问题与写作能力。对心灵、智识、科学或数学等方面极为适合。教学、研究、工程与秘书工作是很好的职业选择。喜欢阅读，一生都会持续地学习。而最重要的是发展出一种诚实对待关系的态度，使心智更加实际。

续表

干支纳音	柱	先后天体质、性格特征信息
辛丑 壁上土	年柱 先天 体质	辛丑福气聚集之土，众木不能克。喜见平地、松柏二木。遇路旁、屋上、城墙土都吉。遇井泉、天河水吉，遇大海水主凶。喜见金箔金。为人外性谦和，内藏刚毅，城府颇深，多有心计，有内涵，但冲劲不足，多有消极现象，最须加强人际关系的培养与行为上的能力表现，技艺、欢乐、演艺圈发展能得成就。初年见刑伤，少年多孤苦，与亲生父母缘分薄。平常大多服从他人，必要时也会自己采取行动。女命：易爱上懦弱的男人，或是被粗犷凶暴的男人所吸引诱惑；将来嫁夫，要防财钱被男人用尽。同时在外工作容易有外遇情事发生，甚至有人因此堕落风尘。春生自立成家，夏生平平，秋生财谷有余，冬生衣禄自有，日生早年发达，夜生平平，九月生人沐浴八败。
	日柱 性格	早年的家庭生活，可能缺乏温柔或曾经有过麻烦，也许这个使他心灵受创。由于他在情感上的表现受到禁止，可能会觉得孤立与害羞。尽管如此，依然倾向于家族，愿意为家人负起责任。为了保持一种尊严的气氛，会隐藏他内在思想与情感。爱哭，但却是在私底下的。别人看到的只是他很忧郁。虽然需要爱，但是家庭生活却常不稳定，感情容易伤；然而却缺乏对他人的了解，心理很想帮助他人，却常常无能为力。在物质上的获得，往往是精明又能干的。
戊寅 城墙土	年柱 先天 体质	此为受伤之土，最为无力，须生旺火，以资其气。忌平地、松柏木克，主夭折。忌壬午杨柳木，宜见癸未杨柳木、癸丑桑柘木，壬子桑柘木次之。忌大海水。喜见甲申泉中、丁丑涧下水，吉。见天河水亦吉。忌霹雳火。遇路旁、大驿土吉。遇白蜡金较好。一生英勇，多智多谋，刚毅之人。春生金贵发达，夏生平平，秋生衣禄不亏，冬生离祖发达，日生惊恐，夜生平平，十二月生人八败。
	日柱 性格	个性固执，要求得到他人的注意和尊重。对个人的认可与控制有一种巨大的驱动力，并且不惜代价追求领导权。身为父（母），可能是个严肃的纪律守护者。在处理爱、罗曼史、孩子与创造表达的事物上应培养较好的态度。有时候可能缺乏幽默，但在心智上的活力、教育、管理与娱乐方面有优秀的能力。有时候太过谨慎保守，以致忘记也要享受人生。特别是日柱被克时，可能会导致在爱情生活上失望，与孩子的相处上产生问题，投机事业获利不佳或是带来背部的疾病。

续表

干支纳音	柱	先后天体质、性格特征信息
己 卯 城墙土	年柱 先天 体质	己卯，自死之土，此土是自我抑制住了无生气。若遇上丁卯炉中火，甲戌乙亥山头火，己未天上火生扶，则福禄寿皆厚矣。《五行要论》说："己卯自死土，建于震位，风行雷动，散为和气，德能冲虚。"若并入格局者，行事有道，随变而适，自有延年益寿养生之德；若得死绝恶煞相并，则必为顽劣败家不归之徒。忌平地、松柏木克，主夭折。宜见癸未杨柳木、癸丑桑柘木，壬子桑柘木次之。忌壬午杨柳木。喜见甲申泉中、丁丑涧下水吉。见天河水亦吉。遇壬戌大海水吉。最忌临大驿土，不夭则残，贫贱无疑。一生衣禄丰足，自然善闲游，嬉戏不受人欺，六亲冷淡，骨肉难为，妻招年长，配偶和合。若能谦虚敬业，则一生安泰，女人与邻和睦，亲族贤达，长寿之命。春生衣禄有余，夏生平平，秋生衣禄不亏，冬生财谷丰裕，日生福寿双全，夜生平平，六月生人五鬼八败。
	日柱 性格	是实际、小心而且努力工作的人，谨守道德与良心的尺度。以效率、精确来运作，会推动自我与他人。在医学、研究、策略与记录保持上表现良好。人们偶尔会很痛恨他对细节这么注意，这可能使其显得相当严厉。所以必须培养一种良好的幽默感，试图克服担忧的倾向。当他学会分辨事情的轻重缓急后，就能够大展宏图。毕竟他有许多东西可以贡献给世界的。不利的相位可能会导致爱唠叨的倾向，对未知的恐惧，以及消化上的健康问题。
丙 辰 沙中土	年柱 先天 体质	喜见天上火，甲辰佛灯火生扶，遇山头、山下、炉中火，无水救济，主命短。遇桑柘、杨柳之木吉。怕戊辰大林木、戊戌平地木、辛卯杨柳木、辛卯松柏木不吉。见辛亥钗钏金是贵格。遇井泉、涧下水为吉。遇癸亥大海水主显荣。不宜见大驿土。一生慈心，外刚内柔，长有同情心。春生富贵，夏生有福之人，秋生财谷足用，冬生卓立成家，日生福禄双全，夜生平平，正月生人八败。
	日柱 性格	为人聪明伶俐，四海春风，礼仪周全，事业显达；喜交泛结，身闲心苦，苦在伤情；中年事业发达，晚年财运兴旺；女命多为旺夫益子之人。此日柱荣华显贵。性格有些急躁，为人大方大度，花钱也较大。
丁 巳 沙中土	年柱 先天 体质	喜见天上火，甲辰佛灯火生扶，遇山头、山下、炉中火，无水救济，主命短。遇桑柘、杨柳之木吉。怕戊辰大林木、戊戌平地木、辛卯杨柳木、辛卯松柏木不吉。见辛亥钗钏金是贵格。遇井泉、涧下水为吉。遇癸亥大海水主显荣。不宜见大驿土。一生性格阴沉，不羡荣华，做事不紧不慢。春生衣禄丰盈，夏生中平，秋生财利聚散，冬生晚景幸福，日生衣食中平，夜生平平，三月生人瘟气八败。
	日柱 性格	为人眉清目秀，端庄贤淑，聪明智巧，口舌如蜜，喜交际交易，刚强不阿，助人为乐；貌美多情，多有洁癖；有福有寿，子女争强。有强大的意志力、能量与热情，对成功有强烈的渴望，自我又骄傲。不过当觉得某人对其不公平时，可能会怀着深沉的怨恨。

续表

干支纳音	柱	先后天体质、性格特征信息
庚午 路旁土	年柱 先天 体质	庚午属燥土，需水来滋润，如有金来资助，主吉。见甲申井泉水，如无克伤就是早贵。喜见丁未天上水、丁巳涧下水、乙卯大溪水，均主吉。逢长流、大海二水，主凶患夭折。遇己丑霹雳火主吉。独见天上、炉中火主夭折。遇寅松柏木最好。遇辛未路旁土，显贵。遇钗钏、砂中金又有水滋润，主大贵。一生勇猛英雄，慈心行公道，交友敦厚有爱，小人见憎。春生六亲无力，夏生六亲少靠，秋生有福有寿，冬生衣禄平平。日生富贵，夜生有损，六月生人八败。
	日柱 性格	对宗教、哲学都有一种严肃的兴趣态度，会试图抓紧荣誉与严格的道德标准。生性独立而能干，追求真理与正义。在心智上有纪律，有良好的集中心志力量。会从辛勤工作与应用上获得许多。对名誉相当重视，颇以自己才智上的杰出表现而自豪，但也会在受到不公平的指责时觉得倍受伤害。个性坦荡，有精明的直觉与良好的科学推理。可以与那些受到限制或受苦的人处得很好。可以做个好老师、牧师或政治上的领袖。大都早熟，生性风流，为人多情；一生情感容易失败，须防缘分来去之间。此命婚缘多差，感情容易失败。六亲缘浅，手足、朋友多显不和。男命风流一生，有女人缘，妻妾多助。女命夫多风流，将为先生多见劳苦。大致而言，婚姻可谓不佳，离异多见。多痔疮、风湿之疾病。
辛未 路旁土	年柱 先天 体质	见乙酉井泉水，如无克伤就是早贵。喜见丙午天上水、丙子涧下水、甲寅大溪水，均主吉。逢长流、大海二水，主凶患夭折。遇戊子霹雳火主吉。独见天上、炉中火主夭折。遇大林木吉。遇庚午路旁土，显贵。遇钗钏、砂中金又有水滋润，主大贵。一生刚直，做事无虚伪，素爱人情，满面秀气，外刚内柔，慈心行公道，交友敦厚有爱，小人见憎。春秋生功名有望，晚景荣华，夏生快乐清闲，冬生日用平平。日生功名有，夜生中平，三月生人四废八败。
	日柱 性格	对声望与权势野心勃勃，所以政治、商业、科学或任何易博得大众称道的行业都适合。由于坚韧不拔，善于算计，谨慎又实际，是一个优秀的组织者。可以轻易地完成他要达到的伟大目的。可能看起来既冷酷又严峻，因为把自己围设在一层庄严的氛围中。能接受上位所给他的命令，也期望下面的人能同样接受他的命令。勤勉工作，觉得每个人也都应该借着努力才能有所收获。良好的背景使其重视家庭、骄傲与荣耀。
丙戌 屋上土	年柱 先天 体质	丙戌即屋上瓦，需木来架连，平地木最好，其次大林木。不宜见火，见山下、山头火主凶，见丙寅炉中火最凶。见乙巳覆灯火好一点。遇天河、井泉、涧下请水主吉。若命中有平地木，又遇此三水，必定大贵。见大溪、长流水，命中无木，主夭折。不宜见大海水。见辛未路旁土，又有木，主贵。遇壁上土也吉。遇辛亥钗钏金，贵格，遇金箔金也吉。一生性格急躁，藏善不忍，好管闲事，无容人之量，人多怨恨。春生功名不显，夏生富有，秋生荣华富贵，冬生平平。日生多财有寿，夜生平平，二月生人八败。
	日柱 性格	生性独立，不圆滑世故，资源丰富，在投资领域是开路先锋。可能会激烈拒绝过去所有传统。在财经界、地球资源界、经济改革上有涌泉般的新概念、新方法，创造力很强。在不利的相位时，可能有婚姻上的波动，倾向于嫉妒与顽固。

续表

干支纳音	柱	先后天体质、性格特征信息
丁亥 屋上土	年柱先天体质	屋上瓦，需木来架连，平地木最好，其次大林木。不宜见火，见山下、山头火主凶，见丙寅炉中火最凶。见甲辰覆灯火不吉。遇天河、井泉、涧下水主吉。若命中有平地木，又遇此三水，必定大贵。不宜见大海水。见庚午路旁土，又有木，主贵。遇壁上土也吉。遇壬申剑锋金，贵格，遇金箔金也吉。一生急躁无仇，口恶心善，做事先紧后松，守本分之人。春生财禄寒微，夏生日用平平，秋生功名顺和，冬生自立家业。日生清闲，有财禄，夜生衣食半足，六月生人四废八败。
	日柱性格	为人聪明智巧，具有发明与原创力，能抓住新概念，喜爱改革，特别在教育方面。在不利的相位时可能会导致突兀的语言。有不实际甚至不协调的思想，很少能想到他人的感觉，且与手足或亲戚有问题产生。
戊申 大驿土	年柱先天体质	戊申是重重厚厚山阜之土，木到申而死绝，不能克害此土。如果遇到金水同来入命，谓秀气流行，是大富大贵的格局。遇大林木，主短命。喜乙酉井泉、丁丑涧下水，叫官贵。遇丁未天河水主有福。遇癸巳长流水也吉，但不能多。遇癸亥大海水主吉。遇天上、霹雳二火，命中又有水济助，主显贵发达。与路旁土吉，遇城墙土，命中有水也吉。不宜见它土。遇辛亥钗钏金、壬寅金箔金，又有水助，主贵。为人通便，好觉贵人，做事反复，一生劳碌辛苦，利官见贵，儿女刑伤，财帛足用，女人贤良晓事，子息不孤。春生福寿双全，夏生财禄之命，秋生财锦不聚，冬生财各有余。日生平平，夜生自成家，三月生人退财八败。
	日柱性格	有极佳的毅力，思考、发明、原创，富有野心，努力工作负责任，诚实厚重有社交能力。注重外表，没有主见，容易感情用事。能得到爱人的照顾和扶持。有文才，多具艺术才能，专技、艺能必见发展，衣食可望无忧。
己酉 大驿土	年柱先天体质	己酉，自我伤败之土，需要火来救助生旺。遇丁卯炉中火和丁酉山下火吉。最怕没火来救，自行死绝。怕辛卯松柏木和辛酉石榴木克制，若命运遇上，不是伤残贫贱，就是伤损寿元。遇丙子涧下水或甲申井泉水，叫官贵。遇丙午天河水有福。见壬辰长流水也吉，但不能多。日时二柱遇大海水，主短命。遇天上、霹雳二火，命中又有水济助，主显贵发达。火多不行。见庚戌钗钏金、癸亥金箔金也贵。为人心性聪明，衣禄有足，六亲难靠，儿女罕见，做事如愿，百事皆通，凡事宽亮，心重为吉，女人计较多变，无灾厄之命。春生衣禄无忧，夏生平平，秋生性美心巧，冬生才智双全。日生富贵，夜生平安富贵，九月生人八败。
	日柱性格	有实在的一面，善良，内心想法多，多愁善感。好学，想象力强，做事有规律，劳心劳神。心细，度量不大，嫉妒心强，争强好胜。夫妻不和，容易发生口角，出现婚外情。生性风流，感情多争端。容易掉入桃色陷阱之中。一生丰衣足食，为人讲究信用，而且大多数可以得到祖先的福荫，晚年多见劳苦。领悟力强，能展才华，可以依努力而得见回报。

参考文献

[1] 杨旻卉，靳九成，李卫红，等．预测医学—新兴的综合医学分支学科［J］．湖南中医学院学报，1996，16（S1）：142—144．

[2] 龚婕宁，宋为民．新编未病学［M］．北京：人民卫生出版社，2005．

[3] 孙广仁，童瑶，陈文垲，等．中医基础理论：第2版［M］．北京：中国中医药出版社，2007．

[4] 瞿岳云．中医学基础理论［M］．北京：中国中医药出版社，2009．

[5] 邓铁涛，吴弥漫．中医基础理论［M］．北京：科学出版社，2015．

[6] 王琦．中医体质学：第2版［M］．北京：人民卫生出版社，2009．

[7] 朱伯崑，王德有，郑万耕．易学基础教程［M］．北京：九州出版社，2004．

[8] 李书有．易学新探［M］．南京：凤凰出版社，2012．

[9] 吴克峰．基于易的中医原创理论范式的逻辑特征与逻辑系统［J］．中国中医基础医学杂志，2015，21（9）：1088-1090．

[10] 李鸿泓，张其成．《黄帝内经》"应时"思想溯源于易［J］．中国中医基础医学杂志，2015，21（7）：779-780，793．

[11] 靳九成，肖长江，毛新志，等，医易会通，多学科联合创新治未病［J］//华夏英杰［M］．北京：中国图书文化出版社，2017：126-128．

[12] 靳九成，靳浩，朱胆，等．生命（医易）百年历［M］．太原：山西科学技术出版社，2013．

[13] 李顺祥．易学经世真诠1：人生信息学［M］．北京：中央编译出版社，2017．

[14] 杨旻卉，吴卫群，靳九成，等．先天五行失调病及其预测初探［J］．湖南中医学院学报，1996，16（S1）：145-148．

[15] 靳九成，彭再全，杨旻卉，等，出生时间的意义［J］．科学（Scientific American 中文版），2000，（6）：46—48．

[16] 王若楷，李发升，刘长青．现代分娩学［M］．北京：人民卫生出版社，1996．

[17] MULLER.W.A. 发育生物学［M］．黄秀英，劳为德，郑瑞珍，译．北京：高等教育出版社，施普林格出版社，1998．

[18] 北京师范大学．人体组织解剖学［M］．2版．北京：高等教育出版社，1989．

[19] 王玢．人体及动物生理学［M］．北京：高等教育出版社，1986．

[20] 刘凌云，郑光美．普通动物学［M］．3版．北京：高等教育出版社，1997．

[21] 戴明曦．遗传学［M］．北京：高等教育出版社，1998．

［22］Roge·Smith,etal，Journal of Clinical Endicrinology and Metabolism,1998,83(8)：2916–2930.

［23］Roger Smith，刘忠玉译.分娩定时［J］.科学（Scientific American 中文版），1999（6）：5–12.

［24］靳九成，赵颖.天人合一：生命历法与健康预测模型研究［J］∥人天观研究［M］.北京：人民出版社，2013，228–240.

［25］费秉勋.飞盘奇门遁甲［M］.西安：陕西科学技术出版社，1993.

［26］熊春锦.道医学［M］.北京：团结出版社，2009.

［27］辜汉清，铁板神数与中医［C］∥第十三届国学国医岳麓论坛论文集.2019：205–215.

［28］谭四强.紫微斗数方法论［M］.北京：人民日报出版社，2009.

［29］拙言，士心，真人，等.三命通会注评［M］.北京：北京师范大学出版社，1993.

［30］赵颖.日柱干支纳音简捷预测性格法［C］∥2013年国际易学联合会沈阳会议论文集，234–236.

跋
——中华文明复兴的科学基础

孟庆云

（中国中医科学院中医基础理论所研究员、原所长，著名中医理论家）

　　医、易、道都是阐释天人关系的重要范畴。因于当代科学在多层次、多视角的反思中，对东方思维方式的价值越来越重视，引发了对科学观的一次变革，包括：科学有自主方向的主体性，对不确定性与随机性的认识，对错误的地位和作用的认识，对非逻辑方法、反逻辑特征和科学负面作用的认识等等。既是物理学家又是多学科新领域研究的开拓者靳九成教授的近作《中医学现代科学基础》专著中，很多就涉及了这些方面的观念和理论。有些属于当前科学人文方面理论上的新发现。他率先提出关于天人合一的6个规律就统括了天文、历法、宇宙和生命进化、生命活动及疾病周期、健康周期、人体状态和天地时空环境的因果关系等等。《素问·至真要大论》说历法是"天地之大纪，人神之通应也"。古今中外科学界都将历法作为把握时空的标志之一。靳九成教授的成果之一，就是依据干支农历的原理，建立了天人合一的生命历法，即其著作所称的"医易历法"。古往今来，世界有多种历法体系。中国是历法大国，载入史册的就有102种之多。医易历法有年、月、日、时、岁首协调周期等要素编制和天文、气象理据，还表列了1931—2050年的历表，弥补了竺可桢先生当年曾指出的，我国采用西历不尽完备，期待有一个完备而普适中西又具生命科学意义的历法，靳九成所创的医易历是首当其应了。靳教授依据天文物理学对象数的论证，对数术系统的解秘，依天人周期对命运和健康、疾病的预测等，都展现了中国传统文化的大境界和大智慧。

　　我在学习五运六气的理论时，从靳教授的诸种著作中获益很多，诸如："天"的理论模型，天干地支的玄机，五运与天干五行，六气与地支五行，生命的先天体质,大寒岁首与立春岁首。还得称道的是关于平气的推算。五运六气的原始文本"七篇大论"中虽有"七曜纬虚"之论,但推时主尊太阳时空,而忽视其他六曜对气候的影响。靳教授指出:无六曜干扰仅太阳照耀大地,那年年都是平气;六曜对气候的影响若能相互抵消,就能保持平气,否则就出现异气。这是对经典的补阙也是创新。

近年来对传统科学的提炼升华,对经典的丰富诠释,其深邃的文化内涵对重构中国哲学有重要意义,也潜移默化地影响着现代科学的观念,倡导人与自然的和谐,反对主客观二元对立,反对人类中心主义。本书对"中国传统文化中有技术而无科学""中国传统文化没有科学"等说法给以事实上的反驳。本书以此呼唤东方意识的觉醒,在东学西渐的暖流中,闪现中国文化在当今的价值。

中国中医科学院
孟庆云
于2019年2月27日

(因才做完白内障手术,只能就此,抱歉!)

后　记
——缅怀著名中医哲学家、教授，黄建平长者等

靳九成

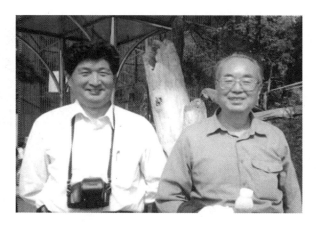

　　1990年我有缘与我国著名中医哲学家、中南大学湘雅医学院资深教授黄建平长者相识。他讲："国家杰出贡献科学家""两弹一星元勋""两院资深院士"钱学森教授，深感中医学以天人合一为理念，涉及天文、气象、物候、数学、历法等多学科领域，由于历史原因，目前中医学界的知识结构有缺陷，基础理论创新有难度，倡导以马克思主义哲学为指导"研究人和宇宙的关系"，指出"天人合一命题是关于人天关系的精辟概括和最高境界"，他受钱老之托，也有他自己，力邀我以天文物理、数学等学科优势加盟研究天人合一，促进中医学基础理论的科学现代化。

　　我为钱老、黄老的真情所感召，近30年来怀着使命感，依现代天文物理学、现代宇宙生物学、生物进化论、现代最新医学成果等，加盟研究中医学天人合一诸多基础千古之谜，发表近40篇论文，终取得了一些重大发现和突

破性成果。当专著《生命（医易）百年历》2012年完稿时，黄老以九十翁龄欣然作序，2013年初拿到专著时甚为欣慰，并鼓励我加油写好本专著。可能有预感，本书初稿还未写完黄老就为本书写了序。两个月后不幸为预感所应，已是阴阳两隔了。呜呼！祝黄老一路走好！黄老的高尚人格永远是我的楷模。本书出版之际，怀着感激之情，缅怀黄老对我的期待、激励、关怀和帮助。本书若能在促进中医学基础理论的创新发展中尽绵薄之力，就是对黄老的最好纪念！

同样深深感谢国际易学联合会前会长、中科院董光璧研究员，前副会长丘亮辉教授；国家中医药管理局孙涛司长；湖南中医药大学副校长何清湖教授；国际国学、易学泰斗廖墨香教授；中国易学与科学研究会会长任俊华教授，中国中医科学院基础所所长胡镜清研究员、杨威研究员、马晓彤处长，原所长、著名中医理论家孟庆云研究员；北京中医药大学副校长、中华中医药学会《内经学》分会主任翟双庆教授，副主任贺娟教授，国学院张其成院长；宁夏周易研究会王少英会长；世界中医五运六气学会会长田合禄教授；中国人天观研究会会长叶峻教授；中国人才库管理中心刘琅主任、吕琦副主任；生命物理学论坛郑兵、任在晋、熊敏华主任；长春中医药大学苏颖教授；山东烟台毓璜顶医院邹勇教授；澳门中医学研究会郑陶会长；中国国学研究院杨丰源院长；长三角易学联盟宋健华主席；无锡市数术学会李春会长等多年来对我研究的关注与支持，特别是孟庆云和董光璧两先生在视力欠佳情况下还为本书题词、写跋、敲定书名，主审本著等。

此外，在研究过程中，曾得到湖南省人民医院卢华芳、刘洪娟主任医师，中南大学湘雅医学院李固本、王东生主任医师，湖南大学原党委副书记、老科协主席孙乾和，湖南大学原科技处处长、现老科协主席韩振冰，湖南大学法学院原院长杜刚建教授，湖南大学医院彭再全、杨旻卉、吴卫群副主任医师，湖南大学物理学院刘全慧教授，湖南中医药大学图书馆杨军辉馆长，喻嵘、周国平、毛新志、孙桂香、谢雪姣教授，湖南省地方文献研究所所长、湖南省炎黄文化研究会会长任国瑞研究员，湖南省中医药研究院肖长江、胡学军主任医师，中科院地震所徐道一研究员，陕西中医药大学邢玉瑞教授，中国临床医学哲学研究会姚拥平委员，山东临沂三官庙孙静道长等友好帮助支持，在此一并致谢！

特别感谢国医大师王世民、著名临床家余瀛鳌教授、中科院董光璧研究员、湖南大学刘全慧教授对本书的推荐。感谢中医古籍出版社领导及责编张磊主任的帮助与支持,使本书顺利出版。

最后,还要特别感谢庞仪琴老伴撑起一片天,对我的全力支持!

辛丑年冬月

彩 图

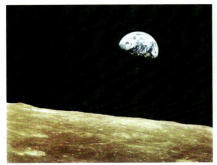

图 1.1　从月球上看地球

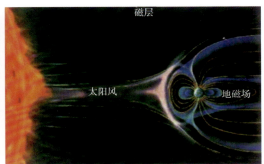

图 1.4b）　地磁场使太阳风偏离地球保护人类

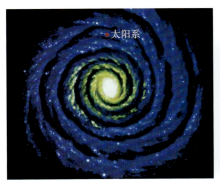

图 1.5　目前国际公认的银河系模型

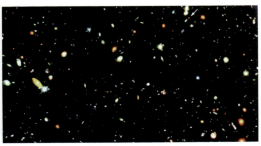

图 1.7　哈勃望远镜 1995 年拍摄的在 100 亿 ~ 150 亿光年范围内的宇宙深处照片

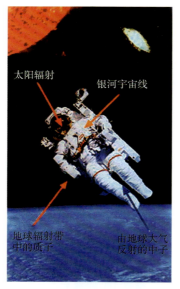

图 2.2　航天员受到天体宇宙射线（电磁波）、高能粒子流、万有引力等三大作用危害

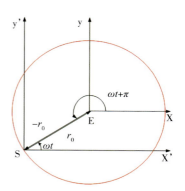

图 4.1　太阳的周年视运动矢量 $-\vec{r}_0$

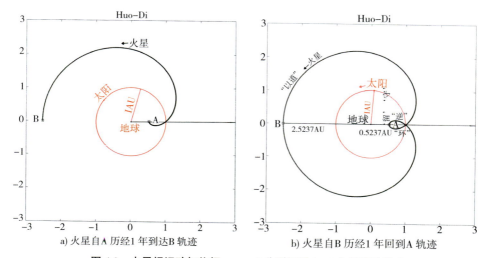

a) 火星自A 历经1 年到达B 轨迹　　　　b) 火星自B 历经1 年回到A 轨迹

图 4.3　火星视运动初位相 $\alpha_{0火}=0$ 分别历经 1、2 年的运动轨迹

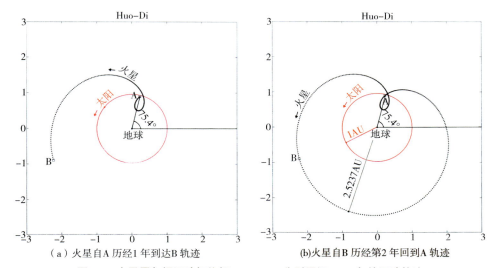

(a) 火星自A历经1年到达B轨迹

(b) 火星自B历经第2年回到A轨迹

图 4.4　火星周年视运动初位相 $\alpha_{0火} = \pi/5$ 分别历经 1、2 年的运动轨迹

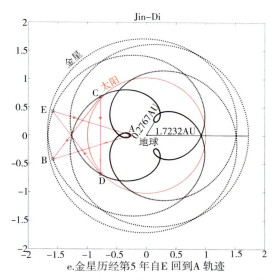

e. 金星历经第5年自E回到A轨迹

图 4.7　金星周年视运动分别历经 1、2、3、4、5 年的运动轨迹（初位相 $\alpha_{0金} = 0$）

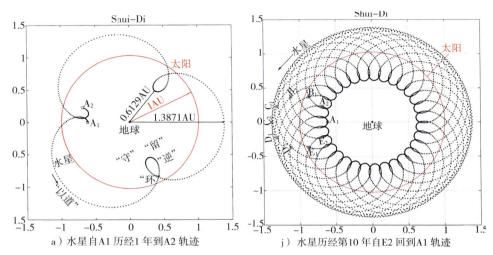

a）水星自A1历经1年到A2轨迹　　j）水星历经第10年自E2回到A1轨迹

图4.9 水星周年视运动分别历经1、2、3、4、5、6、7、8、9、10年的运动轨迹（$a_{0水}=0$）

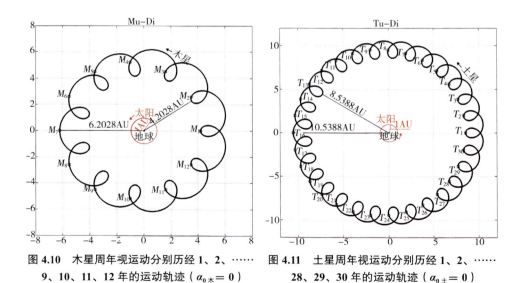

图4.10 木星周年视运动分别历经1、2、……9、10、11、12年的运动轨迹（$a_{0木}=0$）

图4.11 土星周年视运动分别历经1、2、……28、29、30年的运动轨迹（$a_{0土}=0$）

彩 图·333

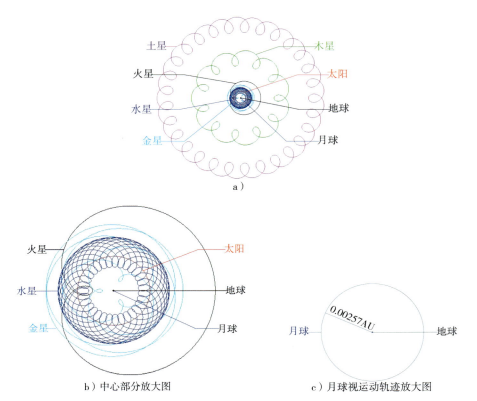

a）

b）中心部分放大图　　　c）月球视运动轨迹放大图

图 4.12　黄道坐标系中日、月、水、金、火、木、土七曜的周年视运动 60 年周期轨迹

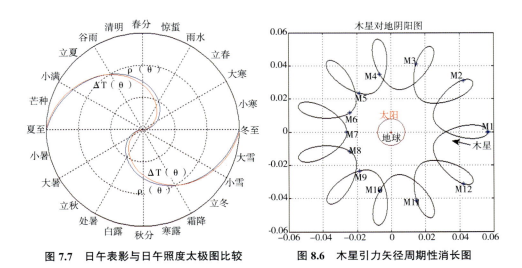

图 7.7　日午表影与日午照度太极图比较　　　图 8.6　木星引力矢径周期性消长图

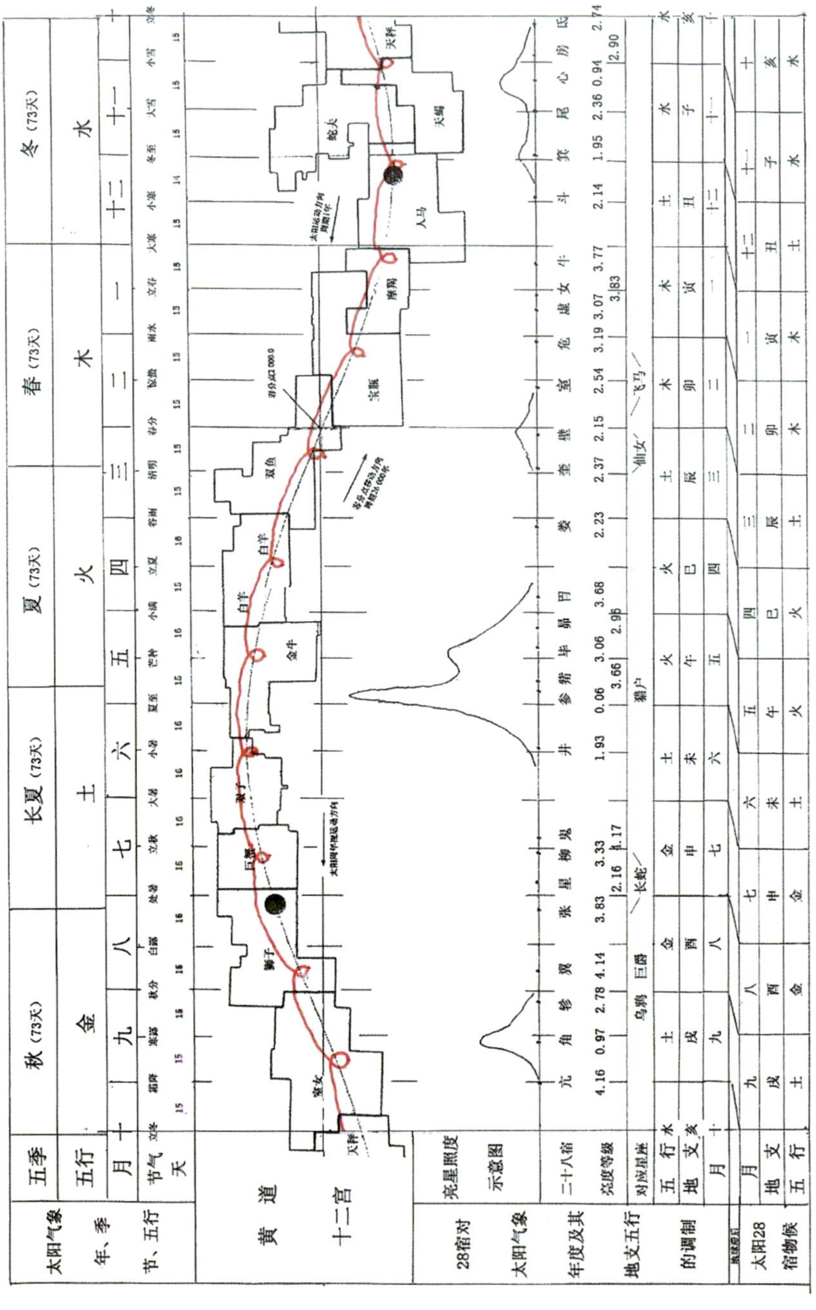

图 11.3 黄道十二宫星座、对应五季、五行、二十四节气、廿八宿及其亮度等级、对应月支、年支、五行

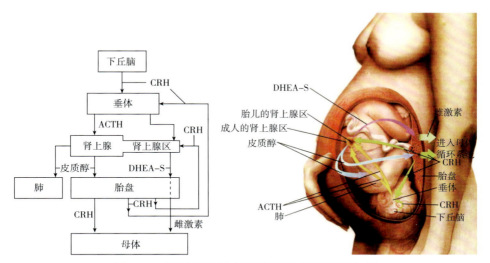

图 13.4 人类和灵长目动物狒狒胎儿分娩的调控机制